편한 허리, 편한 인생

대한민국 최고의 척추 명의가 알려주는
척추관협착증 최적 치료법

편한 허리
편한 인생

| 척추관협착증, 척추전방전위증, 척추활액낭종 실제 사례 해설 |

어환
지음

성균관대학교
출판부

머리말

근래 척추 질환으로 병원을 찾는 환자들이 급속히 증가하고 있다. 대개 인구의 급속한 고령화와 운동 부족 때문에 나타나는 현상이다.

척추 질병에는 노화로 자연히 발생되는 퇴행성 질환(추간판탈출증, 척추관협착증, 척추전방전위증, 퇴행성 측만증), 사고에 의한 외상성 질환(척추 골절, 척추 경막외 혈종), 척추 종양(전이암, 신경초종, 수막종), 세균 감염으로 인한 염증성 질환(추간판염, 척추결핵, 횡단 척수염), 원인이 밝혀지지 않은 부착부병 enthesopathy(후종인대골화증OPLL, 황색인대골화증OYL, 미만성 골격 과골화증DISH), 척추측만증 같은 척추 변형(특발성 척추측만증), 또는 뇌혈관질환과 유사한 혈관성질환(척수경색, 척수동정맥 기형 등) 등 여러 질환이 있지만 이중에서 가장 많이 발생하는 질병은 추간판탈출증(소위 '디스크'라고 줄여 말하고 있다)과 척추관협착증이다.

척추 질환 중 가장 흔한 추간판탈출증과 척추관협착증은 우리 몸의 기둥과 같은 척주(脊柱)가 나이들어가면서 자연스럽게 노화되는 퇴행성 변화 때문에 발생하는 질병이다. 이중 추간판탈출증은 퇴행성 변화가 시작되는 초기인 20~40대에 많이 발생하는 반면에, 척추관협착증은 우리 몸의 퇴행성 변화가 상당히 진행한 후 발생해서 주로 60대 이후에 발병한다.

추간판이 탈출되어 심한 통증을 겪는 사람이 대부분이지만 증상이 없거나 경미한 사람도 있다. 마찬가지로 척추관이 협착되어도 심한 통증이 있는 사람도 있고, 증상이 없는 사람도 있다. 일반적으로 추간판이 탈출되었지만 증상이 없는 무증상 추간판탈출증보다 척추관이 협착되어도 증상이 없는 무증상 척추관협착증이 훨씬 많다. 예컨대 60세 이상 증상이 없는 건강한 성인이 우연히 척추 자기공명영상(MRI) 검사를 받으면 60% 이상에서 '무증상 척추관협착증'이 관찰된다.

과거에는 65세 이상을 노인이라고 하였으나 영양 공급이 좋아지고 공중 또는 개인 위생 상태가 개선되고 치아 건강 향상 및 의학 발전으로 수명이 연장되면서 노인의 개념이 바뀔 필요가 있다. 인구 고령화로 인해 일부에서는 연령을 새롭게 구분하여 0~17세를 미성년자, 18~65세를 청년, 66~79세를 중년, 80세 이상을 노년, 100세 이상을 장수 노인이라고 구분하기도 한다. 많은 고령자들이 건강한 신체를 유지하고 사회활동을 지속할 수 있게 되면서 새로운 연령 구분은 우리나라의 노동-복지 정책 변화뿐 아니라 노인성 질환의 대표적인 질병인 척추관협착증에 대한 인식도 바뀌게 할 수 있다. 척추관협착증은 노인만의 질환이 아니고 중년에도 흔히 발병하는 질병으로 볼 수 있게 되었다. 동시에 사회활동을 오래 지속하기 위해서는 척추 건강이 매우 중요하다고 인식되고 있다.

우리나라 국민의 기대수명(출생아가 향후 생존할 것으로 기대되는 평균 생존 연수)이 늘어나면서 우리나라는 2000년 고령화 사회(65세 이상 인구 비중이 7%)가 되었고, 2017년 다시 고령사회(65세 이상 인구 비중이 14% 이상)가 되었으며, 2020년 11월 통계에 의하면 65세 이상 인구 비중이 16.4%로 조사되어 앞으로 3~4년 내에 초고령사회(65세 이상 인구 비중이 20% 이상)가 될 전망이다. 장수는 축복이지만 이에 따른 퇴행성 질환 발생도 증가할 전망이다. 특히 근골격계의 퇴행성 질환 중 제일 흔한 질환 중 하나가 바로 척추관협착증이다.

우리나라도 고령 인구가 급격히 증가하면서 척추관협착증을 겪는 많은 환자들이 다양한 치료를 받고 있다. 대부분 환자들이나 보호자들은 손쉽게 TV 방송을 보거나, 유튜브 동영상 또는 포털 사이트에서 척추관협착증에 대한 정보를 찾아보지만, 우리나라 최고 대학의 교수를 포함한 여러 교수, 신경외과 전문의, 정형외과 전문의, 재활의학과 전문의, 가정의학과 전문의, 한의사, 물리치료사 등 많은 분야의 전문가들 심지어 비의료인까지 자신의 경험을 근거로 서로 다른 정보 또는 잘못된 정보를 제공하여 전문지식이 없는 일반인들은 과연 어느 것이 옳은 치료 방법인지 혼란스러워하거나 답을 찾지 못할 때가 많다.

척추관협착증 환자 대부분은 어떤 치료법이 환자 자신에게 가장 좋은 방법인지 판단할 수 없다. 또 정확한 정보를 찾을 수도 없어 정말 수술을 받아야 하는지 또는 어떤 수술이 자신에게 가장 적합한지 잘 모르고 헤매거나 잘못된 치료를 받은 후에 후회하고 고생하는 경우도 아주 많다. 저자가 외래 진료를 보면서 가장 안타까운 것은 부적절한 수술을 받고 수술 후 합병증이 발생하여 내원한 환자를 진료하는 일이다. 수술 후에도 심한 통증이 남아 있거나 증상이 오히려 수술 전보다 심해지고 심지어 신경마비 증상까지 발생된 뒤 외래를 내원하여 수술이 잘된 것인지 또는 잘못된 것인지 질문하는 환자에게 올바르게 답하는 일은 매우 난처하다. 마치 상대방이 목돈을 들여 어렵게 산 물건을 잘못 구입했다고 하거나 속아 산 것이라고 대답하기 어려운 경우와 비슷하다.

차라리 수술이나 시술을 받지 않고 척추관협착증으로 내원한 경우 대체로 치료가 어렵지 않고 부작용이나 후유증의 염려도 없다. 일부 환자들은 척추 시술을 너무 쉽게 생각하여 물건을 충동 구매하듯이 외래 진료를 하러 갔다 그날 당일 시술을 받는 경우도 있다. 시술도 수술의 일종이므로 반드시 치료 효과, 후유증 발생 가능성, 호전 가능성, 시술의 장점과 단점 등을 잘 따져 본 후 시술을 받아야 후회하지 않는다. 수술을 포함한 모든 치료는 치료 전보다 증상이 좋아져야 적어도 잘못된 치료가 아닐 수 있으며, 증상이 호전되지 않거나 오히려 없었던 증상마저 발생하였다면 그 치료는 분명 잘못된 것이다. 의학적으로 잘못된 수술 결과를 회복시키는 일은 매우 어렵고 불가능할 수도 있다. 그러므로 소 잃고 외양간 고치지 말고, 반드시 여러 가지 치료 방법의 가능성과 각 치료의 장기적인 효과 그리고 치료의 장단점 및 후유증 또는 합병증 발생 가능성 등에 대해 신중하게 알아본 후 최적의 치료를 선택해야 한다.

저자는 1994년 11월 삼성서울병원 개원부터 2018년 8월까지 신경외과와 척추센터에 근무하면서 척추관협착증 수술을 553예 시행하였다. 이중 255예에서 척추고정술을 시행하였고, 152예에서 양측 척추관 감압술, 45예에서 편측 척추관 감압술, 101예에서 편측후궁절개 양측감압술(ULBD, Unilateral Laminotomy Bilateral Decompression)을 시행하였다. 그 후 2018년 9월부터 삼성창원병원 신경외과에 근무하면서 2021년 12월까지 척추관협착증 수술을 183예 시행하였으며 147예(80%)에서 편측후궁절개 양측감압술 수술을 시행하여 양호한 치료 결과를 보았으며 척추고정술은 시행하지 않았다.

저자는 올해로 신경외과 전문의 자격을 취득한지 40년이 되었다. 그 동안 진료 현장에서 치료한 다양한 임상 경험을 토대로 척추관협착증으로 고통을 받는 환자들이 척추관협착증을 올바르게 이해하고, 자신에게 맞는 올바른 치료법을 선택하여 척추관협착증의 고통으로부터 벗어나 삶의 질을 높이는 데 조금이라도 도움이 되고, 또한 혹시라도 부적절한 치료에 의한 피해를 사전에 예방하기 위해 이 책을 집필한다. 다만 비교적 쉬운 용어로 설명하려고 노력하였으나 전문 용어가 많아 다소 이해가 어려울 수 있는 점과 지면 관계상 충분한 설명이 부족한 점을 널리 양해해 주시기 바란다. 동시에 궁금증이 해결되지 않으면 저자가 운영하는 유튜브 또는 전자메일을 통한 질문의 길은 열려 있음을 덧붙이고 싶다.

끝으로 이 책을 출판하기까지 많은 도움을 주신 성균관대학교 신동렬 총장님과 성균관대학교 출판부 그리고 구남희 선생님께 깊은 감사를 드린다.

치료법 추천 등급

⭐⭐⭐⭐⭐ 최우선 추천 치료법
⭐⭐⭐⭐⭐ 우선 추천 치료법
⭐⭐⭐⭐⭐ 선택적 추천 치료법
⭐⭐⭐⭐⭐ 제한적 추천 치료법
⭐⭐⭐⭐⭐ 요주의 치료법
⭐⭐⭐⭐⭐ 비추천 치료법

치료법의 추천 등급은 ① 치료 기전의 과학적 타당성, ② 우월성 또는 비열등성(동등성) 효과의 검증 여부, ③ 보고된 연구 논문에 근거한 임상적 유용성, ④ 위험-편익비, ⑤ 비용-효과성, ⑥ 저자의 임상적 경험을 근거로 설정하였다.

· **최우선 추천 치료법** 건강상 손해가 전혀 없는 치료법으로 건강한 상태이든 척추관협착증으로 보행이 어려운 상태에서도 반드시 해야 되는 최우선 추천 치료법이다. 다른 치료법보다 우선적으로 해볼 수 있는 치료법이다.

· **우선 추천 치료법** 비교적 치료 후 부작용이 적어 동반 질환이 있거나 고령의 환자에서도 치료가 필요한 경우 우선적으로 추천할 수 있는 치료법이다. 원인 병변에 대한 적극적인 치료법으로 부작용이 적고 효과가 큰 치료법이다.

· **선택적 추천 치료법** 일부 양호한 치료 결과가 보고되고 있으나 아직 치료 효과가 일치되지 않고 논쟁 상태로서 치료 효과에 대한 의학적 근거가 부족하여 잘 선택된 일부 환자에게 고려해 볼 수 있는 치료법이다.

· **제한적 추천 치료법** 단기적 증상 완화 목적으로 고려할 수 있는 치료법 또는 치료 후 부작용이 클 수 있어 치료 전에 이러한 치료법이 꼭 필요한지 검토가 필요하여 일부 제한된

환자에게 한하여 치료법으로 고려해 볼 수 있는 치료법이다. 다른 치료의 선택이 없는 경우에 한하여 선택해 볼 수 있는 치료법이다.

· 요주의 치료법 치료 효과에 대한 의학적 근거가 부족하거나 또는 의료보험이 적용되지 않아 비용-효과적이지 못하여 일반적으로 추천할 수 없고, 치료 전에 반드시 치료 후 나타날 수 있는 부작용 등에 대한 세심한 주의가 필요한 치료법이다.

· 비추천 치료법 과거에 일시적으로 사용되었으나 현재 금지 또는 폐기된 치료법 또는 치료 기전이 과학적이지 못하고 치료 효과에 대한 의학적 근거가 없으며 치료 후 부작용 발생이 빈발하여 재수술이 필요하거나 오히려 건강에 손실이 있을 수 있어 전혀 추천할 수 없는 치료법이다.

차례

척추관협착증이란?

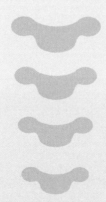

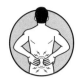

근래 우리나라 국민의 평균 수명이 급격히 증가하면서 우리 사회는 빠르게 고령사회가 되고 있다. 나이가 들어가면 자연히 몸도 노화되어 여러 변화들이 나타나게 된다. 이처럼 노화되면서 여러 증상이 나타나는 질병을 '퇴행성 질환'이라 한다. 노화에 의한 신체 변화 증상이 없으면 단순 노화 현상이지만 노화 변화에 의한 증상이 발생하면 퇴행성 질환이 되므로 단순 노화와 퇴행성 질환의 경계는 분명하지 않다. 퇴행성 변화는 증상이 나타났다 없어졌다 반복하면서 진행한다. 피부, 머리카락, 귀, 눈 등의 퇴행성 변화(노화)는 피부의 주름, 흰머리, 노인성 난청, 백내장 등과 같이 육안으로 식별할 수 있게 변화가 나타나지만, 우리 몸안의 근골격계의 퇴행성 변화(노화)는 육안으로는 변화를 잘 알 수가 없고 통증 등의 증상이 나타난 후에야 영상학적 진단으로 확인이 된다. 근골격계에 발생하는 대표적인 퇴행성 질환으로 손가락 관절 또는 무릎 관절 등에 발생하는 퇴행성 관절염이 있으며 척추의 관절(디스크와 후관절)에 퇴행성 관절염이 발생하여 척추관협착증이 발생된다.

척추관협착증은 우리 몸의 척추(척추도 관절로 이루어져 있다)에 나타나는 퇴행성 질환이므로 성장이 끝난 후 누구에게나 발생한다. 그러나 퇴행성 변화는 오랜 세월에 걸쳐 서서히 진행되므로 척추관협착증은 주로 60세 이상에서 발생하지만 퇴행성 변화의 정도는 사람에 따라 다르게 나타난다. 척추관협착증은 척추의 모든 부위 즉 경추(목), 흉추(등), 요추(허리)에서 발생할 수 있으나, 이 책에서는 '요추'에 발생한 척추관협착증을 중심으로 기술하고자 한다. 다만 흉추에 발생하는 척추관협착증은 드물게 발생하고 경추부의 척추관협착증도 요추부에 발생하는 척추관협착증보다 적게 발생하며 증상도 다르게 나타나고 치료법도 요추부 척추관협착증 치료법과 다르다.

건강보험심사평가원 2019년 자료에 의하면, 우리나라 국민에게 흔하게 발생하는 3대 척추 질환으로 추간판탈출증을 포함한 허리 디스크 질환이 1,978,525명으로 가장 많았고, 두 번째로 척추관협착증이 1,649,222명이었으며, 세 번째가 척추전방전위증으로 178,405명이었다. 건강보험심사평가원 2018년 연령별 환자 비율 자료를 보면 척추관협착증은 70대에서 33%로 가장 많이 발생하였으며, 60대가 30%, 50대가 17%, 80대 이상이 14%였으며, 40대는 5%를 차지하였다.

1. 척추관협착증의 정의

세계적으로 권위 있는 북미척추학회는 척추관협착증을 "척추의 퇴행성 변화로 인해 신경 조직과 혈관 조직을 위한 척추관의 공간이 좁아진 상태"라고

정의하고 있다. 즉 척추관협착증은 해부학적으로 신경근과 척수 및 혈관을 포함하고 있는 척추관이 좁아져 신경근과 척수 및 혈관이 압박된 상태이다.

척추관이 협착된다고(좁아진다고) 모두 증상이 나타나는 것은 아니다. 해부학적으로 척추관은 협착되어 있으나 증상이 나타나지 않는 무증상 척추관협착 상태가 있고, 증상이 나타나는 척추관협착이 있다. 이 중에서 증상이 있는 척추관협착을 척추관협착증(脊椎管狹窄症)이라고 한다. 즉, 척추관협착증(症)은 척추관협착으로 증상이 나타난 상태를 말한다. 그러나 영문으로 척추관협착(spinal stenosis)은 형태학적으로 척추관이 좁아진 상태를 의미하기도 하지만, 동시에 증상을 일으키고 있는 척추관협착증을 의미하기도 한다.

해부학적으로 정상적 크기의 척추관이 좁아져 있는 상태를 척추관협착(spinal stenosis)이라고 하며, 척추관협착에 의해 증상이 발생된 경우를 척추관협착증(症)이라고 부르는 것이 정확한 표현이나, 현재 우리 사회에서는 척추관협착과 척추관협착증을 혼용하여 사용하고 있으며, 해부학적으로 척추관이 좁아져 있으나 증상이 나타나지 않는 경우도 척추관협착증이라 흔히 부르기도 한다.

척추관협착은 임상 증상이 없는 사람에서도 자기공명영상(MRI) 또는 전산화단층촬영영상(CT)에서 흔히 관찰된다. 즉, 척추관협착은 증상이 없는 상태(무증상 상태)부터 심한 기능 장애(하지 근력 저하, 근위축, 보행 장애, 배변-배뇨 장애) 상태까지 다양하게 나타날 수 있다.

과거에는 주로 해부학적으로 척추관이 좁아져 있는 상태를 모두 척추관협착증이라고 불렀으나, 해부학적으로 척추관이 심하게 좁아져 있어도 증상이 없는 무증상 척추관협착인 경우가 흔하게 관찰되므로 임상적인 진

단을 통해 척추관협착증을 무증상 척추관협착증과 증상 척추관협착증으로
구분하게 되었다.

2. 척추관협착증의 발견

척추관협착증은 퇴행성 질환이므로 과거부터 존재하고 있는 질환이다.
다만 척추관협착증의 존재를 모르고 있다가 여러 학자들이 척추관협착
증에 대한 특징들을 하나둘씩 발견하면서 그 정체가 밝혀지게 되었다.

척추관협착증에 대한 최초 발견은 1803년 프랑스 해부학 의사인 안
토니 포르탈(Antoine Portal)이 3명의 부검 검사에서 척추관이 좁아진 것을
관찰한 것이다. 포르탈은 척추관협착의 병적 상태가 척추관협착증의 증상
을 일으킬 수 있을 것으로 추측하였고, 척추관이 좁아지면 척수를 압박할
수 있고 척수가 압박되면 하지 마비가 발생할 수 있다고 추정하였다.

그 후 1916년 찰스 엘스버그(Charles Elsberg)는 저서 『Diagnosis and
Treatment of Surgical Diseases of the Spinal Cord and its Membranes』
에서 척추 관절염의 일부 환자는 신경근 또는 척수가 새로 형성된 뼈에 의
해 압박되면 결국 수술적 치료가 필요할 수 있다고 하였다. 즉 척추관협착
에 의해 신경이나 척수가 압박되면 수술이 필요할 수 있다고 본 것이다.

이탈리아 정형외과 의사인 비토리 푸티(Vittori Putti)는 1927년 좌골
신경통 발생 원인의 새로운 개념을 의학 학술지에 보고하면서 좌골신경
통 발생 원인이 추간판탈출이 아니고 척추관절염에 의한 추간공의 병적
인 상태로 발생할 수 있다고 하였다. 여기서 척추관절염에 의한 추간공의

그림 1-1 척추관협착증과 정상 척추관

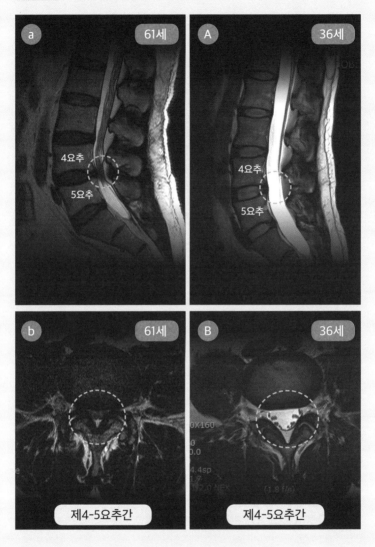

61세 남성의 자기공명영상 시상면 영상(a)에서 제4-5요추간 척추관협착증이 관찰되며(a, 파란 점선 원), 36세 남성의 동일한 영상(A)에서는 제4-5요추간 척추관협착증이 관찰되지 않는다(A, 파란 점선 원). 61세 남성의 제4-5요추간 횡단면 자기공명영상(b)에서 추간판 팽윤, 황색인대의 비후에 의한 척추관협착증이 관찰되고(b, 파란 점선 원), 36세 남성의 제4-5요추간 횡단면 자기공명영상(B)에서는 추간판 팽윤 또는 황색인대 비후 소견은 관찰되지 않아 척추관협착증은 관찰되지 않는다(B, 파란 점선 원).

병적인 상태라 함은 퇴행성 변화에 의한 추간공 협착 상태를 말한 것이다. 따라서 그는 좌골신경통을 치료하기 위해서는 관절염 치료가 필요하다고 하였다.

이와 같이 척추관협착증에 대한 단편적인 정보만 드물게 알려지고 있었으나, 1954년 드디어 '척추관협착증의 아버지'라 불리우는 네덜란드 신경외과의사 헹크 버비스트(Henk Verbiest)가 척추관협착증의 증상과 증상이 발생되는 기전 및 치료 방법을 자세히 발표하였다. 버비스트는 7예 (37세 남성, 44세 남성, 48세 남성, 61세 남성, 46세 남성, 58세 남성, 67세 남성)의 척추관협착증 환자를 관찰하여 척추관협착증의 특징적인 증상과 진단 방법 및 감압수술의 치료법을 학술지에 보고하였다. 버비스트는 척추관이 좁은 상태로 성장(발달)하면 마미총 신경*이 압박되어 이로 인해 하지에 동통을 유발시킬 수 있다고 하였다. 버비스트는 척추관협착증을 성장(발달) 과정에서 척추관이 넓게 성장(발달)하지 못하고 척추관이 좁아져 발생하는 발달성질환으로 인지하였다.

● 마미총 신경

'마미'는 말의 꼬리를 의미하는 한자어이고 '총'은 말의 갈기와 꼬리의 털을 의미하는 순수 우리나라 말이다. 영어 어원 'cauda'는 꼬리를 의미하고 equina의 'equine'은 말馬을 의미한다. 마미총 신경은 척수(뇌에서 척추관 내로 뻗어 있는 중추신경)가 끝나는 제1-2요추 사이 이하의 신경 다발을 말하며 마치 말의 꼬리털과 비슷하다고 하여 마미총 신경이라 부른다. 일반적으로 마미총 신경은 제1-2요추간부터 제5요추-1천추간 사이의 척추관 내에 있는 신경 다발을 말하며 하지 기능과 배변 및 비뇨생식기 기능을 하는 말초 신경으로 마미총 신경이 손상되면 하지 마비, 대소변 장애, 성기능 장애가 발생한다.

따라서 척추관협착증은 1954년 버비스트에 의해 원인, 증상, 진단 방법, 치료법 등이 명확히 알려진 이후 여러 학자들에 의해 진단 방법과 치료법들이 점진적으로 발전하게 되었다.

3. 선천성, 발달성, 퇴행성 척추관협착증

선천성 질환은 일반적으로 병인에 관계없이 태아 상태나 출생 과정에서 생기는 질병으로 출생 직후 질병 상태를 알지 못하나 성장하면서 증상 발현으로 질병이 나타나게 된다. 대표적인 선천성 질환으로 선천성 심장 질환이 있다.

선천성 요추부 척추관협착증은 1945년 터키의 정형외과 의사 사피너(Sarpyener)에 의하여 최초로 알려지게 되었다. 태어날 때부터 척추관이 좁은 상태를 선천성 척추관협착이라 한다. 이러한 선천성 척추관협착은 증상이 발생되는 경우도 있지만 증상 없이 생활하다 우연히 발견되는 경우가 흔하다. 선천성 척추관협착이라고 하여 마치 선천성 심장병과 같이 위중한 상태는 아니다. 증상이 없는 경우 아무런 치료나 처치가 필요 없으며, 증상이 발생한 선천성 척추관협착증인 경우 치료는 퇴행성 척추관협착증과 동일하다.

또 선천성 척추관협착증은 태어날 때부터 척추관이 좁게 태어나는 경우도 있으나 대부분 성장 과정에서 척추관이 충분히 넓게 성장하지 못하여 발생하는 발달성 질환인 경우도 있다. 따라서 선천성 척추관협착증과 발달성 척추관협착증은 동일 질환으로 볼 수 있다.

한 연구에 의하면 제1, 2, 3, 4요추의 척추관 전후 직경은 생후 1세까지 발달하고 1세부터 70세까지는 큰 변화는 없는 것으로 알려져 있고, 제5요추의 척추관 전후 직경은 4세까지 성장하는 것으로 알려져 있다. 또 제1요추의 척추경간 거리는 10세까지 성장하고 제2, 3, 4, 5요추의 척추경간 거리는 성인까지 성장한다. 그리고 제4, 5요추의 척추관 단면적은 6세까지 성장한 후 성인까지 큰 변화없이 지속되고 제1, 2, 3요추의 척추관 단면적은 10세까지 성장한 후 성인까지 큰 변화가 없는 것으로 알려져 있다. 따라서 척추관의 크기는 대체로 10세 이전까지 성장하여 멈추는 것으로 알려져 있어 유소년기 신체 발달의 저성장이 발달성 척추관협착증을 일으키는 주요 원인이 될 수 있다.

　　반면에 퇴행성 척추관협착증은 신체가 성장한 후 나이가 들어가면서 척추관이 좁아지는 형태이다. 나이가 들면서 척추관이 좁아지는 변화를 의학적으로 퇴행성 척추관협착증이라 하며 이는 노인성 질환에 속한다. 퇴행성 척추관협착증은 50대 이전에는 드문 질환이며 젊은 사람에게는 척추뼈에 병적 상태가 동반되지 않는 한 발생하지 않는다. 일반적으로 퇴행성 또는 노인성이라는 용어 대신 순화하여 후천성 척추관협착증이라고도 한다. 다만 척추관협착증의 증상은 주로 60대 이후 나타나므로 발달성 원인보다 성장 후 퇴행성 원인에 더 큰 영향을 받는다. 그러나 척추관이 좁아졌다고 하여 모두 증상이 나타나는 것은 아니다. 나이가 들면서 척추관이 좁아졌다 하더라도 증상이 없는 무증상 척추관협착의 상태가 많다. 따라서 일반적으로 형태학적으로 척추관이 좁아져 있고 증상이 없는 경우를 척추관협착증이라 하지 않고, 증상이 발생된 경우만을 척추관협착증이라고 한다.

4. 척추전방전위증에 의한 척추관협착증

척추관협착증의 최초 발견은 1803년으로 볼 수 있으나, 척추관협착증을 발생시키는 척추전방전위증은 그보다 약 20년 먼저(1782년) 발견되었다.

문헌상 척추전방전위증은 1782년 최초로 발견되었고, 척추관협착증은 1803년 처음으로 발견되었으나 당시에는 과학이 발달하지 못해 정밀 진단 기술이 없어 상당 기간 동안 서로 관련이 없는 다른 질병으로 여겨 왔다. 그러다 1976년 세계적으로 저명한 의학자 21명이 요추부 척추관협착증을 정의하고 분류하는 심포지엄을 통해 척추전방전위증을 척추관협착증을 일으키는 원인 질환의 하나로 분류하여 발표한 이후, 척추전방전위증과 척추관협착증은 매우 밀접한 관계의 질환으로 알려지게 되었다.

척추전방전위증에 대한 최초 기록은 1782년 벨기에 산부인과 의사인 허비니오(Herbiniaux)에 의해 기술되었다.

척추전방전위증은 척추뼈가 앞으로 밀려나가 있어 척추뼈의 배열이 변형된 질환이며, 척추뼈가 전방으로 밀려나가면(전방 전위되면)이차적으로 척추관 또는 추간공이 좁아져 척추관협착증 또는 추간공협착증이 발생한다. 척추전방전위증은 척추관협착증을 일으키지 않고 독립적인 질병으로 발견되는 경우도 있지만, 대부분 척추관협착증을 동반한다. 척추가 전방으로(앞쪽으로) 전위되어 척추전방전위증이 발생하면, 척추 분절의 불안정의 주요 증상으로 요통이 발생하고 척추가 전위되어 척추 안의 척추관이 좁아져 이차적으로 척추관협착증이 발생하면 척추관협착증 증상으로 다리에 통증이 발생한다.

그림 1-2 **제5요추 협부(결손)형 척추전방전위증** isthmic spondylolisthesis

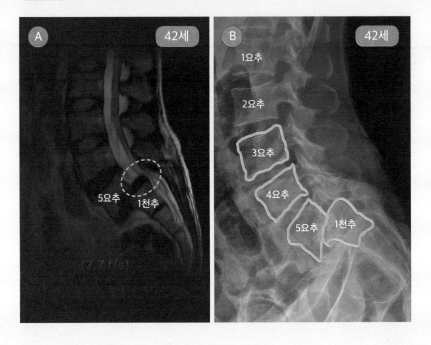

42세 여성의 자기공명영상MRI 시상면 영상(A)에서 제5요추가 전방으로 전위된 척추전방전위증 소견이 관찰되며(A, 파란 점선 원), 단순 방사선 측면 영상(B)에서 제5요추체(B, 파란 실선은 척추체 가장자리)가 제1천추체 위에 정상적으로 있지 못하고 전방(앞)으로 전위된 상태로 관찰되고 제5요추와 제1천추 사이에 정상적으로 있어야 하는 추간판이 거의 관찰되지 않고 제5요추와 제1천추가 붙어 있는 상태로 관찰된다. 제5요추의 전방 전위는 40%로 측정되고 제5요추의 협부pars interarticularis 결손이 관찰된다. 상기인의 증상은 양쪽 다리 바깥쪽으로 통증이 약 2개월 동안 심하였으나 호전되었고 요통이 가끔 있는 상태로 수술없이 정상적인 생활을 하고 있다.

척추전방전위증은 크게 두 가지 형태가 있다. 가장 흔한 형태는 척추뼈의 협부가 골절되어 척추뼈의 몸통 부분인 척추체가 앞으로 밀려나가게 되는 협부 결손형 척추전방전위증 형태가 있고 또 다른 형태는 척추뼈의 협부가 골절되어 있지 않고 척추체와 척추뼈 후방 구조물이 함께 앞으로 전위되는 척추전방전위증의 형태가 있다. 후자의 형태를 퇴행성 척추전방전위증이라 하며 과거에는 가성 척추전방전위증이라고도 하였다.

협부 결손형 척추전방전위증은 주로 제5요추에서 발생하고, 퇴행성 척추전방전위증은 주로 제4요추체에서 발생한다. 그리고 퇴행성 척추전방전위증에서는 중심성 척추관협착증이 주로 병행하여 발생하며, 협부 결손형 척추전방전위증에서는 중심성 척추관협착증보다 추간공협착증이 주로 병행되어 나타난다. 척추전방전위증에 대한 추가적 내용은 제9장에 더 자세히 설명되어 있다.

5. 척추관협착증 발생률과 유병률

발생률: 특정한 기간 동안 일정한 인구 집단 중에서 새롭게 질병 또는 사건이 발생한 사람 수. 일정 기간 동안 한 인구 집단 내에서 어떤 질병이 새로 발생한 환자의 수. 새로 발생한 환자의 수. 일반적으로 인구 10만 명에 대한 1년간의 새 환자를 말한다.

유병률: 어떤 시점에서 전체 인구 집단 중 질병을 가지고 있는 사람 수. 일정 기간 동안 한 인구 집단 내에서 어떤 질병에 걸려 있는(이환되어 있는) 환자의 수. 과거부터 질병이 있었던지 또는 새로 발생하였던지 현재 그 질병을 앓고 있는 모든 사람의 수. 어느 한 시점(point prevalence, 시점 유병률) 또는 일정 기간(period prevalence, 기간 유병률)에서 질병 상태에 있는 사람의 모집단에 대한 비율을 말한다. 이환율(morbidity)도 동일한 의미이다.

퇴행성 척추관협착증은 40세 이상 성인에서는 누구나 노화 과정에 의해 자연적으로 발생한다. 그러나 아직까지 척추관협착증에 대한 정의와 진단 방법이 통일되어 있지 않아 발생률과 유병률은 보고에 따라 차이가 많다.

2018년 발표된 논문에 의하면, 전세계적으로 척추관협착증의 2015년 1년간 추정 발생률은 1.41%(102,707,751 / 7,318,787,452, 전세계 인구)로 보고되어 있으며, 증상을 일으키는 퇴행성 추간판질환의 1년간 발생률은 5.5%(402,520,486 / 7,318,787,452, 전세계 인구), 그리고 척추전방전위증의 1년간 발생률은 0.53%(39,010,841 / 7,318,787,452, 전세계 인구)으로 추정하여 보고되었다.

우리나라에서 2016년 1년 동안 척추관협착증으로 진단받은 1년간 발생률은 3%(3,041 / 100,000)로 보고되었고, 전체 척추질환으로 진단받은 척추질환 발생률은 16.4%로 보고되었다.

우리나라에서 시행되고 있는 척추 수술에 대한 전국적 수술 통계는 2000년 7월 1일 건강보험심사평가원이 개원하면서 시작되었다. 건강보험심사평가원이 설립되기 이전 시기에는 전국의료보험협의회가 1976년 11월 28일 설립되어 1979년 7월 1일부터 의료보험 진료비 심사를 시작하였다. 전국의료보험협의회는 1988년 1월 1일 의료보험연합회로 개편되었고 의료보험연합회는 다시 2000년 7월 1일 건강보험심사평가원으로 바뀌게 되었다. 건강보험심사평가원이 조직되면서 비로소 전국적으로 시행되는 척추 수술의 실태가 파악되게 되었다.

우리나라의 척추 수술 중 추간판제거술은 1999년부터 2001년 사이 2년간 72% 증가하였다. 이러한 증가율은 비교적 척추 수술이 많은 미국의 증가율(미국 추간판제거술 9년간 증가율이 75%)을 크게 앞지르는 것이었다.

우리나라에서 척추 수술은 2000년부터 가파르게 증가하여 2년 후인

2002년 거의 2배로 늘었으며, 3년 후 2005년에 다시 2배로 증가하였고, 5년 후 2010년 다시 2배로 증가하였다. 그 후 2012년 176,000건으로 증가하여 수술에 대한 통계가 집계되기 시작한 1999년부터 2012년까지 우리나라에서 척추 수술은 기하급수적으로 증가하였다. 2012년 이후 약 5년간은 더 이상 척추 수술 건수가 증가하지 않고 감소한 후, 2018년 다시 176,522건으로 증가하였다.

우리나라에서 척추 수술이 어떤 이유로 1999년~2012년 동안 기하급수적으로 증가하였을까? 주된 원인은 척추 수술의 43~47%가량이 추간판탈출증에 대한 수술인 추간판제거술로서 추간판제거술이 급격히 증가하였기 때문이었다. 추간판제거술 이외 많이 시행되고 있는 수술은 척추고정술과 척추후궁절제술 및 경피적척추성형술이다. 이중에서 척추고정술과 척추후궁절제술은 대부분 척추관협착증에 대한 치료법이므로 척추관협착증은 우리나라에서 간판탈출증 다음으로 수술을 많이 받는 질병이기 때문이었다.

우리나라 50세 이상의 척추질환 환자 중에서 2010년까지는 추간판탈출증 등의 추간판 질환 환자가 척추관협착증 환자보다 더 많았으나, 2013년부터는 척추관협착증 환자가 추간판탈출증 등의 추간판 질환 환자 수보다 증가하였다.

건강보험심사평가원은 2014년 척추질환 진료 인원이 1,260만 명으로 우리나라 국민 4명 중 1명이 척추질환으로 진료를 받았으며, 척추질환 환자의 57%가 50대 이상의 중 노년층이었다고 2015년 11월 27일 발표하였다. 그리고 척추질환 진료 건수는 8,790만 건으로 전체 질환 건수의 6.2%를 차지하고 진료비는 전체 진료비의 6.5%를 차지하였다. 또한 90세 이상 환자에서 척추 수술 증가는 치료방법 등의 발달된 의료기술의 영향이라고 분석하였다.

척추관협착증으로 요양기관에 내원한 환자 수는 2015년에 135만 명이었으나, 2016년에 148만 명으로 7.3% 증가하였다. 이 중 70대가 32.6%, 60대가 30.1%, 50대가 18%, 80세 이상이 11.9%를 차지하여 60세 이상의 환자가 70% 이상을 차지하였다. 그리고 여성이 93만 명으로 64%를 차지하였다.

한편 외국의 척추관협착증의 발생률과 유병률에 대한 연구 보고로서 덴마크의 한 지방South Jutland에서 척추관협착증의 1년간 발생률은 0.027%라고 존슨Johnsson KE과 사스Sass M가 2004년 보고하였다. 그리고 1976년 남아프리카공화국의 한 병원Eugene Marais Hospital에서 드 빌리어De Villiers와 부셴Booysen은 수용성 조영제Diamer-X 10ml를 척수강에 주입하여 시행한 850명의 척수강조영술을 통해 진단한 척추관협착증의 유병률을 6%라고 보고하였으며, 2000년 미국의 화눌Jason Fanuele 등은 25개 센터에서 17,744명 환자에 대한 전향적 연구에서 척추관협착증의 유병률은 13.1%, 그리고 추간판탈출증은 19.2%라고 학술지에 보고하였다.

2013년 미국의 칼리치만Kalichman 등은 미국 프래밍함Framingham에 거주하는 32세~79세 성인 191명(남자 104명, 여자 87명, 평균 연령 52.6세)을 대상으로 전산화단층촬영으로 척추관협착증의 유병률을 조사한 결과, 척추관 전후 직경이 10mm 미만인 절대적 척추관협착증absolute stenosis의 유병률은 7.3%라고 보고하였다. 그리고 40세 미만에서는 절대적 척추관협착증의 유병률이 4.0%이었으나, 60세~69세 성인에서 척추관 전후 직경이 10mm 미만인 절대적 척추관협착증의 유병률은 19.4%라고 보고하였다.

미국의 경우 2009년 척추관협착증으로 입원하였다 퇴원한 환자 수는

102,107명으로 인구 10만 명당 33.3명으로 0.03%이었다. 그리고 수술은 102,107명 중 88,919명이 수술을 받아 87.1%였다. 미국의 메디케어 수혜자 10만 명당 척추관협착증 수술은 135.5명(0.14%)으로 알려져 있으며, 또 60세 이상 10만 명당 90명(0.09%)이 1년 동안 척추 수술을 받고, 대부분이 척추관협착증이었다고 보고되어 있다.

2008년부터 2010년간 일본 3개 지역(도시 1곳, 산지 1곳, 해안지역 1곳, 23세~95세 성인 3,040명)에서 1,063명의 자원자 중 1,009명의 21세부터 97세 사이 성인을 대상으로 한 연구에 의하면 증상 유발 척추관협착증의 유병률은 9.3%(남자 10.1.%, 여자 8.9%)로 보고되었다.

2010년 일본 정형외과학회는 40세~79세의 성인 4,400명을 대상으로 설문 조사(2,666명)한 결과 척추관협착증의 유병률을 5.7%로 보고하였고 또다른 연구 보고에서는 유병률을 3.7~8.1%로 다양하게 보고하였다.

척추관협착증은 나이가 증가함에 따라 발생률이 증가한다. 한 연구에 의하면 40대(40세~49세)에서 척추관협착증의 추정 유병률은 1.9%, 50대(50세~59세)의 추정 유병률은 4.8%, 60대(60세~69세)의 추정 유병률은 5.5%, 그리고 70대(70세~79세)의 추정 유병률은 10.8%로 나이가 증가함에 따라 척추관협착증이 증가한다고 보고되었다.

또한 39세 이하 척추관협착증 유병률은 남자 0% / 여자 0%, 40세~49세 유병률은 남자 3.8% / 여자 1.4%, 50세~59세 유병률은 남자 9.8% / 여자 5.7%, 60세~69세 유병률은 남자 11.8% / 여자 9.3%, 70세~79세 유병률은 남자 11.7% / 여자 11.9%, 80세 이상 유병률은 남자 10.7% / 여자 13.3%라고 보고되었다.

70세까지는 남자의 척추관협착증 유병률이 여자의 척추관협착증 유병률보다 높지만, 70세 이상에서는 역전되어 여자의 유병률이 남자의 유병률보다 높아지고, 남자는 그 이상 유병률이 증가하지 않는 반면 여자는 나이가 증가함에 따라 유병률이 더욱 증가한다.

40세 이하 성인에서 전산화단층촬영 또는 자기공명단층영상으로 증상이 없는 무증상 척추관협착증은 4~28% 관찰된다.

스웨덴의 한 연구에 의하면 1980년대는 척추관협착증이 매년 10만 명당 5명이 발생하였고, 척추관협착증 수술은 1987년에 비해 1999년에 3배 이상 증가하였다. 2013년 스웨덴에서 척추관협착으로 수술받은 건수는 3,834건이었다. 스웨덴 인구 960만 명을 기준으로 하면, 인구 10만 명당 40명(0.04%)의 척추관협착증 수술이 있었다. 즉 1980년대 10만 명당 5명 발생을 감안하면 척추관협착증 수술이 급격히 증가한 셈이다. 증가 원인으로는 영상학적으로 일반인들의 척추관협착증에 대한 이해가 늘어났고, 진단이 쉬워졌으며, 환자들의 사회 활동에 대한 요구가 증가하였기 때문으로 판단되고 있다.

발표된 연구 논문들은 척추관협착증 진단 방법과 진단 기준이 서로 다르기 때문에 척추관협착증 발생률에 대한 국가 간 비교에 한계가 있으나, 일반적으로 입식 생활을 하는 서양보다 주로 좌식 생활하는 우리나라와 일본에서 척추관협착증이 더 많이 발병하는 것으로 판단된다.

6. 척추관협착증의 분류와 원인

일반적으로 세균에 의해 발생되는 질병은 그 발병 원인이 다양하지 않고 하나의 원인균에 의해 발생된다. 예컨대 폐결핵이나 척추결핵은 결핵균에 의해 발생되고, 독감, 에이즈, 메르스, 코로나바이러스감염증(신종코로나바이러스감염증)은 다양한 종류의 바이러스에 의해 각기 발생된다.

그러나 뇌졸중같이 여러 질환을 총칭하여 부르는 질환도 있다. 뇌졸중에는 뇌출혈을 일으켜 발생한 뇌졸중도 있고 뇌허혈을 일으켜 발생한 뇌졸중도 있다. 뇌출혈을 일으키는 원인 질병으로는 뇌동맥류, 뇌동정맥기형, 또는 고혈압 등 원인 질환이 다양하게 있으며 뇌허혈의 원인도 뇌동맥경화증, 세동맥경화증, 죽상동맥경화증, 경동맥협착증, 모야모야병 등이 있다. 즉 뇌졸중, 뇌출혈, 그리고 뇌허혈은 하나의 질병이 아니라 유사한 증상을 일으키는 질병을 모두 합쳐 부르는 질병이다.

척추관협착증도 어떤 하나의 특정 원인에 의해 발생되는 질병이 아니고 다양한 원인 질환들에 의해 발생하는 질병의 집단이다. 그러므로 척추관협착증은 척추관협착을 일으키는 원인 질환에 따라 분류되기도 하고, 척추관협착이 발생되는 해부학적 부위에 따라 분류되기도 한다.

미국의 아놀디C.C. Arnoldi 등 21명의 척추질환에 대한 저명한 학자들은 척추관협착증을 모든 형태의 척추관 또는 추간공의 협착이라고 정의하였고 원인 질환에 따라 척추관협착증을 선천성과 후천성으로 분류하여 1976년 발표하였다.

(1) 선천성 척추관협착증과 후천성 척추관협착증

미국의 아놀디 등 21명의 공동 저자들은 1976년 발표한 「요추부 척추관협착증과 신경근 포획증후군 정의와 분류」 연구 논문에서 척추관협착증의 발생 원인에 따라 선천성 척추관협착증과 후천성 척추관협착증으로 분류하였다.

요추부 척추관협착증에서 선천성이라는 용어는 1945년 터키의 정형외과 의사인 사피너MA Sarpyener가 처음으로 사용하였다. 선천성 척추관협착증은 출생 때부터 척추관이 작은 상태로 태어난 척추관협착증을 말한다. 그러나 출생 때 척추관이 작은지 여부는 실제로 확인할 수가 없고 대부분 성장하면서 척추관협착증 증상이 발현되면서 알게 된다. 또한 선천성 척추관협착증은 척추관이 작은 상태로 출생할 수도 있겠으나 대부분 신체 성장 과정에서 척추관이 충분히 넓게 성장하지 못하여 발생하는 발달성 질환으로, 선천성 척추관협착증을 발달성 척추관협착증이라고 한다.

선천성 척추관협착증에는 원인을 알 수 없는 특발성idiopathic 척추관협착증과 원인이 밝혀진 연골 무형성증성軟骨無形性症性 achondroplastic 척추관협착증이 있다. 그리고 척추 이분증spina bifida도 척추관협착증을 일으킬 수 있으며 선천성 척추관협착증의 한 원인 질환이 된다.

특발성 척추관협착증은 현재까지 척추관협착이 발생하는 원인이 밝혀지지 않아 원인을 알 수 없는 척추관협착증이나 향후 의학이 발달하게 되면 그 원인이 알려질 수도 있다. 특별한 원인 질환이 없는데 척추관의 전후 직경이 10mm 이하 상태를 특발성 척추관협착증이라 한다.

연골 무형성증성 척추관협착증은 연골 무형성증 질환 때문에 발생한 척추관협착증이다. 연골 무형성증은 유전 질환의 하나로 왜소증을 유발하며, 상염색체 우성으로 유전된다. 연골 무형성증 질환의 성인은 평균 신장이 작아, 약 120~130cm이며 팔다리는 짧고, 머리는 크고 이마가 튀어나온다. 연골 무형성증 환자의 약 1/3이 척추관협착증으로 수술적 치료를 받게 되나 15세 이전까지는 척추관협착증 증상이 잘 나타나지 않는다. 연골 무형성증 환자에서 척추관협착증이 발생되는 이유는 척추뼈의 척추경이 비정상적으로 짧게 발달하고 척추후궁이 두꺼워지게 발달하며 척추체의 높이가 정상적으로 발달하지 못해 척추관이 좁아지게 성장하기 때문이다.

선천성 척추관협착증이라고 하여 마치 선천성 심장병과 같이 위중한 상태는 아니다. 선천성 척추관협착증이라도 증상이 없는 경우는 아무런 치료나 처치가 필요 없으며, 증상이 발생한 선천성 척추관협착증인 경우 치료가 필요하며 치료는 후천성 척추관협착증의 치료와 동일하다.

척추관협착증의 대부분은 후천성 척추관협착증이며 후천성 척추관협착증에는 ① 퇴행성 척추관협착증(퇴행성 척추전방전위증도 포함되어 있음), ② 혼합형 척추관협착증, ③ 척추전방전위증성(협부 결손형) 척추관협착증 또는 척추분리증성 척추관협착증, ④ 의인성(척추후궁절제술 또는 척추고정술 후 발생되는 척추관협착증) 척추관협착증, ⑤ 외상후성 척추관협착증, ⑥ 기타 척추관협착증이 있다.

퇴행성 척추관협착증은 신체가 성장한 이후 나이가 들어가면서 척추관이 좁아지는 형태이다. 나이가 들어 가면서 척추관이 좁아지는 현상을 의학적으로 퇴행성 척추관협착증이라 하며 노인성 질환이다. 따라서 퇴행성 척추관협착증은 50대 이전에는 드물고, 젊은 사람에게는 거의 발생하지 않는다. 척추에 퇴행성 변화(노화)가 발생하면 추간판이 낮아지고 골극이 발생하며 척추후궁 내부에 붙어 있는 황색인대가 두꺼워지고 후관절이 비후하게 되어 척추관협착증이 발생하게 된다. 퇴행성 과정 중에 척추뼈의 배열이 정상적인 상태를 유지하면 퇴행성 척추관협착증이라고 하나, 추간판과 후관절의 고정력이 약해지면서 척추뼈가 전방으로 전위되면(미끄러지면) 퇴행성 척추전방전위증이라 한다. 척추전방전위증이 발생하면 척추관이 좁아져 척추관협착증이 이차적으로 발생하게 되고 이를 퇴행성 척추전방전위증성 척추관협착증이라 한다. 따라서 퇴행성 척추관협착증과 퇴행성 척추전방전위증의 발생 기전은 동일하다.

혼합형 척추관협착증은 선천성 즉 발달성 척추관협착증 또는 퇴행성 척추관협착증 또는 추간판탈출증이 함께 발생한 형태의 척추관협착증을 말한다. 발달성 척추관협착증 상태에서 추간판탈출증이 발생하여 척추관협착증을 일으킨 경우 또는 퇴행성 척추관협착증 상태에서 추간판탈출증이 발생하여 척추관협착증을 발생시킨 경우 또는 발달성 척추관협착증과 퇴행성 척추관협착증이 동시에 발생된 경우를 혼합형 척추관협착증이라 한다.

척추전방전위증성 척추관협착증은 척추뼈의 협부가 결손되어 척추뼈가 전방으로 전위되어 척추관이 협착되는 척추관협착증을 만한다. 척추전방전위증성 척추관협착증은 척추분리증성 척추관협착증과 마찬가지로 척추뼈의 협부가 결손되어 발생하는 유사한 질환이지만, 척추전방전위증성 척추관협착증은 척추뼈의 전방 전위가 있고 척추분리증성 척추관협착증은 척추뼈의 전방 전위가 없다. 척추전방전위증성 척추관협착증인 경우 중심성 척추관협착증보다 척추관 외측의 함요부 또는 추간공 협착이 흔하며, 척추분리증성 척추관협착증은 드물게 발생한다.

의인성 척추관협착증은 척추후궁절제술 후 또는 척추고정술 후 발생하는 척추관협착증을 말하며 과거 수술로 인해 수술 부위에 유착 또는 추간판의 감소 또는 척추고정술 후 이웃 분절의 과잉 분절 운동으로 황색인대가 비후되거나 후관절 비후 또는 후관절 아탈구로 인해 척추관협

그림 1-3 퇴행성 척추전방전위증에 의한 척추관협착증

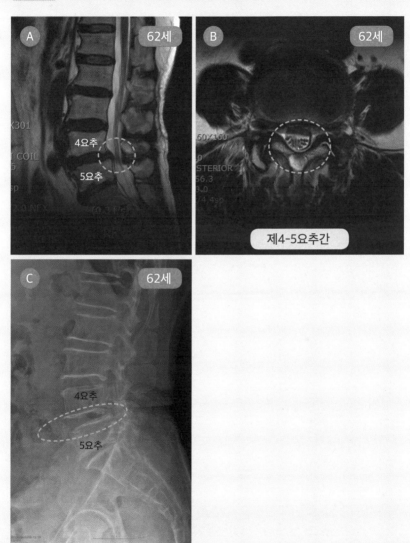

62세 여성의 자기공명영상 시상면 영상(A)에서 제4요추의 퇴행성 척추전방전위증과 퇴행성 척추전방전위증에 의한 제4-5요추간 척추관협착증이 관찰되며(A, 파란 점선 원), 제4-5요추간 횡단면 자기공명영상(B)에서 제4요추의 척추전방전위증에 의한 척추관협착증 2기 소견이 관찰된다(B, 파란 점선 원). 단순 방사선 측면영상(C)에서 척추전방전위증의 제4요추 전방 전위는 4%로 측정된다(C, 파란 점선 원).

그림 1-4 제5요추 협부(결손)형 척추전방전위증

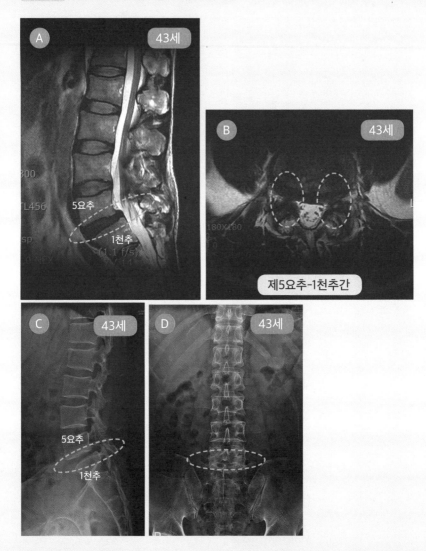

43세 남성의 자기공명영상 시상면 영상(A)에서 제5요추의 협부(결손)형 척추전방전위증이 관찰되며(A, 파란 점선 원), 제5요추-1천추간 횡단면 자기공명영상(B)에서 척추전방전위증이 관찰되고 중심성 척추관협착증 1기 소견 및 척추관 외측의 함요부와 추간공 협착이 관찰된다(B, 파란 점선 원). 단순 방사선 측면 영상(C)에서 제5요추 협부의 결손이 관찰되고 제5요추의 전방 전위는 15%로 측정된다(C, 파란 점선 원). 단순 방사선 전후면 영상(D)에서는 척추전방전위증이 저명하게 관찰되지 않는다(D, 파란 점선 원).

착증이 발생된 것을 말한다.

외상후성 척추관협착증은 척추에 골절 또는 아탈구 등의 척추 외상 후에 발생되는 척추관협착증을 말한다.

기타 척추관협착증에는 파제트병Paget's disease에 의한 척추관협착증도 있고 요추 경막외 지방종증lumbar spinal epidural lipomatosis 등이 있다. 파제트 병은 중년 이후에 발생하는 만성 골질환으로 서양인에서는 흔하게 발생 되고 있으나, 국내에서는 아주 드문 질환으로 알려져 있고, 요추 경막외 지방종증도 척추관협착증을 발생시키나 흔하지 않은 질환이다.

척추관이 좁아져도 모두 증상이 발생하여 척추관협착증으로 발전하 는 것은 아니다. 나이가 들면서 척추관이 좁아졌다 하더라도 증상이 없는 무증상 척추관협착증의 상태가 많다. 따라서 형태학적으로 척추관이 좁 아져 있는 상태를 척추관협착증이라 하지 않고 증상이 발생된 경우를 일 반적으로 추관협착증이라고 한다.

(2) 척추관협착증의 해부학적 분류

해부학적으로 협착이 발생된 부위에 따라 척추관협착증을 ①중심성 척 추관협착증, ②외측(오목, 함요부, 관절하) 척추관협착증, ③추간공(신경공) 협착증으로 분류한다. 척추관은 중앙에 위치한 부위를 중심부라 하고, 척 추관의 외측에 있는 부위를 외측 척추관, 또는 외측 오목 척추관, 또는 함 요부 척추관, 또는 척추 후관절 밑에 있어서 관절하 척추관이라고 다양하 게 부르고 있으나 모두 척추관의 외측에 있는 부위를 말한다. 그리고 함 요부 척추관보다 외측에 신경근이 나오는 부위를 신경공이라고 하며 추 간공의 외측 부위를 추간공 외측이라고 한다.

척추관협착증에는 중심성 척추관협착증이 가장 흔하기 때문에 일반적으로 척추관협착증이라 하면 중심성 척추관협착증을 말한다. 1970년대부터 전산화단층촬영 또는 자기공명영상에 의한 정밀진단이 가능해지면서 중심성 척추관협착증 이외에 척추관의 협착 부위에 따라 외측(함요부) 척추관협착증 또는 추간공(신경공)협착증으로 정밀하게 진단할 수 있게 되었다. 외측부 척추관협착증과 추간공협착증의 발생 빈도는 중심성 척추관협착증보다 낮고 협착된 부위의 신경근 압박에 의한 임상 증상이 특징적이다.

척추관의 중심부는 척추관의 가장 중앙에 위치하는 부위이며 해부학적으로는 척추 후관절의 앞부분을 형성하는 상관절돌기의 가장 내측 부위에서 반대쪽 상관절돌기의 가장 내측 부위까지 공간을 말한다.

척추관의 외측(함요부)은 척추관의 바깥 부위이며 해부학적으로는 척추 후관절의 앞부분을 형성하는 상관절돌기의 가장 내측 부위에서 척추경까지의 공간을 말한다. 일반적으로 상관절돌기에서 상관절돌기 앞에 위치한 척추체 후면까지 높이(척추관 외측 높이)가 2mm 이하를 외측(함요부) 척추관협착증이라고 한다.

추간공 부위는 척추관에 있던 신경근이 척추관으로부터 척추관 밖으로 나오는 공간이며 해부학적으로는 상부에 척추경이 위치하고 전방은 척추체의 후면과 추간판이 위치하고 하방은 아래 척추체의 척추경이 위치하며, 후방은 척추 후관절의 전면부를 형성하는 상관절돌기가 위치하고 있다. 신경근은 척추경 바로 밑에 위치하고 있으며 신경근 주변으로 지방 조직이 둘러싸고 있다. 추간공은 자기공명영상의 추간판 부위의 횡단면에서도 관찰되지만 추간공 부위의 시상옆면 영상에서 잘 관찰되어

그림 1-5 척추관의 중심부 와 외측부(함요부) 그리고 추간공 부위

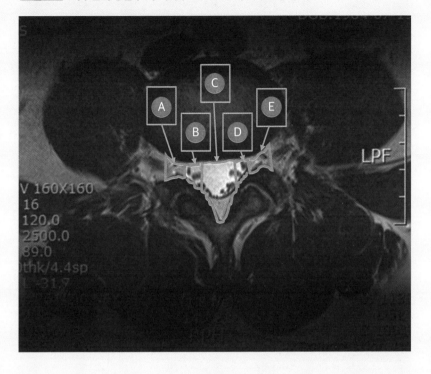

36세 남성의 제4-5요추간 추간판 부위의 자기공명영상 횡단면 영상에서 척추관의 중심부(C), 척추관의 우측 외측부(함요부)lateral recess(B), 우측 추간공foraminal 부위(A), 척추관의 좌측 외측부(함요부)lateral recess(D), 그리고 좌측 추간공foraminal 부위(E)가 관찰된다.

그림 1-6 협부(결손)형 척추전방전위증에 의한 외측(함요부) 척추관협착증 영상

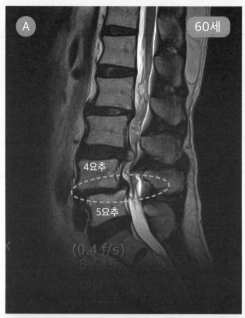

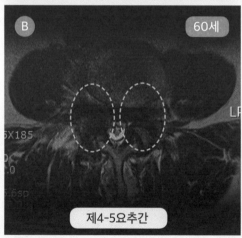

60세 남성의 자기공명영상 시상면 영상(A)에서 제4요추 척추전방전위증과 제4-5요추간 척추관협착증이 관찰되고(파란 점선 원), 제4-5요추간 횡단면 자기공명영상(B)에서 양측 외측(함요부)과 추간공 협착이 관찰된다(파란 점선 원).

그림 1-7 협부(결손)형 척추전방전위증에 의한 추간공협착증 영상

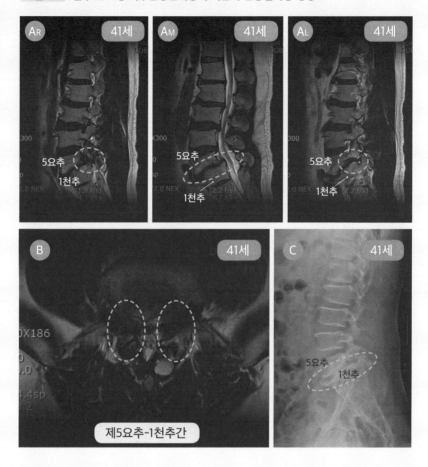

41세 남성의 자기공명영상의 우측 추간공 위치의 시상옆면parasagittal 영상(AR, 파란 점선 원)에서 제5요추-1천추간 우측 추간공 협착이 관찰되고, 좌측 추간공 위치의 시상옆면parasagittal 영상(AL, 파란 점선 원)에서도 제5요추-1천추간 좌측 추간공협착이 관찰되며, 정중앙midline 시상면sagittal 영상(AM, 파란 점선 원)에서는 척추전방전위증과 척추관협착증이 관찰된다. 제5요추-1천추간 횡단면 자기공명영상(B)에서 양측의 추간공협착이 관찰되며, 단순 방사선 영상(C)에서 제5요추의 협부(결손)형 척추전방전위증과 제5요추-1천추간 추간공 협착이 관찰되고, 제5요추의 전방 전위는 25%로 측정된다. 임상적으로 통증은 없는 상태이다.

추간공협착증은 자기공명영상 시상옆면 영상으로 진단한다.

정상 성인의 척추경간 거리가 23~30mm이므로 정중앙 시상면에서 12~15mm 외측의 시상옆면 영상에서 추간공 부위가 잘 관찰된다. 추간공의 직경이 2mm 이하면 추간공협착증이라고 주장하는 연구 논문이 있지만, 추간공의 모양이 일정하지 않고 측정의 오차가 있어 일반적으로 추간공협착증 진단에 이용되지 못하고 있다. 오히려 자기공명영상 시상옆면 영상에서 신경근 주변의 지방조직이 얼마나 관찰되는지에 따라 추간공협착증의 등급을 설정하여 진단하는 것이 일반적이다.

중심성 척추관협착증은 척추관spinal canal의 중심부가 좁아져 있는 상태를 말하며 척추관의 외측부가 좁아져 있는 상태를 외측(함요부) 척추관협착증이라고 하며 일반적으로 중심성 척추관협착증과 외측 척추관협착증은 동시에 함께 발생한다. 외측 척추관협착증과 추간공협착증이 단독으로 발생하는 경우도 있으나 동시에 함께 발생하는 경우가 흔한다.

(3) 척추관협착증의 주요 원인: 퇴행성 골관절염

척추관협착증의 가장 흔한 형태는 퇴행성 척추관협착증이며 퇴행성 척추관협착증은 척추에 발생한 퇴행성 (골)관절염 때문에 발생된다. 퇴행성 골관절염은 세균성 염증이 아니고, 관절의 마모에 의해 발생되는 관절염이다.

퇴행성 척추관협착증은 척추와 추간판(디스크) 그리고 척추 후관절에 발생되는 일종의 마모 관절염이며 추간판의 퇴행성 변화에 의한 추간판 팽윤과 척추뼈의 인대(뼈와 뼈를 연결해주는 조직)가 두꺼워져 척추관협착증이 발생된다.

골관절염은 우리 몸의 관절이 노화되면서 자연히 발생하는 퇴행성 관절 질환인 퇴행성 관절염이다. 국소적인 관절에 점진적으로 관절 연골이 소실되고, 이로 인해 이차적인 변화와 증상을 동반하는 질환이다. 관절을 보호하고 있는 연골의 점진적인 손상이나 퇴행성 변화로 인해 관절을 이루는 뼈와 인대 등에도 손상이 일어나서 염증과 통증이 생기는 질환으로, 관절의 염증성 질환 중 발생 빈도가 가장 높다.

척추관협착증 발생 원인 중 가장 주된 원인은 척추 관절(추간판과 척추 후관절)의 퇴행성 관절염이며, 척추관협착증 발생의 위험인자로는 ① 연령, 특히 50세 이상, ② 여성, ③ 척추 수술의 기왕증, ④ 척추의 외상, ⑤ 과도한 노동, ⑥ 흡연, ⑦ 허리에 부담을 주는 생활 습관, 특히 좌식 생활, ⑧ 운동 부족, ⑨ 장시간 고정된 자세유지 등이 있다.

척추관협착증을 발생시키는 원인과 여러 위험 인자 중에서 우리 노력으로 변화시킬 수 없는 요소들이 있다. 나이와 성별은 대표적으로 변화시킬 수 없는 요소이다. 그러나 그 이외 위험 인자들에 대하여는 조심하거나 피할 수 있다면 노후에 척추관협착증으로 인한 고생을 줄일 수 있을 것이다. 한 번의 척추 수술 또는 시술도 신중하게 받아야 하며, 반드시 금연을 하고, 과도한 노동을 지속적으로 하는 것도 조심해야 한다. 또한 우리나라도 점차 좌식 생활에서 서양식 입식 생활로 바뀌고 있으나, 아직까지 좌식 생활이 주된 생활 방식인 경우가 많다. 좌식 생활은 허리와 무릎 건강에 영향을 많이 주고 있다. 특히 바닥에 앉으면 척추의 하부, 즉 요추에 하중이 증가하게 되어 퇴행성 변화가 심해진다. 요즘 대부분의 식당들도 고령층 손님들의 요구에 따라 좌식 식탁에서 의자를 사용하는 식탁으로 바뀌고 있는 추세이다.

그리고 의자에 앉더라도, 장시간 앉아 있는 것은 허리 건강에 좋지 않다. 최소 1시간에 한 번씩 의자에서 일어나 스트레칭을 하고 다시 의자에 앉아야 한다. 장시간 의자에 앉아 있거나 장시간 서 있는 것도 허리에 무리를 주므로 최대한 자주 자세를 바꿔야 한다. 또 스트레칭과 같이 유연성 운동을 지속하면 척추의 퇴행성 변화를 늦출 수 있다.

2장

척추관협착증의
증상

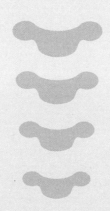

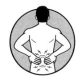

　어느 날 진료실에 60세 여성이 허리 통증과 왼쪽 다리로 뻗치는 방사통(한 지점에서 발생한 통증이 주변의 넓은 부위로 퍼지는 통증)을 호소하며 내원하였다. 환자는 오래 걸으면 엉치(엉덩이)부터 좌측 발끝까지 당기면서 아프고 좌측 발끝이 저리다고 호소하고 있었다. 몸 컨디션이 안 좋을 때는 5분 정도만 걸어도 쉬어야 하지만, 하루에 5천 보 정도 걸으려고 노력하고 있다고 한다. 그러나 지속적인 보존적 치료에도 불구하고 이 여성분은 걸으면 다리가 너무 저리고, 오른쪽 다리는 저리지 않았는데 요즘은 오른쪽 다리와 발도 저리다고 다시 내원하였다.

　또 68세 남성이 양쪽 다리가 당기고 저리다는 증상을 호소하며 내원하였다. 이 남성은 "허벅지와 다리가 저리고 당기면서 힘이 빠진다", "5분 정도 걸으면 앉아야 한다", "발바닥이 시리고 감각이 이상하다", "도저히 살 수가 없다"고 증상을 호소한다.

　자동차 운전을 직업으로 하는 74세 남성이 약 5~6년 전부터 지속된 허리 통증과 다리가 당기는 증상을 호소하며 내원하였다. 이 분은 "허리가 아프고 다리 뒤쪽으로 당기면서 아프다", "왼쪽 다리가 오른쪽 다리보다 심하다", "걸음이 많이 느려졌으나 약 10분 정도는 천천히 걸을 수 있다", "날이 추워지니 다리가 더 심하게 아프다"고 호소하고 있다.

수산업을 하는 67세 남성이 허리 통증과 우측 종아리 통증 그리고 우측 종아리 바깥 부위에 감각이 무디다고 호소하며 진료실을 내원하였다. 환자 분은 "10~15분 걸으면 쉬어야 한다", "걸으면 자세가 불안정하다", "허리를 숙여 일하고 나면 허리를 펴지 못하겠다", "양쪽 다리가 힘이 빠지고 양발이 점점 더 저린다", "올 여름에는 오른쪽 다리가 많이 아팠는데 지금은 왼쪽까지 많이 불편해서 양쪽 다리가 다 아프다", "양쪽 다리 감각이 거의 없다", "1년 전부터 급격히 안 좋아진 것 같다"고 호소한다.

당뇨병과 고지혈증 및 파킨슨병 그리고 불안과 불면증 등으로 치료 중인 69세 남성이 약 2년 전 허리 수술을 한 차례 받았으나 지속되는 허리 통증과 다리 마비감을 호소하며 내원하였다. 환자는 "허리가 아프고 허벅지와 고관절에 통증이 있다", "왼쪽이 더 심하다", "발바닥이 시리며 감각이 무디고 저려서 견딜 수가 없다", "허리부터 고관절까지 통증이 너무 심해져서 움직이지도 못할 만큼 쩔쩔맨다", "오늘은 좀 낫긴 한데 너무 아프다"고 증상을 심하게 호소하고 있다.

이상은 진료 현장에서 흔히 들을 수 있는 척추관협착증으로 고통받고 있는 환자 분들의 증상들이다. 이 외에도 호소하는 증상들은 매우 다양하나 척추관협착증의 주요 증상은 다리 통증, 저림, 허리 통증, 하지 파행이다. 척추관협착증의 증상은 대부분 서서히 나타나서 오랜 기간에 걸쳐 천천히 진행되며, 증상이 급격하게 악화되는 경우는 드물다. 일반적으로 척추관협착증은 앉아 있으면 증상이 없으나, 서 있거나 걸을 때 다리가 저리거나 다리에 통증이 나타나고 발생한 다리의 저림 또는 통증은 잠깐 허리를 앞으로 굽히거나 앉으면 사라지는 특징이 있다. 대부분 60세 이상에서 발생하고 50세 이전에는 발생이 드물다.

주요 증상은 허리, 엉덩이, 발에 발생하는 통증 또는 저림증이며 척추관의 협착 정도가 심해지면 다리에 힘이 떨어지고 다리 근육이 빠져 가늘어지며 평형(균형) 감각도 떨어져 걸을 때나 계단을 오르고 내릴 때 넘어져 큰 부상을 당할 수도 있다. 따라서 척추관협착증 증상이 심한 경우는 이차적인 부상을 예방하기 위해서 적극적인 치료(수술적 치료)를 고려해야 한다. 허리 척추관협착증에서 나타날 수 있는 대표적인 증상은 다음과 같다.

1. 다리 통증, 하지 통증, 다리 저린감

통증은 대부분 질병에서 가장 흔하게 나타나는 증상이다. 뇌혈관 이상으로 두통이 나타나고 심근경색으로 흉통이 발생하며 복부 이상으로 복통이 나타난다. 또한 허리 이상으로 요통과 다리 통증이 발생한다. 통증은 견디기 힘든 고통을 주지만, 우리 몸의 이상을 알려주는 신호로서 선(善) 기능을 하기도 한다. 뇌혈관 이상으로 나타나는 두통 또는 심근 경색으로 나타나는 흉통 등은 응급 치료가 필요하다는 경고이지만, 허리 노화로 만성적으로 나타나는 요통은 응급 치료가 필요한 것은 아니고 허리 건강에 더욱 신경쓰라는 신호이다.

의학이 발달하기 이전 사람들은 통증을 신체의 이상 때문에 발생하는 증상으로 여기지 않고 신이 인간에게 주는 형벌로 이해했다. 따라서 통증의 영어 어원인 'pain'은 신이 주는 '형벌penalty' 또는 '처벌punishment'을 뜻하는 라틴어 'peone'와 그리스어 'poine'에서 유래하였다.

우리는 다리 통증을 흔히 경험하지만 사람마다 다리를 지칭하는 부위가 조금씩 다르기 때문에 의사 소통에 오해가 생길 수 있다. 해부학적으로 우리 몸을 구분하면, 다리는 무릎부터 발목까지 부위이며, 무릎 위부터 사타구니까지는 넓적다리, 허벅지, 허벅다리 또는 대퇴(부)라고 하고, 발목 이하 부위는 발이라고 한다. 그러나 일반적으로 상지上肢를 팔이라고 말하듯이 하지下肢(넓적다리와 다리와 발) 전체를 다리라고 부르는 경우도 있다.

좌골신경坐骨神經은 허리에서 시작하여 다리로 내려가는 신경으로 우리 몸에서 가장 크고(굵은) 긴 신경이다. 좌골신경은 제4, 5요추 신경근과 제1, 2, 3 천추 신경근이 합쳐 형성된 하나의 굵은 신경이다. 좌골신경의 주행은 대퇴부 후면을 지나 무릎 뒤, 즉 오금 부위를 통과하여 굵은 경골신경脛骨神経과 가느다란 총비골신경總腓骨神經으로 갈라지며, 총비골신경은 무릎의 바깥쪽에 위치한 비골腓骨(비골 머리 부분 뒤에서 신경이 만져질 수 있다)의 목 부위를 돌아 다리의 바깥 전방으로 주행하여 심비골신경深腓骨神經과 천(표재)비골신경淺腓骨神經로 나뉘면서 다리의 바깥 부분의 감각과 발등의 감각 및 발목 운동 기능을 담당한다. 그리고 좌골신경의 마지막 분지인 경골신경은 내측 복사뼈 밑을 지나 발바닥에서 지각 신경으로 끝난다.

신경은 손상되거나 또는 자극이나 압박을 받으면 저린감이 발생하는데 우리 몸의 척수 신경에서 발로 내려가는 가장 긴 좌골신경을 형성하는 하부 요추의 신경근이 압박되면 발에 저린감이 발생한다.

요추 척추관협착증의 주요 증상은 다리의 통증 또는 저린감이다. 척추관이 좁아지게 되면(협착되면) 척추관 안에 있는 신경이 눌려(압박되어) 통증이 발생한다. 그러므로 척추관협착증 환자가 다리가 아프다고 호소하는 경우 통증의 원인이 다리에 있는 것이 아니라 허리에 있는 것이다. 허리의 척추관이 좁아져 다리로 내려가는 신경이 압박되어(통증의 원인은 허리에 있으나) 다리의 통증을 느끼게 되기 때문이다.

　따라서 일부 척추관협착증 환자는 다리 통증이 아니라, 다리의 저림을 호소하기도 한다. 다리 통증은 없는데 다리가 저려 못 살겠다고 호소하는 경우가 많다. 허리 척추관협착증은 다리에 통증을 발생시키기도 하지만 다리의 저림 증상도 일으킨다.

　요추부 척추관협착에 의한 다리의 통증이나 저림은 일반적으로 양측 하지에 발생하지만, 한쪽 다리에만 발생하기도 하고 좌우 다리가 번갈아가면서 발생하기도 한다. 또 대퇴부의 통증 또는 저림(증)이 종아리(장딴지) 또는 정강이로 뻗치기도 한다. 양쪽이 아니고 한쪽 다리의 통증은 주로 척추관의 함요부陷凹部 부위가 협착된 외측 척추관협착증 또는 추간공협착증인 경우 주로 발생한다.

　하지 방사통은 척추관협착이 여러 부위(다분절)에 발생한 다분절 척추관협착증보다는 한 부위(한분절)에 발생한 단분절 척추관협착증에서 주로 발생하며, 하지 방사통은 엉덩이부터 종아리 또는 발까지 뻗치는 양상이다. 다리까지 내려가는 통증 또는 저림은 잠시만 서 있어도 발생하나, 허리를 앞으로 굽히면 통증 또는 저림이 사라진다. 반대로 등을 펴거나 허리를 뒤로 젖히는 동작에서 통증 또는 저림 증상이 나타날 수 있으며, 다리 통증이나 저림이 심한 경우 일상 업무에 집중하기 힘들다고 호소하기도 한다.

척추관협착증이 심해지면 다리 통증으로 오래 걸을 수 없게 되고 겨우 짧은 거리만 걸을 수 있다. 지팡이나 유모차 또는 손수레 등에 의지하면 다리 통증이 줄어들어 보행기에 의지하여 걷는 경우가 많다.

저림과 저린감

일반적으로 저림tingling은 전기가 오는 듯한, 찌릿찌릿한, 저릿저릿한, 따끔따끔한, 핀과 바늘로 찌르는 듯한 느낌을 말하며, 저린감numbness은 완전한 또는 불완전한 감각 소실, 감각이 없거나 감각이 떨어진, 무감각, 감각이 둔한, 감각이 멍한, 신경이 무딘 느낌, 내 살 같지 않은 느낌을 말한다. 그러나 감각 소실 또는 이상 감각 또는 근력 저하를 저린감, 무감각, 저림이라고 막연하게 호소하는 경우도 있다.

저림은 주로 손과 발에 발생하는 주관적인 증상으로서 매우 흔하게 나타나고 있으나, 환자에 따라 자신이 느끼고 있는 증상을 다양한 표현으로 호소하여 진찰하는 의사도 환자가 느끼고 있는 증상이 저림을 호소하는 것인지 통증을 호소하는 것인지 정확하게 이해하지 못할 때가 있다. 저림은 감각이상의 여러 증상 중 하나이며, 저린감, 저림증으로 혼용하여 사용되고 있다.

저린감은 3가지의 감각 기능(가벼운 촉각, 통각과 온도 감각, 압각pressure)이 심하게 또는 약하게 소실되고, 찌릿찌릿한 이상 감각인 저림이 동반되어 나타나기도 한다.

일부 사전에서는 '감각이상paresthesia'을 저림이라고 하며, "저림은 마비의 한 종류이다"라고 설명하기도 한다. 그러나 이것은 잘못된 설명이다. 저림은 마비 상태에서 나타날 수 있는 증상일 수 있지만, 저림이 있다고 해서 모두 마비라고 하지는 않는다. 마비는 일반적으로 완전마비를 말하며, 완전마비는 모든 자의적 운동 기능이 소실된 상태, 즉 감각기능의 저하와 관계없이 뇌에서부터 근육에 이르기까지의 모든 단계의 운동 기능의 이상으로 근력이 매우 심하게 또는 완전히 상실되는 상태를 의미한다. 그러나 모든 자의적 운동 기능 소실이 아니고 일부 근육 운동만 부분적으로 약해진 상태는 부전마비paresis이다.

2. 요통, 허리 통증, 엉치 통증

요통은 좁은 의미로 등의 12번째 늑골(갈비뼈) 부위부터 골반 뼈의 장골능까지 부위의 통증을 일컬으며, 넓은 의미로 볼기(엉덩이와 궁둥이를 합하여 말함)까지의 통증을 포함한다. 즉 볼기 살과 넓적다리와 접혀 주름이 생기는 부위

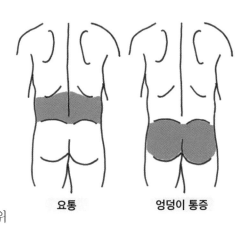

요통　　**엉덩이 통증**

까지 발생한 통증을 통틀어 넓은 의미의 요통이라 한다.

　척추관협착증 환자들은 "엉덩이(의자에 닿는 부위)가 저리다", "엉덩이 주변에 저림(증)이 있다" 또는 "엉덩이가 아프다"고 호소하는 경우가 흔하다. 척추관협착증이 심하면 대부분 요통이 발생한다. 미국 보스턴 의과대학의 레오니드 칼리치만Leonid Kalichman 등은 2009년 의학 학술지에서 척추

볼기, 엉덩이, 궁둥이의 차이점

볼기는 엉덩이와 궁둥이를 합쳐 부르는 말이며, 볼기는 좌우 양쪽에 있고 허리 아래부터 허벅다리 윗부분의 살이 불룩한 부분을 일컫는다. 볼기에서 윗부분이 엉덩이고, 아랫부분이 궁둥이다. 엉덩이는 골반에 이어져 있는 볼기 윗부분을 말한다. 한자로는 둔부臀部, 영어로는 히프hip라고 하며, 엉덩이와 둔부, 히프는 같은 말이다. 궁둥이는 볼기의 아랫부분으로 의자에 앉을 때 바닥에 닿는, 근육이 많은 부분을 말한다. 그러나 볼기와 엉덩이가 혼용되어 사용되기도 한다.

관협착증이 있으면 요통 발생률이 3배 높다고 보고하였다.

그렇다면 요통은 왜 발생하고 어느 부위의 이상으로 발생하는 것일까? 의학적으로 요통을 일으키는 해부학적 부위는 추간판(디스크), 척추 후관절facet joint, 척추뼈, 신경 조직, 근육과 건, 인대, 근막 등으로 알려져 있다.

척추관협착증에서 요통을 느끼는 원인은 다음과 같다.

(1) 추간판(디스크)의 노화에 의한 요통

요통 중 추간판에서 발생하는 요통을 추간판인성 요통이라 한다. 척추관협착증에서는 추간판이 노화되면서 퇴행성 변화가 진행되어 대부분 추간판인성 요통이 발생한다. 이렇게 추간판이 노화되어 요통이 발생하게 되는 기전은 여러 복잡한 단계를 거치며 나타나게 된다.

사람 몸에서 노화가 진행되면 추간판의 바깥 부위에서 추간판으로 혈액을 공급하는 소동맥들의 숫자가 줄어들고, 남아 있는 소동맥들도 연골종판이 석회화되면서 추간판으로 혈액 공급이 줄어들게 된다. 추간판으로 혈액 공급이 줄어들면 추간판으로 영양소 공급이 줄어들고, 추간판의 대사 작용 후 발생되는 노폐물인 젖산이 추간판 밖으로 배출되지 못하고 추간판 안에 축적되게 된다. 추간판 안에 젖산이 증가하면 수소이온(농도)지수 pH가 감소하여 추간판이 산성화되고, 추간판 내부 세포들의 세포자연사가 증가하게 되어 추간판 내부 세포가 줄어들게 된다.

추간판 내부에서 세포자연사에 의해 추간판 세포들의 숫자가 줄어들고 남아 있는 세포들도 노화로 생화학적 물질을 생성하는 능력이 저하되면, 추간판 내부의 생화학적 변화가 발생하여 추간판의 단백당이 감소하고, 지질 과산화와 당화에 의한 콜라겐 교차결합이 증가하는 추간판의 퇴행성 변화가 일어나게 된다.

추간판이 노화되어(퇴행성 변화) 추간판의 성분이 변화되면, 추간판의 구조가 약해져 붕괴하게 된다. 그러나 추간판의 구조가 먼저 변하기 때문에 추간판의 생화학적 변화가 시작되는 것인지 또는 추간판의 생화학적 성분이 먼저 변화되어 추간판의 구조가 변화되는지는 명확하지 않다. 그러나 생체역학적으로 추간판 구조물의 붕괴는 추간판의 생화학적 변화를 악화시켜 추간판의 구조를 더욱 붕괴하게 만든다. 즉 추간판의 퇴행성 변화의 악순환이 일어나게 된다.

추간판이 노화되면 추간판의 건강한 구조가 약한 구조로 바뀌게 되고, 신경 말단이 감작(민감화)되어 통증에 민감하게 되며, 신경 섬유와 미세 혈관이 함께 퇴행성 변화가 진행되고 있는 추간판 수핵과 섬유륜 안쪽으로 자라 들어가게 된다. 그리고 추간판이 노화되면 약한 압력이 가해지는 경미한 외상에도 추간판 섬유륜이 쉽게 찢어지거나 심지어 추간판의 섬유륜이 저절로 찢어지면서 허리에 심한 통증이 발생하게 된다. 또 추간판의 구조 변화가 일어나 척추에 전달되고 있는 부하가 후관절과 인대 그리고 척추 주변 근육으로 전달되어 요통이 발생하기도 한다.

그러나 요통과 방사통은 반드시 추간판의 퇴행성 변화가 뚜렷해야만 발생되는 것은 아니다. 퇴행성 변화가 현저하지 않더라도 요통과 방사통은 발생할 수 있고, 그 반대로 추간판의 퇴행성 변화가 심해도 통증이 심하지 않을 수도 있다.

추간판의 수핵은 염증 변화를 일으키고 퇴행성 변화를 유발시키는 물질로 알려져 있다. 따라서 신경근을 기계적으로 압박하지 않더라도 수핵 조직이 추간판을 탈출하여 신경근에 닿으면 신경근에 염증 변화를 일으켜 통증을 발생시킨다(추간판탈출증에서 통증이 발생되는 기전). 그 이외 의학적으로 통증을 유발시키는 물질로 여러 종류의 단백활성 물질(시토카인)이 알려져 있다. 단백활성 물질로는 포스포리파아제phospholipase A2, 산화질소, 기질금속단백질분해효소matrix metalloprotease, 인터루킨interleukin 1, 6, 종양괴사인자 알파TNF; Tumor Necrosis Factor alpha 등이 있다. 특히 포스포리파아제 A2는 통증 자극이 아닌 물리적 압박에 의해서도 통증을 느끼는 통각 과민을 일으키는 물질로 알려져 있다.

(2) 척추 후관절 병변에 의한 요통

우리 몸이 노화되면(퇴행성 변화) 추간판의 구조도 변화하고 약해진다. 정상적인 상태에서 우리 몸의 상체 체중에 의한 부하와 상체 움직임에 의한 힘의 80% 이상이 추간판으로 전달되던 힘이, 약해진 추간판의 부담을 줄이기 위해 추간판 뒤에 있는 후관절과 인대 및 척추 주변 근육으로 과도하게(20% 이상으로) 전달되어 척추 후관절의 퇴행성 변화가 발생하게 되어 요통이 발생된다.

그러나 추간판의 퇴행성 변화가 반드시 먼저 발생한 다음 척추 후관절의 퇴행성 변화가 일어나는 것은 아니다. 추간판의 퇴행성 변화가 심해지기 전에 척추 후관절의 퇴행성 변화가 먼저 발생하여 후관절이 염증 변화로 인해 비후되고(두꺼워지고) 통증(요통)을 일으키는 경우도 있다. 이렇게 후관절에 비후가 발생하면 척추관협착증이 동반되어 발생한다.

후관절은 척추 신경의 후지의 내측지가 위아래에 분포하고 있다. 예를 들어 제4-5요추간 우측 후관절은 우측 제4요추 신경 후지의 내측지와 우측 제5요추신경 후지의 내측지가 신경지배하고 있다.

(3) 후종인대에서 요통

척추관의 후종인대에 분포하고 있는 기계적 민감성 수용체를 갖고 있는 지각 신경이 요통을 느끼는 주요 기능을 한다. 예컨대 추간판이 후방으로 탈출되면 탈출된 추간판에 의해 척추관의 후종인대가 늘어나거나 손상되어 후종인대에 분포되어 있는 지각 신경을 자극하게 되므로 요통이 발생한다.

(4) 척추뼈에서 요통

일반적으로 가장 흔하게 척추뼈에서 발생하는 요통은 척추뼈의 골절이다. 뼈가 부러지면 통증이 발생하는 것은 당연하다. 척추뼈는 자율 신경계의 교감 신경과 체성신경계의 감각 신경이 분포하고 있어 통증을 전달한다. 교감 신경과 감각 신경은 골막에 많이 분포하고 있으며, 뼈 내부에도 신경이 분포하여 통증을 전달한다. 골절이 발생하면 골막에 풍부하게 분포하고 있는 감각 신경이 자극되어 초기의 급성 통증을 전달한다.

3. 신경인성 간헐적 파행

신경인성 간헐적 파행NIC; neurogenic intermittent claudication, neurogenic claudicant leg symptoms, pseudoclaudication은 척추관협착증의 대표적인 특징적 증상이다. 걸으면 엉덩이와 다리에 통증 또는 저림증이 발생하고, 증상이 발생하여도 잠시 쪼그리고 앉거나 허리를 앞으로 굽히면 통증 또는 저림 증상이 없어지지만, 다시 걸으면 증상이 또 나타난다. 이렇게 반복되어 나타나는 다리 통증을 신경인성 간헐적 파행이라고 하며, 이는 척추관협착증의 가장 특징적인 증상이다. 신경인성 간헐적 파행을 간단히 파행 또는 신경인성 파행이라고도 한다.

척추관협착증이 심할수록 증상의 발현 없이 한 번에 걸을 수 있는 거리나 시간이 짧아진다. 척추관협착증의 정도가 심하지 않으면 증상 없이 걸을 수 있는 시간이나 거리가 상대적으로 길다. 척추관협착증이 매우 심한 경우는 심지어 앉아 있다 걷기 위해 서기만 해도 다리 통증이 나타나기도 한다.

일반적으로 신경인성 간헐적 파행은 척추관협착이 한곳에 발생한 경우보다 다발성으로 협착된 경우 주로 나타나며, 중심성 척추관협착인 경우 주로 발생하고, 양측 다리에 통증이 발생한다.

척추관협착증이 있는 사람은 평지를 걸으면 신경인성 간헐적 파행 증상이 나타나 불편해지므로 오래 걷지 못하지만, 산이나 언덕같이 위로 올라가는 경우 오히려 증상이 나타나지 않아 편하게 오를 수 있다. 평지를 걸을 때는 허리가 뒤로 젖혀져 척추관이 더욱 좁아져 척추관협착이 심해지므로 증상이 나타나고, 언덕을 오를 때에는 자연히 허리를 앞으로 굽히게 되므로 척추관이 구조적으로 넓어지게 되어 신경인성 간헐적 파행 증상이 나타나지 않기 때문이다. 비슷한 기전으로 유모차를 밀고 걷거나 또는 슈퍼마켓에서 카트를 밀고 걸을 때에는 허리를 앞으로 숙이게 되어 증상이 나타나지 않아 편하게 걸을 수 있다. 또 실내 자전거나 실외 자전거를 타는 경우도 허리가 앞으로 굽어지므로 통증이 발생하지 않아 척추관협착증 환자는 자전거 이동이나 실내 자전거 운동을 선호하는 경향이 있다.

한편 척추관협착증 이외 다리 혈관이 막혀도 신경인성 간헐적 파행 증상과 유사한 증상이 나타난다. 다리 혈관이 막히는 대표적인 질환은 담

배를 장기간 피운 흡연자에게 주로 나타나는 버거씨병Buerger's disease으로 이때 나타나는 파행을 혈관성 파행이라 한다. 척추관협착에 의한 신경인성 파행과 다르게 혈관성 파행인 경우는 허리를 굽히면 다리 통증이 나타나지 않거나 호전되는 것이 아니고 다리의 운동량이 많아지면 다리에 통증이 발생한다. 즉 자전거를 타면 신경인성 파행 환자인 경우 다리 통증 증상이 잘 나타나지 않으나, 혈관성 파행 환자인 경우 자전거를 오래 탈수록 다리가 더욱 아파지는 증상이 나타난다. 또 언덕을 오르거나 산을 오를 경우에도 다리 운동이 심해져 증상이 잘 나타난다.

척추관협착증이 심하면 등을 바닥에 똑바로 대고 누우면 통증이 심해지고, 옆으로 모로 누우면 통증이 감소한다. 옆으로 누우면 허리가 앞으로 굽혀져 척추관이 넓어져 척추관협착이 완화되어 증상이 호전되고, 등을 바닥에 대고 누우면 허리가 앞으로 굽혀지지 않고 오히려 앞으로 굽혀 있던 허리를 뒤로 젖히게 되어 척추관협착이 악화되므로 증상이 심해진다. 척추관협착증으로 신경인성 간헐적 파행이 있는 경우 하지 근력 저하의 증상이 나타나지 않아도 일상생활이 불편해지고, 노동력이 감소될 수 있다.

4. 추간판인성 서혜부 통증, 사타구니 통증

살면서 서혜부 즉 사타구니에 통증이 발생하는 일은 드물지 않게 나타나며 서혜부 통증의 원인은 매우 다양하다. 서혜부에 통증을 일으키는 가장 흔한 원인은 심한 육체적 운동이나 노동이다. 특히 신체적 접촉이 많은 스포츠, 축구, 럭비, 하키 같은 운동 후 사타구니 통증이 많이 발생한다. 특히 다리를 내전(안쪽으로 잡아당기는) 운동을 많이 하면 다리의 내전 근육에 피로가 증가하여 사타구니 통증이 발생한다.

또 서혜부 탈장inguinal hernia인 경우에도 서혜부 통증이 발생하기도 하는데, 이 경우 서혜부에 혹 같은 것이 만져지거나 부풀어 오르는 증상이 동반된다. 또 신장 결석이 있는 경우도 서혜부 통증이 발생할 수 있다. 그이외 고관절 병변, 천장골 관절 병변, 고환의 염증, 임파선 염증, 난소 낭종, 요로 감염, 장에 염증이 발생한 경우 서혜부에 통증이 발생한다. 척추관협착증 또는 추간판탈출증에도 서혜부 통증이 발생할 수 있으며, 추간판 질환에 의한 서혜부 통증을 추간판인성(추간판원인) 서혜부 통증이라한다.

서혜부의 피부 분절은 제1, 2요추 신경이나, 추간판인성 서혜부 통증은 주로 제4-5요추간 또는 제5요추-1천추간 추간판의 퇴행성 변화로 발생한다. 그리고 추간판의 퇴행성 변화 이외에도 요추부 신경근 통증의 연관통으로 서혜부 통증이 발생하기도 한다. 즉 병변이 발생한 하부 요추부에 통증을 느껴야 하나 하부 요추부에 분포하고 있는 신경근과 사타구니, 엉덩이, 상부 대퇴부에 분포하고 있는 신경이 동일하여 하부 요추부 동통을 서혜부 통증 또는 엉덩이 통증 또는 상부 대퇴부 통증으로 느끼는 것이다.

연관통이 발생하는 이유는 신경이 복잡하게 서로 연결되어 있기 때문이다. 그리고 신경이 복잡하게 서로 얽혀 있는 이유는 하나의 신경이 신체의 한 곳만 지배하게 되면 간단하고 단순할 수 있으나, 만일 어느 한 신경에 문제가 발생하였을 경우 그 기능을 대신해 줄 신경이 없어지게 된다. 그러므로 신경이 서로 얽혀 있으면 하나의 신경이 고장나더라도 그 신경의 기능을 다른 신경이 대신해 줄 수 있는 안전 장치가 된다.

심장에 혈액순환 장애로 심근경색이 발생하면 심장이 위치한 가슴의 통증(흉통)뿐 아니라 좌측 팔로 뻗치는 통증을 느낄 수 있는데, 바로 이러한 통증이 연관통이다. 만일 흉통이 없고 좌측 팔의 통증 또는 견갑골 부위의 통증만 발생하였을 경우 심근경색 가능성을 조기에 알아채지 못해 치료가 늦어지게 된다면 심정지 같은 위험한 상황으로 발전할 수도 있으므로 주의해야 한다.

연관통 발생 기전은 두 가지 기전으로 설명하고 있다. 하나는 폭주투사설에 의한 기전이며 다른 하나는 양분된 지각 신경에 의한 기전이다. 폭주투사설 기전은 후방 섬유륜 또는 후종인대에 분포하고 있는 지각 신경과 서혜부에 분포하여 있는 지각 신경이 동일한 척수 부위로 전달되기 때문에 요추부 추간판탈출증에서 서혜부 통증을 느낀다는 것이다. 양분된 지각 신경 기전은 동일한 지각 신경이 양분되어 하나의 가지 신경은 추간판의 후방섬유륜 또는 후종인대에 분포하고 다른 하나의 가지 신경은 서혜부를 지배하기 때문에 요추부 추간판탈출증에서 서혜부 통증을 느낀다는 것이다.

서혜부는 해부학적으로 음부대퇴신경과 장골서혜신경이 지배하며, 이 신경들은 제1요추 신경 또는 제2요추 신경의 종말 부위이다. 음부대퇴신경과 장골서혜신경이 근막을 뚫고 주행할 때 근막 등에 의해 눌리면 서혜부 통증이 발생할 수 있다. 또 추간판탈출증 또는 척추관협착증에서 제1요추 신경근부터 제4요추 신경근까지 신경근이 압박되는 경우도 서혜부 통증이 발생할 수 있다. 그리고 제9흉추부터 제12흉추부까지의 하부 흉추부에서 신경근이 자극되어도 서혜부 통증이 발생할 수 있다.

일본의 정형외과 의사 야수츠구 유카와Yasutsugu Yukawa 등은 512명의 제4-5요추간 또는 제5요추-1천추간 추간판탈출증 환자의 증상을 분석한 결과, 4.1%(21명)에서 사타구니 통증이 있었다고 1997년 학술지에 보고하였다. 사타구니 통증이 있는 사람의 평균 연령은 높았으며(평균 나이 45.7세, 28세~77세), 요통 동반은 적었다고 보고하였다. 제5요추-1천추간 추간판탈출증보다 제4-5요추간 추간판탈출증 환자에서 많이 발생하였고, 중앙으로 추간판이 탈출된 경우 서혜부 통증이 많았다고 보고하였으며, 동척추 신경sinuvertebral nerve이 서혜부 통증 발생에 관여한다고 보고하였다. 서혜부 통증은 예리한 통증보다 둔탁한 통증이며, 통증의 위치를 명확하게 지적할 수 없고, 통증의 정도도 다양하였다. 서혜부 통증은 피부 아래에서 느껴지며, 저림증과 함께 느껴지기도 한다. 그러나 이학적 검사에서 압통, 근력 저하, 감각저하 소견은 없고, 가끔 통각 과민을 보였다.

요추부 추간판의 병변으로 발생하는 사타구니 통증은 수술적 질환이 아니고 약물 등으로 조절이 가능한 비수술적 질환이다. 요추부 추간판의 병변이 스스로 안정화되어 통증이 줄어들면 사타구니 통증도 같이 줄어들게 된다. 이런 경우 대부분 1~2일간 안정, 물리치료, 더운 찜질 또는 찬 찜질, 진통제와 근육이완제로 증상이 호전된다. 만일 그래도 증상 호전이 없으면 전문의사와 상의해야 한다. 일반적으로 서혜부에 통증이 발생한 경우 크게 염려할 필요는 없으나, 통증이 너무 심하거나 장기간 지속되거나 또는 발열이 동반되거나 사타구니가 부풀어 올랐다면 정확한 원인을 알아내기 위해 전문의사에게 진단을 받아야 한다.

5. 발바닥 저림증

척추관협착증 환자는 발바닥에 이상 감각을 자주 호소한다. "발바닥이 저리다"는 증상 이외에 "발바닥에 무엇이 붙어 있는 것 같다", "발바닥에 스폰지를 대 놓은 것 같다", "자갈밭을 밟는 것 같다", "발바닥에 무엇을 씌워 놓은 것 같다" 등 다양하게 증상을 호소한다. 또 자려고 누우면 발끝이 시리고 차가워 양말을 신어야 잘 수 있다고 호소하는 환자들도 있다. 척추관협착증에 의해 발생되는 발바닥 저림 증상은 양측 발바닥에 주로 나타나지만 한쪽 발바닥에만 저림감이 발생하기도 한다. 발바닥 저림증은 척추관협착으로 인해 척추관 안에 있는 신경 다발인 마미총이 압박되어 나타나는 증상이다. 마미총이 심하게 압박되는 경우 배변 또는 배뇨 장애와 같은 심각한 증상이 발생될 수 있으나, 그 이전에 발바닥 저림증의 증상이 발생한다.

발바닥 저림 증상을 호소하면 척추관협착의 정도가 심한 상태로, 보존적 치료보다 수술적 치료(척추후궁감압술)를 고려해야 한다. 그러나 수술적 치료 후에도 발바닥 저림 증상이 완전히 회복되지 않는 경우가 많다.

감각이상

감각이상paresthesia은 손, 팔, 발, 다리 등에 나타나는 저림증 또는 화끈거리나 쓰리고 타는 느낌, 따끔따끔거림, 벌레가 기어가는 느낌 또는 소름끼치는 느낌, 가려운 느낌, 차갑고 시린 느낌 등의 증상이다. 감각이상은 일반적으로 전구증상 없이 발생하며 통증으로 느끼지 않는다.

6. 야간 하지 경련, 다리에 쥐가 난다

척추관협착증 환자 중에는 자려고 자리에 누우면 다리에 쥐가 나 잠을 설친다고 호소하는 분들이 많다. 아직까지 척추관협착증에서 다리에 쥐가 나는 기전은 명확하게 밝혀지지 않았다. 아마도 신체의 전해질 이상보다는 척추관협착에 의해 다리 근육의 피로와 신경 기능저하 때문에 발생하는 증상으로 추정되고 있다. 일부 보고에 의하면 60세 이상의 약 33% 성인은 2개월에 한 번 이상 야간 하지 경련(종아리 쥐남) 발생을 경험하고 임산부의 40% 정도 역시 야간 하지 경련 발생을 경험한다고 한다.

대부분의 야간 하지 경련의 발생 원인은 아직까지 명확히 밝혀지지 않았다. 원인을 규명하지 못한 야간 하지 경련을 특발성 야간 하지 경련이라 하고, 원인 질환이 밝혀진 후 발생되는 야간 하지 경련을 2차적 야간 하지 경련이라 한다. 다리에 2차적으로 하지 경련을 일으키는 원인으로는 임신, 과도한 육체적 운동, 콜레스테롤 저하제 복용, 간질환 등이 있다. 불수의적 신경 자극, 혈액 순환 저하, 스트레스 등이 원인이 되고, 장시간 앉아서 일한 경우 또는 그 반대로 오래 서 있거나 서서 일한 경우, 나쁜 자세로 앉아 있는 경우 근육을 많이 사용한 경우 자주 발생하는 것으로 알려져 있다. 반대로 낮 동안의 꾸준한 운동은 다리에 쥐가 나는 빈도를 줄여주고 스트레칭 운동도 다리에 쥐 나는 것을 줄이는 것으로 알려져 있다.

허리에 척추관협착증이 있으면 다리에 쥐가 잘 나고, 특히 척추관협착증으로 다리 통증이 심한 환자에서 다리에 쥐 나는 증상이 많이 발생한다. 다리에 쥐가 나는 증상은 보존적 치료에 비해 수술로 호전될 가능성이 높다. 다리에 쥐가 나는 현상은 많은 사람에게서 흔히 발생하는 증상이지만 일반적으로 건강에 크게 해를 입히지는 않는다. 대부분 종아리 근육에 발생하고, 허벅지나 발에 발생하기도 한다. 다리에 쥐가 난 후 쥐가 풀리면 수시간 동안 다리에 통증과 압통이 지속적으로 나타나기도 한다. 대략 75%는 야간에 발생해 수면을 방해하기도 한다. 다리에 발생하는 경련은 대부분 수초부터 10분가량 지속되기도 한다.

다리에 쥐가 난 경우 응급처치는 다음 8가지 방법이 있다. ① 다리를 쭉 펴고, 발가락을 정강이 쪽으로 굽혀 종아리 근육을 늘리기, ② 종아리 근육을 손이나 롤러 등으로 마사지하기, ③ 일어서서 발바닥을 바닥에 대고 누르기, ④ 걷기, ⑤ 온찜질하기, ⑥ 냉찜질하기, ⑦ 타이레놀(아세타미노펜) 또는 에드빌 / 부루펜(이부프로펜) 복용하기, ⑧ 쥐 나는 것이 호전되면 다리를 높이기 등이 있다.

예방법으로는 ① 수분 섭취를 충분히 한다. 매일 6~8잔 이상 복용한다. ② 수면 시 발가락이 정강이 쪽으로 굽힌 상태를 유지한다. ③ 수면하기 전 다리를 부드럽게 스트레칭(쭉 펴는 운동)한다. ④ 이불이 다리를 심하게 누르지 않도록 한다. ⑤ 편한 신발을 신는다. ⑥ 자주 다리 운동을 한다. ⑦ 운동 전후 스트레칭 운동을 한다. ⑧ 수면 전에 가볍게 운동한다. ⑨ 비타민 B_{12} 복용이 도움이 된다.

7. 하지 근력 저하와 보행장애

척추관협착증은 척추관으로 지나가는 척수 신경을 지속적으로 압박하여 다리 근력을 서서히, 꾸준히 감소시킬 수 있다. 척추관협착 초기에는 하지 근력을 약화시키지 않으나 척추관협착이 오래 지속되면 다리 또는 발의 근력을 저하시켜 잘 넘어지기도 하고 걷다가 휘청거리기도 하며 쓰러지기도 한다. 또 척추관협착증 환자들은 다리가 쉽게 피곤해지고 무거워지며 근력이 약해져 보행장애를 호소하기도 한다.

척추관협착 상태가 오래 지속되면 다리 근육이 줄어들어 다리 굵기가 가늘어지고, 오래 걸을 수 없으며, 허리와 등을 앞으로 숙이지 않으면 걸을 수 없게 된다. 또 잠시만 걸어도 다리 통증 등이 심해져 더 이상 걸을 수 없고, 빨리 걸을 수 없으며 천천히 걷는 것만 가능하고, 심하면 걷는 것 자체가 힘들어지게 된다. 그리고 보행 중 가끔 다리가 마음대로 움직여지지 않아 넘어지는 경향이 있고, 계단을 오르고 내리기가 힘들어 반드시 손잡이를 이용해야만 한다.

척추관협착의 상태가 극도로 심해지면 걷는 것이 힘든 것은 물론이고 걷기 위해 서기만 해도 다리에 통증이 발생하여 서는 것도 힘들어져 휠체어를 타고 생활하는 경우도 있다. 이렇게 휠체어에 의지하여 생활하는 경우는 수술적 치료를 하여도 회복 불가능한 상태가 될 수 있기 때문에 더 늦기 전에 수술적 치료를 받아야 한다.

8. 하지 평형 기능 저하, 감각 저하

척추관이 협착되면(좁아지면) 척추관 안으로 지나가는 운동 신경뿐 아니라 감각 신경도 함께 눌려 감각 신경 기능이 떨어진다. 운동 신경 기능이 떨어지면 하지 근력이 약해지고, 감각 신경 기능이 약해지면 다리의 감각 기능이 떨어지게 된다. 척추관협착증이 발생하면 사람에 따라 운동 신경 저하가 주로 나타나기도 하고 감각 신경 기능 저하가 주로 나타나기도 하지만 두 증상이 함께 나타나기도 한다.

척추관협착으로 감각 신경 기능이 저하되면 다리가 무감각해지고 저림 증상이 나타나며, 평형(균형) 감각이 떨어져 똑바로 서 있지 못하고 균형을 잡기 위해 휘청거리게 된다. 또 다리의 균형 감각이 떨어져 비틀거리며 걷기도 한다. 특히 앉아 있다 일어설 때 휘청거리고 비틀거리는 수가 많다. 그리고 다리의 균형 감각이 떨어지면 빨리 걷지 못하고 천천히 걷게 된다. 척추관협착으로 다리의 평형 감각이 떨어지면 계단이나 평지에서도 넘어지는 경향이 있어 이차 부상으로 이어질 수 있기 때문에 하지 평형 기능 저하가 발생한 척추관협착증에서는 수술적 치료를 적극 고려해야 한다.

9. 대소변 장애

척추관이 협착되면 배뇨와 배변을 전달하는 신경을 마비시켜 소변보기 어렵고 배변이 잘 되지 않아 변비가 발생할 수 있다. 일부 척추관협착증 환자들은 걸으면 소변을 보고 싶은 느낌(요의)이 들고 요실금이 있을 때도 있다고 호소한다. 배뇨 신경 장애로 인한 배뇨 장애를 신경인성 방광이라고 한다. 척추관 안으로 지나가는 신경 다발, 즉 마미 신경총이 마비되어 나타나는 증상을 마미증후군이라 하며 척추관협착증에 의해 마미증후군이 발생하기도 하나, 실제로 척추관협착증에 의한 마미증후군 발생은 드문 것으로 보고되어 있다.

덴마크 의사 존슨Johnsson KE과 사스Sass M는 5년 동안 340명의 척추관협착증 환자 중에서 마미증후군이 발생된 예는 1명뿐이었다고 보고하였다. 척추관협착증에서 마미증후군이 적게 발생하는 이유는 척추관협착이 서서히 진행되기 때문이다. 비교적 급성으로 발생되는 요추부 추간판탈출증 또는 외상에 의해 척추뼈가 골절되어 갑자기 골절된 뼈에 의해 마미 신경총이 압박되는 경우는 마미증후군이 잘 발생한다.

10. 하지불안 증후군

하지불안 증후군RLS, restless legs syndrome은 일반적으로 하지의 불편한 감각으로 인해 다리 움직임을 억제하지 못하고 끊임없이 움직이는 증상이며, 보통 저녁 또는 밤에 앉아 있거나 누워 있을 때 나타난다. 하지불안 증후군은 하지의 움직임으로 일시적 불편한 증상을 해소시킬 수 있으나, 불면증 같은 수면 장애를 발생시키기도 하여 일상생활에 지장을 줄 수 있다. 일반적으로 저녁 8시부터 새벽 4시까지 잠들기 전 다리의 불편함을 느끼고 다리를 움직여 주면 증상이 호전됨을 느낀다. 일반적으로 하지불안 증후군은 매우 흔한 증상으로 유럽과 북미에서는 5~20%에서 발생하고 아시아에서는 4% 미만으로 발생하는 것으로 알려져 있으며, 여성에게 더 호발하고 나이가 들수록 증가하는 것으로 알려져 있다. 하지불안 증후군의 원인은 대부분 밝혀져 있지 않다. 그러나 일부 연구에서는 척추관협착증이 없는 사람에 비해 척추관협착증이 있는 사람에서 하지불안 증후군이 더 많이 발생하는 것으로 알려져 있다.

11. 요추 후만 척추변형

척추관협착증 환자들은 통증을 줄이기 위해 무의식적으로 허리를 앞으로 굽혀서 걷고, 고관절과 무릎 관절이 굴곡된 자세인 원숭이 자세로 보행하며, 보폭이 좁고, 양쪽 다리를 많이 벌리고 걷는다.

척추관이 협착증에서 허리를 앞으로 굽히는 이유는 허리를 굽히면 척추관이 넓혀져 증상이 완화되고 증상이 덜 나타나게 되므로 무의식적으로 허리를 앞으로 굽혀 증상을 줄이려는 보상 작용이 작동하기 때문이다.

척추관협착증 환자의 가족들이나 주변 사람들은 허리를 굽히고 걷는 분에게 허리를 펴고 걸으라고 자꾸 채근하지만 환자인 당사자는 자신의 의지대로 허리를 펴고 걸을 수 없다. 몸이 자연히 통증을 적게 느끼는 자세로 허리를 앞으로 굽히고 걷게 되는 것이다. 척추관협착증 환자는 허리를 곧게 펴고 걸으려는 의지보다 통증을 덜 느끼는 자세에 대한 무의식이 더 강하게 작용하여 의지와 무관하게 무의식적으로 앞으로 숙여 걷게 된다.

또 척추관협착증 환자들은 등을 곧게 펼 수 없기 때문에 잠을 잘 때 등을 바닥에 대고 똑바로 눕지 못하고 모로(옆으로) 누워 자는 게 편하다. 모로 누우면 허리를 앞으로 굽혀 척추관이 넓어져 증상이 완화되기 때문이다. 그래서 척추관협착증으로 오래 기간 고생하신 분들 중에는 밤에 똑바로 누워 자는 것이 소원인 분들도 있다.

12. 삶의 질 저하

척추관협착증이 발생하면 육체적 기능 저하를 초래하여 일반적으로 삶의 질이 나빠진다. 척추관협착증이 있으면 척추관협착증 없이 만성 요통만 있는 동일 연령군의 사람에 비해 건강 상태도 나쁘고 삶의 질도 더 나쁘다.

척추관협착증 환자들은 다리의 통증 또는 저림 때문에 대부분의 시간을 누워서 보내기 때문에 전체적인 건강이 나빠질 수 있다. 또 침대에서 돌아눕는 것이 힘들고, 자세를 바꾸기가 힘들어지는 경우도 많다. 누워 있다 앉으려고 자세를 바꾸는 것도 힘들어 하는 환자들도 적지 않다.

계단을 오르거나 내려가는 것이 불편하고, 한곳에 오래 서서 일할 수가 없다. 잠시 서 있어도 다리의 통증이나 저림을 느껴 계속 서 있을 수 없기 때문이다. 앉아서 식사 중에도 통증이나 저림증으로 괴로울 수가 있고, 뒤를 보려고 몸을 돌리거나 위를 보려고 머리를 뒤로 젖힐 수 없는 경우도 있다. 산책을 위해 밖에서 걷거나 또는 시장을 보기 위해 걸을 때 통증을 느끼기도 하여 불편할 수도 있다. 척추관협착증이 심한 경우 집안에서 다른 방으로 이동하는 것이 자유롭지 못하고, 침실에서 화장실로 이동하는 것도 불편할 수 있다.

척추관협착증의
진단

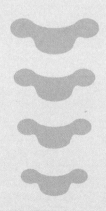

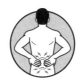

　　요추부 척추관협착증은 환자가 겪는 증상이 매우 특징적이기 때문에 진단도 임상적 증상만으로 가능하다. 중년 이상의 환자에서 "서거나 걸으면 둔부(엉덩이) 또는 하지에 통증이 발생하고, 잠시 앉거나 허리를 앞으로 굽히면 통증이 사라지나 다시 걸으면 통증이 또다시 발생하고 또 잠시 주저앉거나 허리를 앞으로 굽히면 증상이 완화되는 증상의 반복"을 '파행'이라고 하며 이러한 증상이 척추관협착증의 특징적인 증상이다.

간헐적 파행

안정 시에는 다리에 통증 또는 불쾌감이 없으나 보행을 하면 다리의 통증 또는 긴장 등이 발생하여 다리를 절거나 보행이 불가능하게 되고 다시 안정하면 증상이 없어지는 상태를 간헐적 파행이라 한다. 원인으로 다리로 가는 동맥이 폐쇄되거나 척추관협착증에 의해 허리의 신경이 압박을 받게 되면 다리를 절게 된다. 다리로 가는 동맥이 막혀 발생되는 파행을 혈관(인)성 파행이라 하고, 허리의 신경이 압박되어 발생하는 파행을 신경인성 파행이라 한다. 특히 보행 시 간헐적으로 파행을 보이는 신경인성 간헐적 파행은 요추부 척추관협착증의 특징적인 증상이다.

파행

사전적 의미는 "절뚝거리며 걸어감" 또는 "균형이 잡히지 않음"이다.

파행에는 신경인성 파행과 혈관성 파행이 있으며 척추관협착증에서 나타나는 파행은 신경인성 파행이다. 대개 60세 이상의 사람에서 특징적인 증상인 신경인성 파행 증상이 나타나면 요추부 척추관협착증이라 할 수 있으나, 걷는 것으로 하지 통증이 발생하지 않거나 심해지지 않는다면 척추관협착증의 가능성은 떨어진다. 요추부 척추관협착증 이외에 척추관협착증 증상을 일으키는 유사 질환들이 있으므로 신경학적 및 이학적 검사와 자기공명영상 또는 전산화단층촬영과 같은 정밀 검사가 필요할 수 있다.

1. 이학적 및 신경학적 검사

척추관협착증을 진단하기 위한 특별한 이학적 검사나 신경학적 검사는 없으며 특징적인 소견도 없다. 다만 척추관협착증에서 흔하게 나타나는 이학적 및 신경학적 이상 소견은 하지의 근력 저하(발목 또는 발가락 힘 저하), 하지 근육 위축(대퇴부 근육 또는 종아리 근육 위축), 보행장애, 건반사 저하(무릎건 반사 또는 발목건 반사의 저하 또는 소실) 등이 있다. 척추관협착증이 장기간 지속되면 다리 근육이 위축되고 균형 잡힌 보행을 하지 못하여 뒤뚱거리는 증상이 있을 수 있으나 그 원인이 다양하여 척추관협착증의 특징적인 소견이라 할 수는 없다. 이학적 검사와 신경학적 검사는 현재의 신경학적 상태를 파악하여 수술 후 평가를 위한 기준이 될 수 있다. 척추관협착증의 진단은 자기공명영상 검사로 확진할 수 있으나 수술의 필요성 여부는 자기공명영상 소견을 참고로 하여 전적으로 임상 증상과 이학적 및 신경학적 상태로 결정된다.

2. 척추관협착증 자가 진단을 위한 설문지

요추부 척추관협착증을 진단하기 위한 기본적인 검사로 설문지를 통한 자가 진단 방법이 있다. 척추관협착증을 진단하기 위한 설문지 또는 척추관협착증의 심한 정도를 정량화하기 위한 설문지들은 대부분 설문지 문항이 많아 실제 사용에는 시간적 제한이 있다. 다음은 척추관협착증의 자가 진단을 위해 이미 개발되어 있는 대표적인 5가지 설문지이다.

(1) 콘노 척추관협착증 자가 진단 설문지 10개 문항

일본 후쿠시마 의과대학 정형외과 의사 신이치 콘노Shinichi Konno는 환자 스스로 설문지에 응답하여 척추관협착증을 진단할 수 있는 설문지를 개발하여 2007년 발표하였다. 콘노의 요추부 척추관협착증의 자가 진단 설문지 문항은 다음과 같이 10개 문항으로 되어 있다. 콘노의 설문지 문항 1번부터 4번까지의 4가지 증상이 모두 있거나 또는 문항 1번부터 4번까지 중 2가지 이상의 증상이 있고, 문항 5번부터 10번까지 중 3가지 이상의 증상이 있으면 척추관협착증이다.

1	☐	대퇴부의 통증 또는 저림이 종아리(장딴지) 또는 정강이로 뻗친다.
2	☐	잠시 걸으면 다리의 통증이나 저림(증)이 심해지고 잠시 쉬면 증상이 호전된다.
3	☐	잠시 서 있어도 종아리(장딴지) 또는 정강이로 뻗치는 대퇴부 통증이나 저림(증)이 나타난다.
4	☐	허리를 앞으로 굽히면 통증이나 저림(증)이 줄어든다.
5	☐	양측 다리에 저림(증)이 있다.
6	☐	양측 발바닥에 저림(증)이 있다.
7	☐	엉덩이 주변에 저림(증)이 있다.
8	☐	저림(증)은 있으나 통증은 없다.
9	☐	엉덩이 주변에 타는 듯한 느낌이 있다.
10	☐	걸으면 소변이 보고 싶어진다.

(2) 토시미 아이자와 척추관협착증 설문지(SSHQ) 10개 문항

일본 센다이 도호쿠대학 의과대학 정형외과 의사인 토시미 아이자와 Toshimi Aizawa는 요추부 척추관협착증을 정량적으로 수치화하여 자가 진단할 수 있는 설문지를 개발하여 2016년 정형외과학회지에 발표하였다.

아래 소개하는 10개 문항의 점수를 더하여 13점 이상이면 요추부 척추관협착증이다. 토시미 아이자와의 척추관협착증 설문지는 다음과 같다.

1	☐	저림증 또는 통증 때문에 앞으로 숙이는 것이 힘들다.	-1점
2	☐	저림증 또는 통증 때문에 양말을 신는 것이 힘들다.	-1점
3	☐	잠시 걸으면 저림증 또는 통증이 심해지고 잠시 쉬면 증상이 호전된다.	5점
4	☐	잠시 서 있으면 다리까지 내려가는 저림증 또는 통증이 발생된다.	5점
5	☐	앞으로 허리를 숙이면 저림증 또는 통증이 줄어든다.	1점

6	☐ 저림증은 있으나, 통증은 없다.	1점
7	☐ 양쪽 다리에 저림증 또는 통증이 있다.	2점
8	☐ 양쪽 발바닥에 저림증이 있다.	3점
9	☐ 엉덩이 주변에 저림증이 있다.	3점
10	☐ 60세 이상이다.	4점

(3) 척추관협착증을 정량화하기 위한 콘노 설문지

앞서 소개한 후쿠시마 의과대학 정형외과 신이치 콘노는 환자 자신이 아니고 진찰하는 의사가 환자의 척추관협착증 상태를 정량화하여 진단하는 데 도움을 주는 설문지를 개발하여 2007년 발표하였다.

1	☐ 60세에서 70세 사이 1점	71세 이상	2점
2	☐ 당뇨병이 없으면		1점
3	☐ 간헐적 파행이 있으면		3점
4	☐ 일어서면 증상이 심해진다.		2점
5	☐ 허리를 앞으로 숙이면 증상이 호전된다.		3점
6	☐ 허리를 앞으로 숙이면 증상이 나타난다.		-1점
7	☐ 허리를 뒤로 젖히면 증상이 발생한다.		1점
8	☐ 하지 혈액순환이 좋다.		3점
9	☐ 발목 건반사가 떨어져 있다.		1점
10	☐ 하지 직거상 검사가 양성이다.		-2점

(4) 후쿠시마 척추관협착증 설문지 25문항 FLS-25

일본 후쿠시마대학 정형외과 미호 세기구치Miho Segiguchi 등은 요추 척추관협착증의 증상의 정도를 정량화 수치화하기 위해 후쿠시마 척추관협착증

25문항의 설문지를 개발하여 2012년 학술지에 발표하였다. 각 문항에 따라 5가지 응답(0=완전히 그렇지 않다, 1=다소 그렇지 않다, 2=그런 것 같기도 하고 아닌 것 같기도 하다, 3=다소 그렇다, 4=완전히 그렇다)으로 점수화하였다.

1	☐	가끔 저림 또는 통증으로 일에 집중할 수 없다.
2	☐	잠을 자려고 자리에 누우면 가끔 다리에 쥐가 난다.
3	☐	등을 앞으로 숙이지 않으면 걸을 수 없다.
4	☐	잠잘 때, 발끝이 시리거나 차갑게 느껴진다.
5	☐	등을 펴면(뒤로 젖히면) 증상이 악화된다.
6	☐	걸을 때 가끔 다리를 움직일 수 없어 넘어지려고 한다.
7	☐	등을 바닥에 대고 눕지 못한다.
8	☐	통증 또는 저림 때문에 대부분의 시간을 누어서 보낸다.
9	☐	침대에서 돌아누울 수 없다.
10	☐	계단을 내려가기 불편하다.
11	☐	천천히 걷는 것만 가능하다.
12	☐	한 곳에 서서 일할 수가 없다.
13	☐	잠시 서 있어도 저림이나 통증을 느껴 계속 서 있을 수 없다.
14	☐	더 이상 걷지 못하게 되었을 때 잠시라도 쉬면 다시 걸을 수 있다.
15	☐	서거나 앉을 때 가끔 비틀거린다.
16	☐	계단을 오르기 불편하다.
17	☐	등을 바르게 펼 수 없다.
18	☐	아침에 기상할 때 증상이 제일 심하다.
19	☐	종종 다리가 무감각해진다.
20	☐	잠시 걸으면 증상이 심해져 더 이상 걸을 수 없다.
21	☐	식사 중에도 통증이나 저림증으로 괴롭다.
22	☐	걷는 것이 힘들어 걸을 수 없다.
23	☐	뒤를 보려고 몸을 비틀거나 위를 보려고 머리를 뒤로 젖힐 수 없다.
24	☐	계단을 오르거나 내려갈 때 반드시 손잡이를 이용해야 한다.
25	☐	누워 있다 앉으려면 힘들다.

(5) 스위스 척추관협착증 설문지

환자 자신이 느끼는 증상에 대하여 설문지에 응답하여 수술 전 상태와 수술 후 상태를 평가하여 수술로 증상이 어느 정도 호전되었고 또는 오히려 어느 정도 악화되었는지 정량적 수치로 객관화할 수 있는 설문지가 개발되어 있다. 대표적인 설문지는 스위스에서 개발된 것으로 증상의 심한 정도를 측정하는 7문항(문1~문7), 육체적 활동 능력을 측정하는 5문항(문8~문12), 수술의 만족도를 측정하는 6문항(문13~문18)으로 이루어져 있다.

스위스 척추관협착증 설문지는 스위스 취리히대학의 제럴드 스투키Gerold Stucki와 미국 하버드대학의 앤 포슬Anne H. Fossel 등이 공동 개발하여 1995년 학술지에 발표하였다. 설문지는 3부분의 18문항이며 그 문항들은 ① 증상의 정도 측정 문항(문1~문7), ② 신체능력 측정 문항(문8~문12), ③ 수술 만족도 문항(문13~문18)으로 이루어져 있다.

스위스 척추관협착증 설문지 중 증상의 정도 측정 문항(문1~문7)과 신체능력 측정 문항(문8~문12)만을 측정하는 스위스 척추관협착증 스코어는 취리히 파행 설문지 또는 브리검 척추관협착증 설문지와 동일하다.

I. 증상의 정도 측정 문항(문1~문7)

과거 수 개월 동안 겪은 통증은 어느정도 입니까?

문1 허리 또는 엉덩이 통증 또는 다리로 뻗치는 통증이 평균적으로 얼마나 심합니까?

① 없다 ② 경미하다 ③ 보통이다 ④ 심하다 ⑤ 매우 심하다

문2 허리, 엉덩이, 다리 통증은 얼마나 자주 발생합니까?

① 일주일에 한 번 이내   ② 적어도 일주일에 한 번 이상
③ 매일, 수분 이상   ④ 매일, 거의 대부분의 시간 동안
⑤ 매일, 지속적으로

문3 허리 또는 엉덩이 통증의 정도는?

① 없다   ② 경미하다   ③ 보통이다   ④ 심하다   ⑤ 매우 심하다

문4 다리 또는 발의 통증 정도는?

① 없다   ② 경미하다   ③ 보통이다   ④ 심하다   ⑤ 매우 심하다

문5 다리 또는 발의 저림증의 정도는?

① 없다   ② 경미하다   ③ 보통이다   ④ 심하다   ⑤ 매우 심하다

문6 다리 또는 발의 근력 저하 정도는?

① 없다   ② 경미하다   ③ 보통이다   ④ 심하다   ⑤ 매우 심하다

문7 평형(균형) 감각은 ?

① 평형 감각의 문제가 없다
② 가끔 평형 감각이 떨어지는 것을 느낀다
③ 자주 평형 감각이 떨어지는 것을 느낀다

II. 신체능력 측정 문항(문8~문12)

문8 얼마나 멀리 걸을 수 있나?

① 3km 이상   ② 1km~3km   ③ 100m~1km   ④ 100m 이내

문9 밖에서 걷거나 또는 시장을 보기 위해 걸을 때 통증이 있습니까?

① 통증 없이 편하게 걸을 수 있다   ② 가끔 통증이 있다
③ 항상 통증이 있다   ④ 통증으로 걸을 수 없다

문10 시장을 보기 불편합니까?

① 통증 없이 편하게 장을 볼 수 있다 ② 가끔 통증이 있다
③ 항상 통증이 있다   ④ 통증으로 장을 볼 수 없다

문11 집안에서 다른 방으로 이동하는 것이 자유롭습니까?

① 통증 없이 편하게 방을 이동할 수 있다   ② 가끔 통증이 있다
③ 항상 통증이 있다   ④ 통증으로 방을 이동할 수 없다

문12 침실에서 화장실로 이동하는 것이 자유롭습니까?

① 통증 없이 편하게 화장실로 이동할 수 있다   ② 가끔 통증이 있다
③ 항상 통증이 있다   ④ 통증으로 화장실로 이동 할 수 없다

III. 수술 만족도 문항(문13~문18)

문13 허리 수술에 대한 전반적인 결과는 만족스럽습니까?

① 매우 만족   ② 다소 만족   ③ 다소 불만족   ④ 매우 불만족

문14 수술 후 통증은 호전되었습니까?

① 매우 만족   ② 다소 만족   ③ 다소 불만족   ④ 매우 불만족

문15 수술 후 보행은 호전되었습니까?

① 매우 만족   ② 다소 만족   ③ 다소 불만족   ④ 매우 불만족

문16 수술 후 집안 일(가사 노동), 취미생활, 직장생활 능력이
호전되었습니까?

① 매우 만족   ② 다소 만족   ③ 다소 불만족   ④ 매우 불만족

문17 수술 후 다리 또는 발의 힘이 호전되었습니까?

① 매우 만족   ② 다소 만족   ③ 다소 불만족   ④ 매우 불만족

문18 수술 후 발의 균형 감각이 호전되었습니까?

① 매우 만족   ② 다소 만족   ③ 다소 불만족   ④ 매우 불만족

3. 영상학적 검사에 의한 진단

척추관협착증을 영상학적으로 확진하기 위한 방법에는 자기공명영상MRI 검사 또는 전산화단층촬영CT 검사가 있다. 전산화단층촬영 검사는 자기공명영상 검사보다 약 10년 더 일찍 개발되었으며, 전산화단층촬영 영상은 척추뼈의 형태는 잘 관찰할 수 있으나 척추뼈 내부의 연부 조직인 황색인대와 경막강 및 경막강 안의 신경 조직과 뇌척수액을 구분하여 관찰하기 어려워 척추관의 협착 정도를 명확하게 구분할 수 없는 단점이 있다. 다만 척추관협착증 주변 뼈의 구조와 상태를 확인하기 위해서는 CT 검사가 MRI 검사보다 유용하다.

일반적으로 척추관협착증이 의심되는 경우 자기공명영상 검사와 전산화단층촬영 검사를 함께 받을 필요는 없으며, 자기공명영상 검사 또는 전산화단층촬영 검사 중 하나의 검사를 선택한다면 자기공명영상 검사를 받는 것이 척추관협착증의 정도를 파악하고 수술이 필요한지 여부를 판단하는 데 도움이 된다. 척추관협착증을 진단하는 가장 좋은 영상학적 검사는 자기공명영상 검사이며, 자기공명영상 검사를 할 수 없는 경우 전산화단층촬영으로 대체한다.

단순 방사선X-ray 검사는 허리뼈의 안정성 또는 불안정성을 진단하고 척추의 변형 여부 또는 퇴행성 변화 정도를 파악할 수 있지만, 척추관협착의 정도를 확인하는 것은 불가능하다. 따라서 단순 방사선 검사가 자기공명영상 검사 또는 전산화단층촬영 검사를 대신하지는 못한다.

척추관협착증을 진단하기 위해 자기공명영상, 전산화단층촬영 영상 또는 단순 방사선 영상과 같은 영상학적 검사들이 동원되지만, 척추관협착증의 특징적인 임상 증상(신경인성 간헐적 파행)이 없고 요통만 있는 경우(요통의 원인은 매우 다양하다) 영상학적 검사에 의한 척추관협착증 진단은 과잉 진단 또는 오진의 가능성이 많기 때문에 주의해야 한다.

일본의 이시모토Ishimoto Y는 2012년 영상학적으로 중등도 또는 심한 척추관협착의 유병률은 76.5%이나, 임상적 증상 유무에 의한 척추관협착증의 유병률은 9.3%라고 보고하였다. 즉 영상학적으로 척추관협착이라고 진단하는 것이 임상 증상으로 진단하는 척추관협착증보다 훨씬 많다는 것을 의미한다. 그러므로 영상학적 진단만으로 척추관협착증을 진단하는 것은 과잉 진단일 경우가 많다.

전산화단층촬영 검사와 단순 방사선 검사는 척추관협착증을 진단하는 데 있어서 자기공명영상 검사보다 우월하지 못하다. 현재 척추관협착증을 진단하는 데 가장 많이 사용되고 있는 영상학적 검사는 자기공명영상 검사이다. 자기공명영상 검사는 방사선을 이용한 검사가 아니기 때문에 검사를 자주 받아도 신체에 크게 영향을 주지 않으나 고가의 검사이므로 임상적으로 척추관협착증이 의심되나 신경학적으로 이상 소견이 없다면 반드시 필요하지는 않다.

척추관협착증을 진단하는 방법은 영상학적으로 4가지 방법이 있다. 첫 번째는 척수강조영술에 의한 진단 방법, 두 번째는 척추관의 전후 직경 또는 단면적을 측정하는 방법, 세 번째는 척추관 내부의 신경을 둘러싸고 있는 경막강의 단면적을 측정하는 방법, 네 번째는 척추관 내부의 경막강 안에 있는 신경 다발의 형태학적 상태에 따라 협착증의 등급을 정하여 척추관협착증의 정도를 진단하는 방법이다.

가장 먼저 시행된 영상학적 진단 검사 방법은 단순 방사선 촬영이나,

단순 방사선 촬영으로 척추관협착증을 진단할 수 없었으나 1921년 개발된 척수강조영술에 의해 1954년 척추관협착증이 영상학적으로 진단이 가능하게 되었다. 그 후 1970년대 전산화단층촬영이 개발되어 척추질환의 진단에 이용되면서 척추관의 전후 직경을 측정하여 척추관협착증을 진단하고 이보다 정밀하게 척추관의 단면적을 측정하여 척추관협착증을 진단하게 되었다.

그후 1983년 자기공명영상 검사가 척추질환 진단에 도입된 후 척추관의 단면적이 아닌 척추의 경막강 단면적을 측정하여 척추관협착증을 정량적으로 진단하였다. 그러나 정략적으로 측정한 척추관의 해부학적 전후 직경 또는 척추관의 단면적 또는 경막강의 단면적과 척추관협착증의 증상과의 상관 관계가 적은 것이 알려지면서, 정량적 방법이 아닌 정성적 진단법이 개발되게 되었다. 즉 척추관 내부의 경막강 안에 있는 신경근들의 형태를 정성적으로 구분하여 척추관협착증의 정도를 진단하게 되었다.

(1) 단순 방사선영상과 척수강조영술에 의한 척추관협착증 진단

척추관협착증이 1954년 처음으로 알려진 후 1970년대 전산화단층촬영 검사가 시작되기 전까지 단순 방사선 촬영 검사가 척추관협착증을 진단하는 유일한 방법이었다. 그러나 척추를 단순 방사선 촬영하는 영상학적 검사만으로 척추관협착증을 진단하는 것은 사실상 불가능하였고 척추관협착증을 의심할 수 있었을 뿐이었다.

척추관협착증의 증상이 발생되는 기전과 치료법을 1954년 처음으로 규명한 네덜란드 신경외과 의사 헹크 버비스트Henk Verbiest는 제4-5요추간 사이로 척수강을 천자하여 지용성 조영제를 척수강에 주입한 후 환자의 머리를 낮게 하는 자세를 취하여 조영제가 제4-5요추 부위에서 상부로 올라가지 못하고 막히는 것을 관찰하는 방법으로 척수강조영술을 시행하여 7명의 척추관협착증 환자를 진단하였다. 헹크 버비스트는 조영제 삽입된 척수강의 전후 직경이 10mm 미만을 절대적 척추관협착증, 10~12mm 사이를 상대적 척추관협착증으로 정의하였다.

그 이외 여러 학자들도 척수강 조영술로 조영제가 삽입된 척수강의 전후 직경이 10mm 미만, 13mm미만, 12mm미만, 또는 10mm 이하를 척추관협착증이라고 정의하였다. 척수강조영술은 요추 뼈 사이로 긴 주사 바늘을 삽입하여 척수강 내로 조영제를 주입하고 방사선 촬영으로 척추관협착에 의한 척수강 압박을 진단하는 검사로서 현대적 검사 방법인 자기공명영상 검사 또는 전산화단층촬영 검사에 비해 침습적인 검사로서 환자에게 통증을 유발시키고 조영제로 인한 여러 가지 후유증(두통, 구토, 전간 등)이 발생할 수 있어 현재는 거의 사용되고 있지 않는 검사법이다.

단순 방사선 촬영 검사는 척추관협착증을 직접 관찰할 수는 없으나 척추관협착증을 의심할 수 있는 소견으로 척추체의 골극 형성, 추간판 높이의 감소, 추간판 사이의 공기 음영, 척추뼈의 배열(측만, 전만, 후만 여부 등), 척추의 전방 전위 또는 후방 전위 또는 측방 전위, 척추의 골절, 요추부 분절의 불안정성 등의 소견이 있다.

그러나 요추부 분절의 불안정성을 진단하기 위해서는 아직도 단순 방사선 촬영 검사가 유용하게 이용되고 있다. 요추부 분절의 불안정성은 정상적인 체중 부하 상태에서 과도한 이상 운동 및 가동을 초래하여 참을 수 없는 통증, 기형 및 신경 증상을 악화시키거나 악화시킬 가능성이 있는 상태로 정의되고 있다.

그림 3-1 요추부 단순 방사선 영상

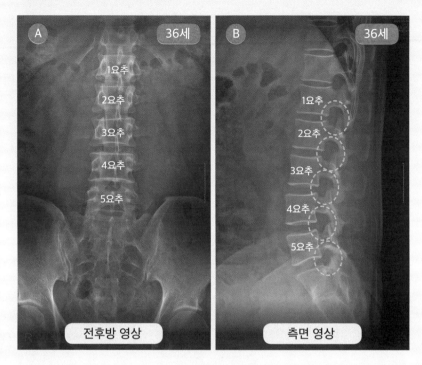

36세 남성의 요추부 전후방 영상과 측면 영상에서 5개의 요추체가 좌우 또는 앞뒤로 전위되어 있지 않고 추간격도 잘 유지되어 관찰된다. 척추체 뒤로 열쇠 구멍처럼 보이는 부위가 추간공이며 신경근이 이 부위를 통하여 척추관에서 밖으로 나온다. 정상적인 추간격과 추간공(B, 파란 점선 원)이 관찰된다.

그림 3-2 단순 방사선 굴곡 영상과 신전 영상

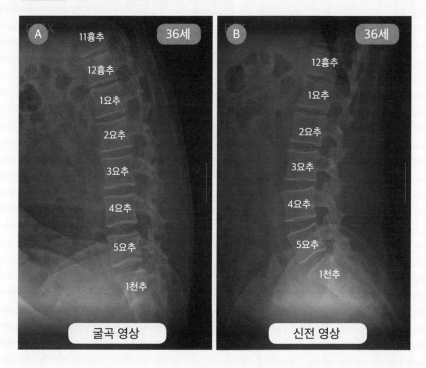

36세 남성의 단순 방사선 영상의 굴곡 영상과 신전 영상으로 특이 이상소견이 관찰되지 않는 건강한 요추부 영상이다. 요추부를 굴곡할 때와 신전할 때 척추체의 시상면 전위가 관찰되지 않고(전방 또는 후방으로 척추가 전위되지 않음) 각 분절에서 시상면 굴곡도의 불안정 소견이 관찰되지 않아 요추의 모든 분절이 안정적으로 유지되고 있으며, 추간격과 추간공 협착 등의 특이 변화도 관찰되지 않는다.

그림 3-3 **퇴행성 척추전방전위증의 시상면 굴곡도 측정으로 분절간 불안정 소견이 없는 영상**

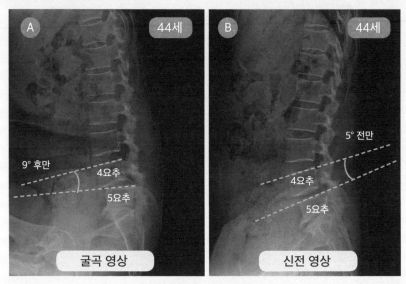

44세 여성의 단순 방사선 굴곡 영상(A)에서 퇴행성 척추전방전위증에 의한 제4-5요추간 분절 각도는 "9도 후만"이고, 신전 측면 영상(B)에서 제4-5요추간 분절 각도는 "5도 전만"으로 측정되어 제4-5요추간 분절의 시상면 굴곡도는 14도로서 불안정성 분절이 아니다. 제1-2요추간, 제2-3요추간, 제3-4요추간 분절의 굴곡도가 15도 이상인 경우, 제4-5요추간 분절의 굴곡도가 20도 이상인 경우, 제5요추-1천추간 분절의 굴곡도가 25도 이상인 경우 분절간 불안정성이 있다고 하며, 이러한 경우 척추유합술 시 사용되는 척추고정기기가 국민건강보험으로 인정된다. 그리고 시상면 전위가 4mm 이상인 경우도 분절간 불안정성이 있다고 판단한다. 본 사례의 시상면 전위는 1mm로 측정되어 불안정성 분절에 해당되지 않는다.

그림 3-4 안정화된 제5요추 협부(결손)형 척추전방전위증의 굴곡-신전 영상

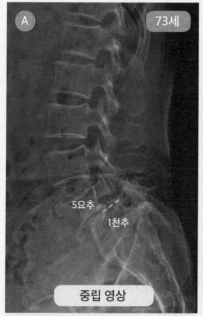

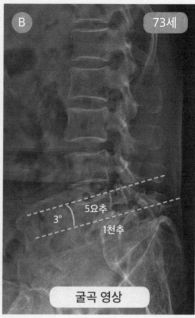

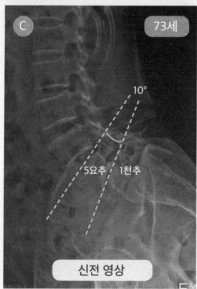

73세 여성의 단순 방사선 중립영상(A)에서 제5요추 협부(결손)형 척추전방전위증이 관찰되고 제5요추의 전방 전위가 51%(척추전방전위증 3기)로 측정된다. 단순 방사선 굴곡(B)-신전(C) 영상에서 제5요추의 시상면 전위는 2mm로 측정되고(4mm 이상이면 분절간 불안정성이 있음), 시상면 굴곡도는 13도로 측정되어 분절간 불안정 소견은 없다(25도 이상이면 분절간 불안정성이 있음).

요추부의 분절간 불안정성을 진단하는 방사선적 기준은 요추부 측면 굴곡-신전 영상에서 시상면 전위가 4mm 이상인 경우 또는 시상면 굴곡도가 제1-2요추간, 제2-3요추간, 제3-4요추간에서 15도 이상이거나 제4-5요추간 20도 이상 또는 제5요추-1천추간 25도 이상인 경우이다. 요추부 분절간 불안정성이 있는 경우 적절한 보존적 요법에도 불구하고 임상 증상의 호전이 없다면 척추고정술이 이용되기도 한다.

(2) 전산화단층촬영^{CT} 영상에 의한 척추관협착증 진단

네덜란드 신경외과 의사 헹크 버비스트는 1948년부터 1975년까지 147명의 척추관협착증을 수술하였으며 이 중 116명에서 수술 중 척추관협착증 부위의 실제 정중앙 전후 직경을 직접 측정하였다. 척추관협착증 수술 환자 147명 중 처음 6명은 척추관협착증 부위를 측정하지 않았고, 25명은 신경근 손상의 위험 때문에 실제로 측정을 하지 못하였으며, 나머지 116명에서 수술 중 척추관협착증 부위의 정중앙 전후 직경을 직접 측정하여 1977년 학술지에 보고하였다. 헹크 버비스트는 척추관의 전후 직경이 10~12mm를 상대적 협착증이라 하였고, 10mm 미만을 절대적 협착증이라고 구분하여, 116명 중 49명은 절대적 협착증이었고, 32명은 상대적 협착증이었으며, 35명은 절대적 협착증과 상대적 협착증이 섞여 있는 혼합형이었다고 발표하였다.

전산화단층촬영이 척추 질환 진단에 도입되면서 미국 영상의학과 의사 벤자민 리^{Benjamin C. P. Lee} 등은 50명의 정상인과 38명의 척추질환이 있는 환자를 대상으로 전산화단층촬영 검사를 시행하여 정상인의 요추의 전후 직경이 10mm 미만은 전혀 없었다고 1978년 발표하였다. 그리고 요추의 척추관 형태는 동일하지 않았으며 4가지 형태 즉 ① 둥근형, ② 삼각형, ③ 델타형(삼각형은 3변의 길이가 같으나, 델타형은 2변의 길이가 같고 밑변의 길이가 짧은 형태임), ④ 삼엽형으로 관찰되며, 상부 요추의 척추관은 둥근형이 많으나, 하부 요추의 척추관은 삼각형, 델타형, 삼엽형이 많다고 발표하였다.

또 헹크 버비스트도 전산화단층촬영 영상으로 척추관 전후 직경이 10mm 미만을 절대적 협착증, 13mm 미만을 상대적 협착증이라고 1979년 발표하였으며, 미국의 영상의학과 의사 크리스토퍼 율리히 Christopher G. Ulrich CG도 전산화단층촬영 영상에서 척추관의 전후 직경이 11.5mm 미만을 협착증이라고 1980년 학술지에 발표하였다. 스웨덴 정형외과 의사 닐스 숀스트롬Nils S. R. Schonstrom 등은 척추관 전후 직경이 10mm까지를 정상, 8~10mm를 중등도 협착증, 8mm 미만을 심한 척추관협착증이라고 1985년 발표하였다. 또한 미국의 레오니드 칼리치만Leonid Kalichman 등은 메사추세츠 프라밍함Framingham에 사는 5,209명의 주민 중 40~80세의 3,590명을 대상으로 전산화단층촬영한 영상을 분석하여 척추관의 전후 직경이 10mm 미만인 사람을 절대적 척추관협착증으로 정하고 이들은 요통을 겪을 위험성이 3배 높았다고 2009년 발표하였다.

일반적으로 정상인의 척추관 전후 직경은 15~23mm로 알려져 있으며, 정상적으로 척추관의 전후 직경은 제3요추부에서 가장 작고, 제5요추부가 가장 크다. 제일 작은 제3요추부의 전후 직경이 14mm인 점을 감안하면 10~13mm의 전후 직경을 상대적 협착 그리고 10mm 미만을 절대적 협착으로 봄이 타당할 수 있다.

이상과 같이 학자들에 따라 요추부 척추관협착증의 척추관 전후 직경의 기준이 다르게 보고되고 있지만 종합하여 보면 척추관의 전후 직경이 10mm 미만을 척추관협착증으로 인정하는 것이 일반적인 견해이다.

한편 척추관의 좌우 직경은 척추경간 거리로 측정할 수 있으며, 척추경간 거리는 인종에 따라 부위에 따라 다른 것으로 알려져 있다. 울산대학교 정형외과학 김영태 교수는 2000년 정상적으로 제1요추부터 제5요추로 진행하면서 척추경간 거리는 증가하고, 척추관은 넓어진다고 보고하였다. 그러나 선천성 척추관협착증인 경우 척추경간 거리는 제5요추로 갈수록 좁아지나, 후천성으로 발생하는 퇴행성 척추관협착증인 경우 척추경간 거리의 진단적 가치는 없다. 척추관협착증을 정확히 진단하기 위해서 척추관의 전후 직경 또는 좌우 직경을 측정하는 것보다 척추관의 단면적을 측정하는 것이 더 정확한 방법이다. 척추관의 단면적SCCSA을 측정하기 위해서는 단순 방사선 촬영 영상으로는 불가능하고 전산화단층촬영 영상에서 가능하다. 미국의 영상의학과 의사 크리스토퍼 율리히는 척추관의 단면적이 145mm² 미만을 척추관협착증으로 진단하였다.

그러나 척추관협착증은 실제로 척추관 안에 있는 경막강 내부의 신경근들이 압박되어 증상이 나타나므로 척추관의 단면적을 측정하는 것보다 경막강의 단면적을 측정하는 것이 더욱 정확히 진단하는 방법일 수 있다. 척추관 안의 경막강은 ①황색인대의 비후, ②추간판의 팽윤 또는 탈출, ③후관절의 퇴행성 변화에 의한 비후, ④척추후궁의 척추관 내로 침습, ⑤척추전방전위증 등의 원인으로 협착이 발생하나, 대부분의 척추관협착증은 척추뼈의 이상보다 척추관 내부의 황색인대의 비후 또는 추간판 팽윤이 동반되어 발생한다. 전산화단층촬영으로 뼈의 구조는 명확히 관찰되나, 황색인대 또는 추간판의 팽윤 또는 탈출과 같은 연부 조직은 명확하게 구분이 되지 않아 전산화단층촬영으로 황색인대 안에 있는 경막강 단면적을 정확히 측정하는 것은 불가능하다.

그러므로 전산화단층촬영의 횡단면 영상으로 경막강 단면적을 측정하려는 연구들이 진행되었으나, 척추관의 단면적과 경막강 단면적 사이에는 상관관계가 없는 것으로 알려졌다. 즉 척추관 단면적이 적다고 경막강 단면적이 적은 것이 아니고, 척추관 단면적이 넓다고 경막강 단면적이 넓은 것이 아니다. 스웨덴 정형외과 의사 닐스 숀스트롬 등은 척추관의 경막강 단면적이 척추관의 전후 직경보다 신뢰할 수 있는 진단적 지표라고 1985년 보고하면서, 정상인의 경막강 단면적을 100mm²로 정의하고 76~100mm²를 중등도 척추관협착증, 76mm² 미만을 심한 척추관협착증이라고 하였다.

전산화단층촬영으로 경막강 단면적을 측정하여 척추관협착증으로 진단하는 기준이 130mm² 이하 또는 100mm² 미만 등이 있으나 아직까지 통일된 척추관협착증 진단 기준은 없다. 다만 전산화단층촬영으로 경막강 단면적을 측정하기 위해서는 척수강조영술과 같이 조영제를 척수강에 주입하여 검사하는 것이 정확할 수 있으나 조영제를 척수강에 주입하는 것이 환자에게 통증과 후유증을 발생시켜 현재는 거의 시행되지 않고 있다. 현재 척추관협착증의 진단 기준으로 경막강 단면적 100mm² 미만 또는 경막강 전후 직경 10mm 미만이 일반적으로 가장 널리 인정되고 있다.

(3) 자기공명영상에 의한 척추관협착증 진단

미국의 앤드류 헤이그Andrew J. Haig 등은 자기공명영상MRI을 이용하여 척추관의 전후 직경 11.95mm를 기준으로 척추관협착증 증상이 없었던 환자(31명)의 77%(24명)가 척추관 전후 직경이 11.95mm보다 큰 반면에

23%(7명)가 11.95mm 이하였다고 2007년 발표하였다. 따라서 척추관 전후 직경이 11.95mm보다 큰 경우 척추관협착증의 증상이 없을 가능성이 높다고 하였다. 또 저자들은 척추관협착증의 증상이 없는 사람의 최소 척추관 전후 직경이 15.03mm였으며, 평균 값인 15.03mm보다 1표준 편차 아래 값인 11.93mm를 척추관협착증의 기준으로 정하였다.

자기공명영상 진단법이 도입되면서 자기공명영상은 척추관협착증을 정확히 진단하기 위한 가장 좋은 방법으로 자리잡게 되었다. 척추관협착증은 실제로 척추관 안에 있는 경막강 내부의 신경근들이 압박되어 증상이 나타나므로 척추관의 단면적을 측정하는 것보다 경막강의 단면적을 측정하는 것이 더욱 정확한 진단 방법이며 전산화단층촬영으로는 경막강 측정이 쉽지 않으나, 자기공명영상으로는 경막강 단면적 측정이 쉬워졌다.

일본의 오기쿠보Ogikubo(2007)는 최소 경막강 단면적을 측정하여 최소 경막강 단면적이 52mm²인 사람은 100m 미만을 걸을 수 있었으나, 68.8mm²인 사람은 500m 이상 걸을 수 있었다고 보고하였다. 북미척추학회에서 2011년 발간한 척추관협착증의 근거 중심 임상 가이드라인 (Evidence-Based Clinical Guidelines for Multidisciplinary Spine Care, Diagnosis and Treatment of Degenerative Lumbar Spinal Stenosis)에서는 경막강 단면적이 110mm² 미만을 척추관협착증으로 정의하였다.

아직까지 척추관협착증 진단을 위한 경막강 단면적 기준이 100mm² 미만, 또는 110mm² 미만, 또는 70mm² 미만 등으로 다양하게 정의되고 있으며, 경막강 단면적의 기준은 학자들 간에 통일되지 않은 실정이나, 70mm² 이상에서는 무증상 척추관협착증이 많아 70mm²을 기준으로 하여 그 미만을 척추관협착증으로 진단하는 것이 가장 합당하다.

그림 3-5 경추, 흉추, 요추의 전척추 자기공명영상

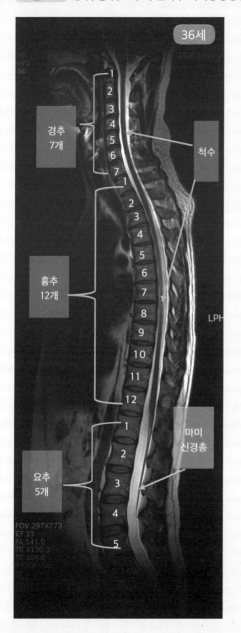

36세 남성의 경추, 흉추, 요추를 함께 촬영한 전척추 자기공명영상의 시상면 영상으로 경추는 전만곡, 흉추는 후만곡, 그리고 요추는 다시 전만곡을 보인다. 척추체 뼈 사이로 건강한 추간판이 관찰된다. 척추체 뒤로 척수 신경이 지나가고 척수 신경 주변으로 하얗게 보이는 부분이 뇌척수액이며, 굵은 척수 신경이 요추 1-2 부위에서 마미 신경총이라고 하는 가느다란 여러 신경근으로 나뉘어져 추간공을 통해 각기 고유의 근육이나 피부 등을 지배하게 된다.

그림 3-6 경막강 단면적

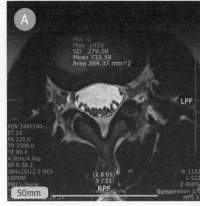

L2-3 284mm²

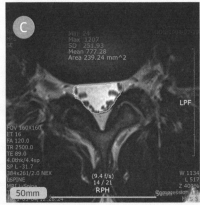

L4-5 239mm²

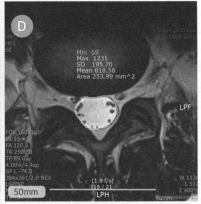

L3-4 256mm²

L5-S1 253mm²

36세 남성의 자기공명영상의 제2-3요추간 횡단면 영상(A)에서 경막강 단면적은 284mm²로 측정되고, 제3-4요추
간 횡단면 영상(B)에서 경막강 단면적은 256mm², 제4-5요추간 횡단면 영상(C)에서 경막강 단면적은 239mm², 그
리고 제5요추-1천추간 횡단면 영상(D)에서 경막강 단면적은 253mm²로 측정되어 척추관협착증 소견은 없다.

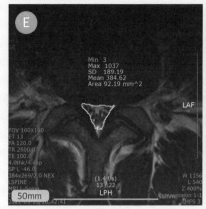

L4-5 92mm²

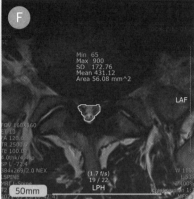

L5-S1 56mm²

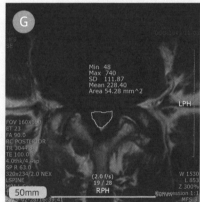

L4-5 54mm²

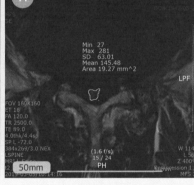

L4-5 19mm²

69세 여성의 자기공명영상의 제4-5요추간 횡단면 영상(E)에서 경막강 단면적은 92mm²로 측정되고, 제5요추-1천추간 횡단면 영상(F)에서 경막강 단면적은 56mm²로 측정되어 척추관협착증 소견이 확인되고, 69세 다른 여성의 자기공명영상의 제4-5요추간 횡단면 영상(G)에서 경막강 단면적은 54mm²로 측정되고, 84세 남성의 제4-5요추간 횡단면 영상(H)에서 경막강 단면적은 19mm²로 측정되어 모두 척추관협착증 소견과 일치한다.

(4) 경막강 내부에 있는 신경 다발의 형태학적 상태에 따른 진단

척추관협착증은 척추관 안에 있는 신경이나 신경 다발이 압박되어 있는 상태이므로 신경 다발뿐 아니라 황색인대 등을 포함하고 있는 척추관의 상태로 척추관협착증을 판단하는 것보다 황색인대 등을 제외하고 신경 다발만 들어 있는 경막강의 압박 정도를 측정하여 척추관협착증을 진단하는 것이 더 정확한 방법이다. 그러므로 척추관의 직경 또는 척추관의 단면적을 측정하여 진단하는 것보다 경막강의 직경 또는 단면적을 측정하여 척추관협착증을 진단하는 것이 옳은 방법이 된다.

척추관의 크기는 사람마다 다르고 요추부의 부위마다 다르듯이 경막강의 크기도 사람에 따라 요추부 부위에 따라 다르고 척추관이나 경막강의 모양도 다양하여, 현재까지 가장 정확히 측정할 수 있는 자기공명영상으로 척추관 또는 경막강을 정확히 측정하는 것은 쉽지 않으며 관찰자 사이의 오차도 있고 같은 사람이 반복하여 측정하여도 오차가 발생한다. 현재까지 척추관협착증을 진단하기 위한 경막강 크기의 기준이 통일되어 있지 않으나 대체로 경막강 단면적 70mm² 를 기준으로 하여 그 미만을 척추관협착증으로 정의하고 있다. 따라서 척추관 또는 경막강을 정량적으로 측정하여 척추관협착증을 진단하는 방법에 한계가 있어 스위스 로잔대학의 정형외과 의사 콘스탄틴 쉬자스Constantin Schizas 등은 자기공명영상MRI의 횡단면 영상에서 경막강 안에 있는 신경 다발의 형태에 따라 척추관협착증의 심한 정도를 4기(A등급=1기, B등급=2기, C등급=3기, D등급=4기)로 구분하여 2010년 학술지에 보고하였다.

콘스탄틴 쉬자스 등이 척추관협착증을 4기로 구분하는 방법은 중심성 척추관협착증에만 해당되는 것이며 척추관의 외측(함요부) 척추관협착증 또는 추간공협착증에 대한 진단과 협착증 정도의 구분에는 해당되지 않는다. 외측 척추관협착증과 추간공협착증 진단에 대한 설명은 다음 항목에 있다.

콘스탄틴 쉬자스 등의 ①중심성 척추관협착증의 1기(쉬자스의 A등급)는 가장 경미한 척추관협착 상태로 경막 내부에 있는 뇌척수액이 명확하게 확인이 되고 신경근들이 경막강 내부의 가장자리 또는 후방에 부분적으로 모여 있으나 신경근들이 함께 붙어 있지 않은 상태이다. ②중심성 척추관협착증 2기(쉬자스의 B등급)는 1기보다 척추관협착증이 심한 상태로 뇌척수액이 명확하게 확인되며 신경근들이 경막강 내부 전체를 차지하고 있으나 각각의 신경근들을 확인할 수 있는 상태이며 ③중심성 척추관협착증 3기(쉬자스의 C등급)는 2기의 척추관협착증보다 심한 상태로 경막 내부의 뇌척수액이 관찰되지 않고 신경근들이 경막강 내부 전체를 차지하여 있고 각각의 신경근들이 각각 구분되지 않으나 경막 밖에 정상적으로 위치하고 있는 경막외 지방 조직이 관찰되는 상태이고, ④중심성 척추관협착증 4기(쉬자스의 D등급)는 가장 심한 척추관협착 상태로 경막강 내부에 뇌척수액이 관찰되지 않고, 각각의 신경근들이 한덩어리로 관찰되며 경막 밖에 있는 경막외 지방 조직도 관찰되지 않는 상태이다.

일반적으로 중심성 척추관협착증 3기와 4기 환자 중 증상이 심하게 지속되는 환자인 경우 수술적 치료의 대상이 되며, 중심성 척추관협착증 2기와 1기는 수술적 치료의 대상이 되지 않는다.

| 그림 3-7 | 척추관협착증이 없는 건강한 36세 남성의 요추부 자기공명영상 |

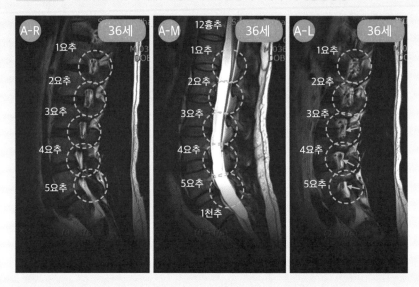

36세 남성의 요추부 자기공명영상으로 특이 이상 소견이 없다. 일반적으로 아무런 증상이 없는 상태에서 고가의 자기공명영상 검사를 받는 일은 거의 없다. 따라서 건강한 사람의 정상적인 영상을 얻을 기회는 많지 않다. 윗 그림은 비교적 단순 요통만 있었던 남성의 요추부 자기공명영상으로 특이 이상 소견이 없어 이 영상들을 척추관협착증이 있는 분들의 영상과 비교하면 이해가 쉽다.

자기공명영상 또는 단순 방사선 영상을 볼 때 의학적 원칙이 있다. 독자가 보아 좌측 편이 환자의 우측이고, 독자가 보아 우측편이 환자의 좌측이다. 즉 환자를 마주보고 있는 상태로 관찰하는 것이다. 단순 방사선 폐사진에서도 심장이 좌측에 있지만 독자가 보는 영상의 우측에 심장을 놓고 판독한다. 척추도 별도의 설명이 없으면 독자가 보아 좌측 편이 환자의 우측이고, 독자가 보아 우측 편이 환자의 좌측이다. 환자 중심으로 모든 영상을 관찰한다.

그림 A-M은 요추부 정중앙 부위의 영상으로 제1, 2, 3, 4, 5요추체 뼈가 관찰되고, 요추체 사이로 건강한 추간판이 관찰된다. 추간판은 뒤로 탈출된 곳이 없고, 퇴행성 변화로 인해 검게 변한 곳도 없다. 추간판의 높이도 정상적으로 잘 유지되어 있어 척추관협착증 소견은 전혀 없다(A-M 파란 점선 원).

그림 A-R은 피검사자의 우측 추간공이 잘 관찰되는 우측 시상옆면 영상으로 우측 추간공의 협착은 없다(A-R 파란 점선 원). 추간공은 마치 동그란 구멍이 위에 있고 그 아래로 가늘게 뻗어 있는 열쇠 구멍과 같은 형태이다. 우측 추간공 안에는 신경근과 신경근을 둘러싸고 있는 지방조직이 하얗게 관찰된다.

그림 A-L은 좌측 추간공이 잘 관찰되는 좌측 시상옆면 영상으로 좌측 추간공의 협착은 없다(A-L 파란 점선 원). 제3-4요추간, 제4-5요추간, 그리고 제5요추-1천추간 좌측 추간공에 신경근이 잘 관찰되며(파란 화살표) 신경근 주변으로 지방조직이 하얗게 관찰된다.

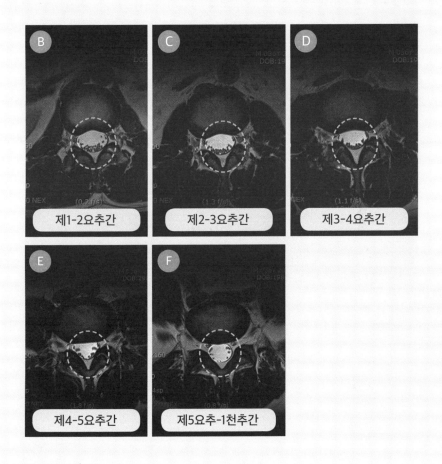

자기공명영상의 추간판 부위의 횡단면은 추간판의 형태가 조금씩 차이가 있으나 척추관은 거의 유사한 형태를 보인다(B, C, D, E, F, 파란 점선 원). 제1-2요추간, 제2-3요추간, 그리고 제3-4요추간의 추간판은 콩모양 또는 콩팥모양으로 정중앙이 움푹 파인 형태이며, 제4-5요추간 추간판은 거의 일직선에 가깝고, 제5요추-1천추간 추간판은 오히려 뒤로 튀어 나온 형태를 보인다.

전반적인 척추관의 횡단면은 유사한 형태로 전면부는 추간판이 위치하고 척추관의 후면부는 후관절과 척추후궁 및 그 아래에 황색인대가 위치하고 있다. 척추관 전면부와 후면부 사이의 양측 공간은 추간공으로 연결되어 있는 부위이다. 척추관 안에 척추 경막이 있으며 그 안으로 신경근들이 하나씩 떨어져 경막 가까이에 위치하고 있다. 경막 안의 하얀 부분은 뇌척수액이며, 척수경막 밖에 지방 조직이 있다.

• 척추관협착증 4기 사례들(그림 3-8~13)

그림 3-8 제4-5요추간 척추관협착증 4기의 자기공명영상

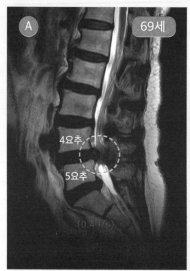
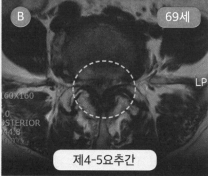

69세 남성의 자기공명영상 시상면 영상(A)에서 제4-5요추간의 추간판 팽윤과 척추관협착증이 관찰되고 뇌척수액이 관찰되지 않으며 신경근들이 각기 분리되어 있지 않고 뭉쳐 검게 관찰된다(A, 파란 점선 원). 제4-5요추간 횡단면 자기공명영상(B)에서 척추관 내부의 비후된 황색인대가 관찰되고 신경근들이 각각 분리되어 관찰되지 않고 한덩어리로 뭉쳐 관찰되며, 경막외강 지방조직이 관찰되지 않아(B, 파란 점선 원) 제4-5요추간 척추관협착증은 4기에 해당된다. 상기인은 수술을 받았고 수술적 치료는 척추경 나사못 척추고정술이 필요 없는 미세 현미경 편측후궁절개-양측 감압술microscopic-ULBD이었으며 수술 후 양호한 결과를 보였다.

그림 3-9 제4-5요추간 척추관협착증 4기의 자기공명영상

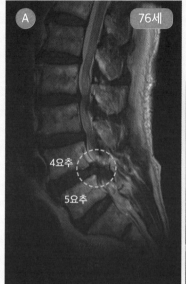

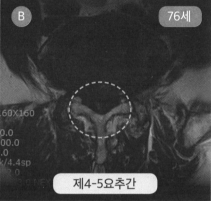

76세 남성의 자기공명영상 시상면 영상(A)에서 제4-5요추간의 추간판 팽윤과 척추관협착증 및 척추관협착증으로 인한 뇌척수액 소실 그리고 신경근들이 각기 분리되어 있지 않고 뭉쳐져 검게 관찰된다(A, 파란 점선 원). 제4-5요추간 횡단면 자기공명영상(B)에서 황색인대의 비후와 척추관협착증이 관찰되며, 척추관 내부에 위치한 뇌척수액은 관찰되지 않으며 척수 경막 안의 신경근들이 분리되어 있지 않고 뭉쳐져 하나로 관찰되고, 경막외강 지방조직이 관찰되지 않아(B, 파란 점선 원) 제4-5요추간 척추관협착증은 4기에 해당된다. 상기인은 수술을 받았고 수술적 치료는 척추경 나사못 척추고정술이 필요 없는 미세 현미경 편측후궁절개-양측감압술microscopic-ULBD이었으며 수술 후 양호한 결과를 보였다.

그림 3-10 제5요추-1천추간 퇴행성 척추전방전위증에 의한 척추관협착증 4기의 자기
공명영상

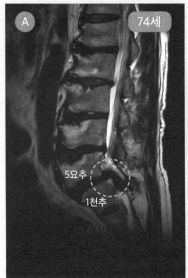
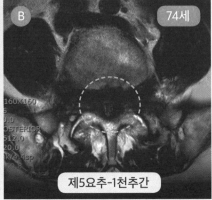

74세 남성의 자기공명영상 시상면 영상(A)에서 제5요추 퇴행성 척추전방전위증과 제5요추-1천추간 척추관협착증이
관찰되며 척추관협착증으로 인한 뇌척수액 감소와 신경근들이 각기 분리되어 있지 않고 함께 뭉쳐져 검게 관찰된다
(A, 파란 점선 원). 제5요추-1천추간 횡단면 자기공명영상(B)에서 척추전방전위증과 황색인대의 비후 및 척추관협착
증이 관찰되고, 척추관 내부에 위치한 경막강 안의 뇌척수액은 관찰되지 않으며 척수 경막 안의 신경근들이 분리되어
있지 않고 하나로 뭉쳐 관찰되고, 경막외강 지방조직이 관찰되지 않아(B, 파란 점선 원) 제5요추-1천추간 척추관협착
증은 4기에 해당된다. 상기인은 수술을 받았고 수술적 치료는 척추경 나사못 척추고정술이 필요 없는 미세 현미경 편
측후궁절개-양측감압술이었으며 수술 후 양호한 결과를 보였다.

그림 3-11 제3-4요추간 퇴행성 척추전방전위증에 의한 척추관협착증 4기의 자기공명영상

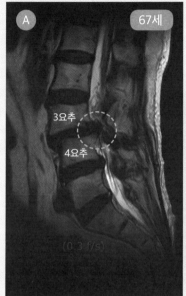
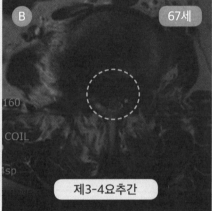

67세 여성의 자기공명영상 시상면 영상(A)에서 제3요추 퇴행성 척추전방전위증과 제3-4요추간 척추관협착증이 관찰되며 척추관협착증으로 인한 뇌척수액 소실과 신경근들이 각각 분리되어 있지 않고 함께 붙어 검게 관찰된다(A, 파란 점선 원). 제3-4요추간 횡단면 자기공명영상(B)에서 척추전방전위증과 황색인대의 비후 및 척추관협착증이 관찰되고, 척추관 내부에 위치한 경막강 안의 뇌척수액은 소실되어 관찰되지 않으며 신경근들이 하나씩 저명하게 관찰되지 않고, 경막외강 지방조직은 관찰되지 않아(B, 파란 점선 원) 제3-4요추간 척추관협착증 4기에 해당된다. 상기인은 수술을 시행 받았으며 수술적 치료는 척추경 나사못 척추고정술이 필요 없는 미세 현미경 편측후궁절개-양측감압술이었고 수술 후 양호한 결과를 보였다.

그림 3-12 제4-5요추간 척추관협착증 4기의 자기공명영상

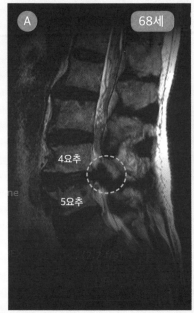
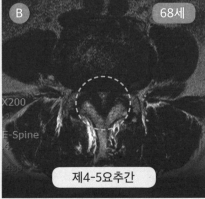

68세 남성의 자기공명영상 시상면 영상(A)에서 제4-5요추간 추간판 팽윤과 척추관협착증이 관찰되며 척추관협착증으로 인한 뇌척수액 소실과 신경근들이 각각 떨어져 있지 않고 함께 뭉쳐 있어 검게 관찰된다(A, 파란 점선 원). 제4-5요추간 횡단면 자기공명영상(B)에서 척추전방전위증과 황색인대의 비후 및 척추관협착증이 관찰되고, 척추관 내부에 위치한 경막강 안의 뇌척수액은 관찰되지 않으며 신경근들이 각각 떨어져 있지 않고 뭉쳐서 관찰되고, 경막외강 지방조직은 관찰되지 않아(B, 파란 점선 원) 제4-5요추간 척추관협착증은 4기에 해당된다. 상기인은 수술을 시행 받았으며 수술적 치료는 척추경 나사못 척추고정술이 필요 없는 미세 현미경 편측후궁절개-양측감압술이었고 수술 후 양호한 결과를 보였다.

그림 3-13 제4-5요추간 척추관협착증 4기의 자기공명영상

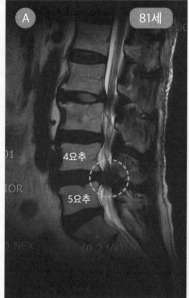
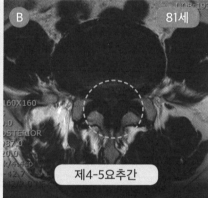

81세 남성의 자기공명영상 시상면 영상(A)에서 제4-5요추간 추간판 팽윤과 척추관협착증이 관찰되며 척추관협착
증으로 인한 뇌척수액 소실과 신경근들이 각기 떨어져 있지 않고 함께 뭉쳐 있어 검게 관찰된다(A, 파란 점선 원). 제
4-5요추간 횡단면 자기공명영상(B)에서 추간판 팽윤과 황색인대의 비후 및 척추관협착증이 관찰되고, 척추관 내부
에 위치한 경막강 안의 뇌척수액은 관찰되지 않으며 신경근들이 분리되어 있지 않고 뭉쳐서 관찰되고, 경막외강 지방
조직은 관찰되지 않아(B, 파란 점선 원) 제4-5요추간 척추관협착증은 4기에 해당된다. 상기인은 수술을 시행 받았으
며 수술적 치료는 척추경 나사못 척추고정술이 필요 없는 미세 현미경 편측후궁절개-양측감압술이었고 수술 후 양호
한 결과를 보였다.

그림 3-14 제4-5요추간 척추관협착증 3기 자기공명영상

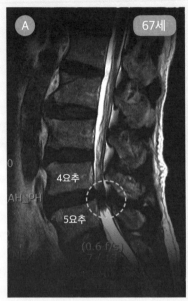
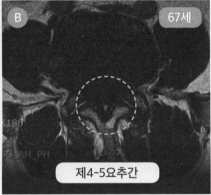

67세 남성의 자기공명영상 시상면 영상(A)에서 제4-5요추간의 척추관협착증이 관찰되며 척추관협착증으로 인한 뇌척수액 소실과 신경근들이 각각 떨어져 있지 않고 함께 뭉쳐져 검게 관찰된다(A, 파란 점선 원). 제4-5요추간 횡단면 자기공명영상(B)에서도 황색인대의 비후로 인한 척추관협착증이 관찰되고(B, 파란 점선 원), 척추관 내부에 위치한 경막강 안의 뇌척수액은 관찰되지 않으며 신경근들도 각각 떨어져 있지 않고 뭉쳐서 관찰되나, 경막외강 지방조직(B, 파란 화살표)이 일부 관찰되어 제4-5요추간 척추관협착증은 3기에 해당된다. 상기인은 수술적 치료로서 척추경 나사못 척추고정술이 필요 없는 미세 현미경 편측후궁절개-양측감압술이 시행받았으며 수술 결과는 양호하였다.

그림 3-15 제4-5요추간 척추관협착증 3기의 자기공명영상

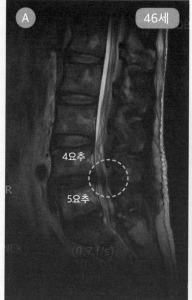

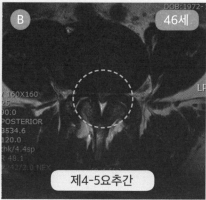

46세 남성의 자기공명영상 시상면 영상(A)에서 제4-5요추간의 척추관협착증이 관찰되며 척추관협착증으로 인한 뇌척수액 소실과 신경근들이 각각 떨어져 있지 않고 함께 뭉쳐서 검게 관찰된다(A, 파란 점선 원). 제4-5요추간 횡단면 자기공명영상(B)에서도 황색인대의 비후로 인한 척추관협착증이 관찰되고(B, 파란 점선 원), 척추관 내부에 위치한 경막강 안의 뇌척수액은 관찰되지 않으며 신경근들이 각각 떨어져 있지 않고 뭉쳐서 관찰되고, 경막외강 지방조직(B, 파란 화살표)이 일부 관찰되어 제4-5요추간 척추관협착증은 3기에 해당된다. 상기인은 수술적 치료로 척추경 나사못 척추고정술이 필요 없는 미세 현미경 편측후궁절개-양측감압술을 시행받았으며 수술 결과는 양호하였다.

그림 3-16   제3-4요추간 척추관협착증 3기의 자기공명영상

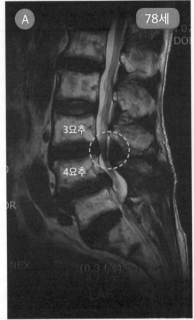

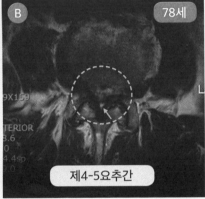

과거 제4-5요추간 척추관협착증으로 미세 현미경 편측후궁절개-양측감압술을 시행 받았던 78세 남성의 자기공명
영상 시상면 영상(A)에서 제3-4요추간의 척추관협착증이 관찰되며 척추관협착증으로 인한 뇌척수액 소실과 신경근
들이 각각 떨어져 있지 않고 함께 모여 검게 관찰된다(A, 파란 점선 원). 제3-4요추간 횡단면 자기공명영상(B)에서도
추간판 팽윤과 황색인대의 비후로 인한 척추관협착증이 관찰되고(B, 파란 점선 원), 척추관 내부에 위치한 경막강 안
의 뇌척수액은 관찰되지 않으며 신경근들이 서로 떨어져 있지 않고 한데 뭉쳐서 관찰되고, 경막외강 지방조직(B, 파
란 화살표)이 일부 관찰되어 제3-4요추간 척추관협착증은 3기에 해당된다. 상기인은 수술적 치료로서 척추경 나사
못 척추고정술이 필요 없는 미세 현미경 편측후궁절개-양측감압술을 시행받았으며 수술 결과는 양호하였다.

그림 3-17　제2-3요추간 척추관협착증 3기의 자기공명영상

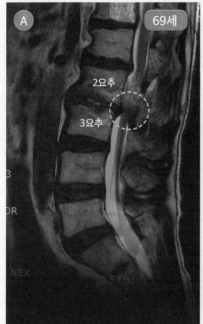

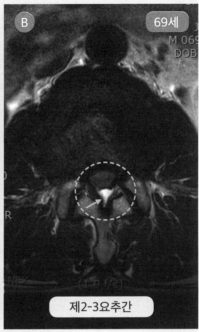

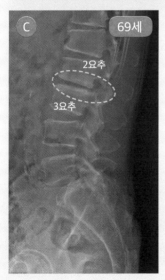

69세 남성의 자기공명영상 시상면 영상(A)에서 제2-3요추간의 추간 격 협소와 척추관협착증이 관찰되며 척추관협착증으로 인한 뇌척수 액 소실과 신경근들이 서로 떨어져 있지 않고 함께 뭉쳐져 검게 관찰 된다(A, 파란 점선 원). 제2-3요추간 횡단면 자기공명영상(B)에서도 추간판 팽윤과 황색인대의 비후로 인한 척추관협착증이 관찰되고(B, 파란 점선 원), 척추관 내부에 위치한 경막강 안의 뇌척수액은 관찰되 지 않으며 신경근들이 서로 떨어져 있지 않고 한데 뭉쳐서 관찰되고, 경막외강 지방조직(B, 파란 화살표)이 관찰되어 제2-3요추간 척추관 협착증은 3기에 해당된다. 단순 방사선 영상(C)에서 제2-3요추간 척 추전방전위증은 관찰되지 않고 추간격이 퇴행성 변화로 인해 줄어들 어 있고 제2요추체 하부 종판과 제3요추체 상부 종판이 퇴행성 변화 로 인해 비후된 것이 관찰된다(C, 파란 점선 원). 상기인은 수술적 치 료로 척추경 나사못 척추고정술이 필요 없는 미세 현미경 편측후궁절 개-양측감압술을 시행받았으며 수술 결과는 양호하였다.

그림 3-18 제4-5요추간 척추관협착증 2기의 자기공명영상

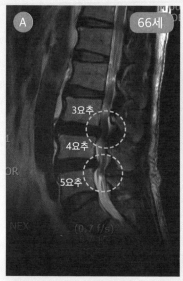

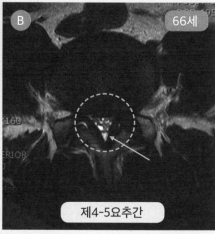

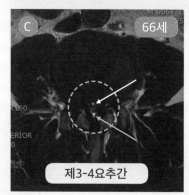

66세 남성의 자기공명영상 시상면 영상(A)에서 제3-4요추간과 제4-5요추간의 추간판 팽윤과 척추관협착증이 관찰되며 척추관협착증으로 인한 뇌척수액 감소 및 신경근들이 서로 떨어져 있지 않고 함께 뭉쳐져 검게 관찰된다(A, 파란 점선 원). 제4-5요추간 횡단면 자기공명영상(B)에서 추간판 팽윤과 황색인대의 비후로 인해 척추관협착증이 관찰되고(B, 파란 점선 원), 척추관 내부에 위치한 경막강 안의 신경근들이 완전히 분리되어 떨어져 있지 않고 부분적으로 뭉쳐서 관찰되고 신경근들 사이로 뇌척수액이 관찰되고 경막외강 지방조직(B, 파란 화살표)은 저명하게 관찰되어 제4-5요추간 척추관협착증은 2기에 해당된다. 제4-5요추간 경막강 단면적은 70mm²로 측정된다. 제3-4요추간 횡단면 자기공명영상(C)에서 추간판 팽윤과 황색인대의 비후로 인해 척추관협착증이 관찰되고(C, 흰 점선 원), 척추관 내부에 위치한 경막강 안의 신경근들이 분리되어 있지 않고 함께 뭉쳐서 검게 관찰되고 신경근들 사이로 뇌척수액은 관찰되지 않으며(C, 흰 화살표는 뇌척수액이 아니고 종사, 종말끈이다) 경막외강 지방조직(C, 파란 화살표)은 저명하게 관찰되어 제3-4요추간 척추관협착증은 3기에 해당된다. 제3-4요추간 경막강 단면적은 50mm²로 측정된다.

그림 3-19 척추관협착증 1기의 요추부 자기공명영상

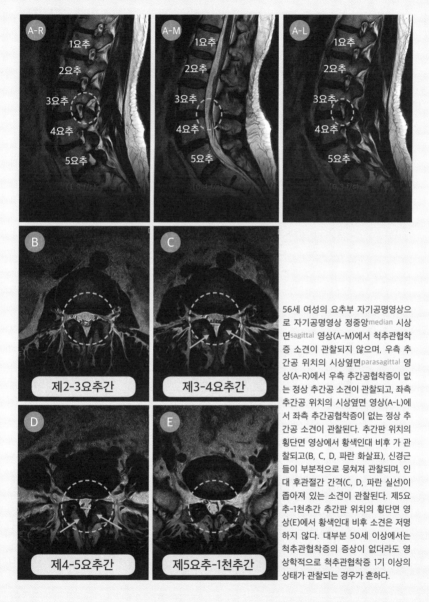

56세 여성의 요추부 자기공명영상으로 자기공명영상 정중앙median 시상면sagittal 영상(A-M)에서 척추관협착증 소견이 관찰되지 않으며, 우측 추간공 위치의 시상옆면parasagittal 영상(A-R)에서 우측 추간공협착증이 없는 정상 추간공 소견이 관찰되고, 좌측 추간공 위치의 시상옆면 영상(A-L)에서 좌측 추간공협착증이 없는 정상 추간공 소견이 관찰된다. 추간판 위치의 횡단면 영상에서 황색인대 비후 가 관찰되고(B, C, D, 파란 화살표), 신경근들이 부분적으로 뭉쳐져 관찰되며, 인대 후관절간 간격(C, D, 파란 실선)이 좁아져 있는 소견이 관찰된다. 제5요추-1천추간 추간판 위치의 횡단면 영상(E)에서 황색인대 비후 소견은 저명하지 않다. 대부분 50세 이상에서는 척추관협착증의 증상이 없더라도 영상학적으로 척추관협착증 1기 이상의 상태가 관찰되는 경우가 흔하다.

(5) 외측(함요부) 척추관협착증의 진단

척추관의 외측(함요부) 척추관협착증의 특징적인 증상은 신경인성 간헐적 파행이 아니고 서거나 걸을 때 한쪽 다리 또는 둔부에 통증이 발생하는 증상이다. 그러나 양측의 외측 척추관협착증인 경우 양측 다리에 통증이 발생할 수 있다. 발생한 통증은 대부분 앉거나, 허리를 굽히면 증상이 호전되고 누워도 통증은 없어진다. 따라서 서거나 걸을 때 다리의 통증이 발생하나 걷지 않으면 다리의 통증은 없다고 호소하는 증상이 특징적이다. 척추관의 외측은 척추관의 중심부에서 바깥 부위에 위치한 척추관을 말하며, 함요부라고도 한다. 척추관협착증은 대부분 척추관의 중심부에 발생한 협착을 지칭하나, 진단 방법이 발달하면서 척추관 중에서 바깥 부분 즉 척추관 외측에 발생한 척추관협착증을 외측 척추관협착증이라 구분한다. 척추관 외측부의 경계는 가장 바깥 쪽은 척추경의 내측, 앞쪽은 척추체의 후면 그리고 종판과 추간판의 외측 후면 일부, 그리고 뒤쪽은 상관절 돌기의 내측으로 구성되어 있는 부위이다.

외측 척추관협착증을 진단하는 방법으로는 전산화단층촬영 영상에서 척추관 외측(함요부) 깊이, 척추관 외측 높이, 척추관 외측 각도가 이용되고 있다. 척추관 외측 깊이 와 높이는 거의 비슷하나, 척추관 외측 깊이는 척추 후관절의 상관절돌기부터 척추경이 있는 부위까지 거리인 반면에 척추관 외측 높이는 척추 후관절의 상관절돌기부터 척추체 후면까지 거리이다. 외측 척추관협착증은 주로 척추 후관절의 퇴행성 변화, 황색인대의 비후, 추간판의 퇴행성 변화에 의한 팽윤, 종판의 퇴행성 변화로 발생한 골극에 의해 발생한다. 외측 척추관협착증이 발생하면 척추관 외측에 있던 신경근이 내측으로 밀려 들어가게 되거나, 눌리게 된다. 진단 방법으로 자기공명영상이 표준 검사이고 최선의 방법이다.

미국의 쉴레진져Schlesinger PT가 최초로 외측 척추관협착증을 발견하여 1955년 발표하였다. 그리고 미국의 신경외과 의사 조셉 엡쉬타인Joseph A. Epstein도 외측 척추관협착증에 대하여 1972년 발표하였다. 미국의 시릭I Ciric은 전산화단층촬영으로 척추관 외측 높이가 2mm 미만을 외측 척추관협착증이라고 1980년 발표하였으며, 일부 학자는 척추관 외측 각도가 30도 미만을 외측 척추관협착증이라고 하였다. 그리고 미국 방사선과 의사 월터 바틴스키Walter S. Bartynsky는 외측 척추관협착증을 4단계로 구분하여 2003년 발표하였다. 외측 척추관협착증 0기는 정상 상태이고, 1기는 척추관 외측은 좁아져 있으나 신경근 압박이 없는 상태, 2기는 척추관 외측도 좁아져 있고 신경근도 압박되어 있는 상태, 3기는 심하게 신경근이 압박되고 있는 상태로 구분하였다.

독일의 애니나 스프레트스퇴써Annina Splettstoesser 등은 월터 바틴스키와 비슷한 방법으로 외측 척추관협착증을 구분하였다. 외측 척추관협착증 0기는 정상 상태로 신경근이 뇌척수액에 둘러싸여 있고 주변 조직에 닿지 않은 상태이고, 1기는 척추관 외측은 좁아져 있으나 신경근의 위치 변경은 없는 상태, 2기는 척추관 외측도 좁아져 있고 신경근도 위치 변경이 있는 상태, 3기는 신경근이 압박되고 있는 상태로 구분하였다. 그리고 저자들은 척추관협착증 진단에 자기공명영상 검사가 최선이나 자기공명영상에 의한 외측 척추관협착증 정도와 임상 증상과의 상관 관계는 없었다고 2017년 학술지에 발표하였다. 외측 척추관협착증은 중심성 척추관협착증 없이 단독으로 발생하는 경우도 있으나 대부분 중심성 척추관협착증과 동반되어 발생한다.

(6) 추간공협착증의 진단

척추의 추간공은 신경근이 척추관에서 나오는 출구에 해당되며, 신경근이 척추관에서 나오는 추간공이 좁아지는 것이 추간공협착증이다. 추간공협착증은 ① 추간판이 퇴행성 변화로 인해 높이가 낮아지거나, ② 척추 후관절이 퇴행성 변화로 인한 비후, ③ 척추 후관절의 상관절 돌기가 상방으로 아탈구, ④ 황색인대의 좌굴, ⑤ 섬유륜의 팽윤 또는 탈출로 인해 발생한다.

미국 신경외과 의사 죠셉 엡쉬타인Joseph A. Epstein은 추간공협착증 환자 12명을 척수강조영술로 진단하고 수술로 치료하여 1973년 최초로 발표하였다. 증상으로는 자발적으로 발생한 만성 요통, 급성의 한쪽 또는 양측 다리의 방사통, 일어서거나 걸으면 심해지는 통증, 신경인성 간헐적 파행, 하지 위약 또는 저림증 등이 있었다.

스위스 취리히대학 영상의학과 교수 윌더무드S. Wildermuth는 추간공협착증을 4단계로 구분하여 1998년 발표하였다. 윌더무드는 0기는 정상 추간공, 1기는 신경근 주변의 지방 조직이 관찰되나 경미하게 압박된 경우, 2기는 신경근 주변의 지방 조직이 부분적으로 관찰되는 경우, 3기는 신경근 주변의 지방 조직이 전혀 관찰되지 않는 경우의 4단계로 추간공협착증을 구분하였다. 서울대학교 영상의학과 교실은 자기공명영상으로 추간공협착증을 4단계로 구분하여 2010년 발표하였다. 0기는 정상 추간공 상태, 1기는 경미한 추간공협착증 상태로 신경근의 형태학적 변화는 없으면서 신경근의 위아래 또는 앞뒤의 지방 조직이 소실된 경우, 2기는 중등도 추간공협착증 상태로 신경근의 4방향(위아래, 앞뒤)에서 지방 조직이 소실된 경우, 3기는 심한 추간공협착증 상태로 신경근 주변의 지방 조직 소실과 신경근의 형태학적 변화가 발생된 경우로 구분하여 발표하였다.

그림 3-20 제5요추 협부(결손)형 척추전방전위증에 의한 추간공협착증의 영상

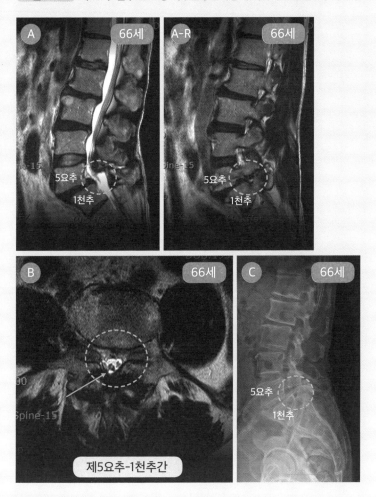

66세 남성의 자기공명영상 시상면 영상(A)에서 제5요추 전방전위증이 관찰되고 경막강 안의 신경근들이 경미하게 붙어 있고 뇌척수액 공간이 잘 관찰된다(A, 파란 점선 원). 우측 추간공 위치의 시상옆면 영상(A-R)에서 제5요추 협부 (결손)형 척추전방전위증과 제5요추-1천추간 우측 추간공이 협착되어 있는 것이 관찰된다(A-R, 파란 점선 원). 제5요추-1천추간 횡단면 자기공명영상(B)에서 황색인대의 비후와 척추전방전위증으로 인해 척추관협착증이 관찰되고(B, 파란 점선 원), 척추관 내부에 위치한 경막강 안의 신경근들이 완전히 분리되어 떨어져 있지 않고 부분적으로 뭉쳐서 관찰되고 신경근들 사이로 뇌척수액이 관찰되고 경막외강 지방조직(B, 파란 화살표)은 저명하게 관찰되지 않지만 제 5요추-1천추간 척추관협착증은 2기에 해당된다. 제5요추-1천추간 경막강 단면적은 72mm²로 측정된다. 단순 방사선 측면 영상(C)에서 제5요추 협부(결손)형 척추전방전위증이 관찰되고 제5요추의 전방 전위는 28%로 측정된다.

그림 3-21　제5요추 협부(결손)형 척추전방전위증에 의한 추간공협착증의 영상

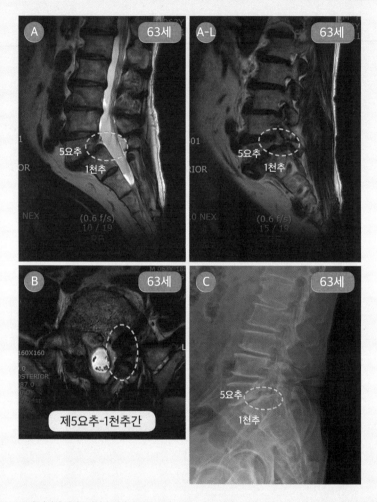

63세 남성의 자기공명영상 시상면 영상(A)에서 제5요추 전방전위증이 관찰되고 경막강 안의 뇌척수액 공간이 증가되어 관찰된다(A, 파란 점선 원). 좌측 추간공 위치의 시상옆면 영상(A-R)에서 제5요추 협부(결손)형 척추전방전위증과 제5요추-1천추간 좌측 추간공이 협착되어 있는 것이 관찰된다(A-L, 파란 점선 원). 제5요추-1천추간 횡단면 자기공명영상(B)에서 황색인대의 비후와 척추전방전위증으로 인해 좌측 함요부와 추간공 부위의 척추관협착증이 관찰되고(B, 파란 점선 원), 척추관 내부에 위치한 경막강이 앞뒤로 늘어나 있으며 신경근들은 정상적으로 분리되어 관찰되고 뇌척수액 공간도 증가되어 관찰되며 경막외강 지방조직도 잘 관찰되고 있어 제5요추-1천추간 좌측 추간공협착은 관찰되나 중심성 추관협착증은 없다. 제5요추-1천추간 경막강 단면적은 210m²로 측정되어 경막강은 협착되어 있지 않다. 단순 방사선 측면 영상(C)에서 제5요추 협부(결손)형 척추전방전위증이 관찰되고 제5요추의 전방 전위는 38%로 측정된다.

척추관협착증의
자연 경과

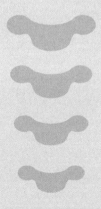

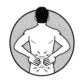

　어떤 질병의 자연 경과란 병리학적으로 질병이 시작되어 특정 치료의 개입이 없는 자연 상태에서 질병이 끝날 때까지 질병이 진행하는 과정을 말하며 질병의 자연사라고도 한다. 질병에는 자연 경과가 불량하여 숙주인 환자를 사망에 이르게 하는 악성 질환이 있는가 하면, 자연 경과가 양호하여 아무 치료를 하지 않더라도 스스로 호전이 되는 양성 질환도 있다. 질병의 자연 경과를 아는 것은 의학적으로 매우 중요하다. 어떤 특정한 치료 방법이 그 질병에 대한 효과가 있는지 없는지 알기 위해서는 대상 질병의 자연 경과를 알아야 하며, 치료를 통해 임상적으로 질병의 향상 정도가 자연 경과보다 좋아야 치료 효과가 있다고 할 수 있다.

　그러므로 모든 병에 있어서 자연 경과를 아는 것은 치료의 계획을 세우는 데 있어서 매우 중요하다. 예를 들어 암 질환 중에는 급격히 진행하는 악성도가 높은 것도 있고, 매우 천천히 진행하는 착한 암도 있지만, 대체로 모든 암은 지속적으로 진행하여 건강을 악화시키는 악성 질환이다. 그러나 척추관협착증은 암과 같이 지속적으로 악화되는 질환이 전혀 아니다. 척추관협착증은 척추가 노화되면서 누구에게나 발생하는 양성의 질환으로, 대부분 증상이 심해졌다 호전되었다 반복하는 경과를 보인다. 척추관협착증은 암과 달리 우리 생명을 위협하는 질환은 아니지만 삶의 질을 떨어뜨릴 수는 있다. 척추관협착증은 나이가 들어감에 따라 장시간에 걸쳐 자연히 진행되기 때문에 완치시킬 수 있는 치료법은 존재할 수 없으며 증상을 완화시키는 치료법이 있을 뿐이다. 척추관협착증은 주로 60세 이상의 성인에서 나타나는 질환으로 척추관협착증으로 고통을 받는 환자들은 대부분 빠른 시기에 완치하여 건강한 노후를 보내고 싶어 한다. 그러나 불행하게도 척추관협착증은 스스로 완치되지 않고, 어떠한 치료 방법으로도 완치시킬 수 없는 질환이다. 척추관협착증은 완치가 아닌 오직 증상만을 적절한 치료 방법으로 조절해 가면서 지내야 하는 질환이다. 완치가 없다고 하여 척추관협착증이 불치의 병 또는 예후가 나쁜 질병은 아니다. 대부분의 척추관협착증은 치료를 받지 않더라도 스스로 증상이 심했다 덜했다 반복하면서 나이가 들어감에 따라 서서히 진행하는 양성 질환이다.

1954년 척추관협착증이란 질병이 알려진 후 척추관협착증의 진단 방법은 단순 방사선 검사, 척수강조영술, 전산화단층촬영으로 발전되어 오다 1990년경부터 자기공명영상 검사로 크게 발전하게 되었다. 그러나 자기공명영상에 의한 영상학적인 진단 방법이 괄목하게 발전했어도 척추관협착증 진단은 아직까지 임상적 증상에 의한 진단이 훨씬 중요하다. 척추관협착증의 증상이 나타났다 호전되었다를 반복하여도 척추관협착증이 형태학적으로 협착되었다 넓어졌다 하는 것은 아니다. 즉 척추관협착증은 형태학적으로 악화와 호전이 반복되지 않지만 임상 증상은 악화와 호전이 반복되어 나타나고, 척추관협착증의 협착 정도는 나이가 들어 감에 따라 조금씩 심해져 간다. 그리고 척추관협착증의 증상도 척추관협 착증의 정도와 반드시 일치하지 않으며, 척추관협착이 진행되는 것에 비 례하여 임상 증상이 지속적으로 악화되지 않는다.

척추관협착증은 조기에 진단하여 조기에 치료하여 완치시킬 수 있 는 질환이 아니다. 오히려 버틸 수 있을 때까지 버티다 삶의 질이 심각하 게 나빠지면 부득이 최소의 치료로 삶의 질을 가능한 높이며 생활하는 것이 최선의 치료 전략이다. 아무리 척추를 나사못으로 단단히 고정하여 도 수술 후 척추의 퇴행성 변화는 계속되고 척추관협착증도 계속 진행된 다. 오히려 척추 나사못을 사용하는 척추고정술은 척추관협착증을 완치 시키지도 못하면서 후유증과 합병증을 발생시키기만 한다. 어차피 척추 관협착증은 완치시킬 수 없고 완치되지도 않으므로 후유증과 합병증 발 생이 가장 적으면서 치료 효과가 높은 치료법으로 증상을 조절하는 것이 최선의 치료법이다.

일부 척추관협착증 환자들은 척추관협착증은 완치되지도 않고 완치 시킬 수도 없는 질환이라고 설명하면, 불치의 병이냐고 반문한다. 마치 치료가 되지 않는 일부 암 질환과 척추관협착증을 동일하게 생각하고 하 는 질문이다. 그러나 분명히 다른 점은 척추관협착증은 치료를 하지 않더 라도 생명에는 지장이 없다. 다만 증상으로 인해 삶의 질이 떨어질 뿐이 다. 그리고 척추관협착증은 어떤 치료를 하지 않더라도 증상(요통, 엉덩이 통증, 다리 통증, 저림증 등)은 저절로 호전된다. 호전된 상태로 평생 지속되 는 않지만 심하게 느끼는 증상은 일시적으로 호전된다.

모든 사람들은 병이 재발되지 않고 완치되기를 희망한다. 척추관협착증도 주사나 약 또는 수술로서 재발되지 않고 남은 여생 허리 통증 없이 지내기를 바란다. 그러나 이러한 기대는 거의 현실 가능성이 없는 꿈과 같다. 척추관협착증으로 발생하는 증상이 단지 척추관이 좁아져 발생하는 것만이 아니기 때문이다. 물리적으로 신경이 지나가는 통로가 좁아져 있는 것은 얼마든지 수술로 넓힐 수가 있다. 그러나 통증은 척추관협착증에 의해 신경관이 좁아져 눌려 있기 때문에 발생하는 것이 아니고 척추의 관절, 근육, 인대, 추간판(디스크)이 퇴행성 변화에 의해 염증이 발생하고 우리 몸의 체중이 척추에서 이상적으로 분산되지 않고 어느 한쪽으로 치우쳐 힘이 전달되어 그 부분이 나빠지기 때문이다.

퇴행성 변화에 의한 염증 변화로 발생되는 통증은 수술로 치료가 불가능하고 주사나 약물로도 불가능하다. 또한 젊었을 때 우리 몸을 균형 있게 잘 지탱해주던 척추와 근육들이 오랜 기간 잘못된 습관으로 균형을 잃고 어느 한쪽으로 힘이 지속적으로 전달되어 퇴행성 변화가 심해지기 때문이다. 따라서 재발을 방지하는 가장 좋은 예방법은 우리 몸의 균형을 회복하기 위해 지속적으로 걷기나 수영 같은 저충격 유산소 운동과 유연성을 키우는 스트레칭 운동뿐이다. 수술이나 주사 또는 약은 재발을 방지하지 못한다.

척추관협착증의 자연 경과에 대한 연구는 1992년 처음으로 발표되었다. 스웨덴 정형외과 의사 칼 에릭 존슨Karl-Erik Johnsson 등은 32명의 척추관협착증 환자(평균 연령 60세)를 대상으로 평균 49개월간 관찰한 결과 70% 환자는 증상의 변화가 없고, 15% 환자는 증상이 호전되고, 15% 환자는 증상이 악화되었다고 학회지에 보고하였다. 그러나 심한 악화는 없었다고 보고하였다.

2008년 일본 정형외과 의사 히로시 미야모토Miyamoto Hiroshi 등은 120명의 척추관협착증 환자를 5년간 보존적 치료하여 43%가 증상이 호전되었고, 17%는 증상의 변함이 없었으며, 40%는 증상이 악화되었다고 학회지에 발표하였다. 또 일본 정형외과 의사 마츠다이로 코Matsudaira Ko 등은 274명의 척추관협착증 환자(평균 연령 71세, 50세~85세, 남:여=151:123) 중 185명(추적률 67.5%)을 3년간 추적 관찰하여 그 결과를 2016년 학회지에 보고하였다. 185명 중 수술을 받지 않은 환자가 103명, 수술을 받은 환자가 82명이었다. 185명 중 보존적 치료로 증상이 호전된 환자는 30%이었으며, 나머지 25%는 보존적 치료로 증상이 악화되었거나, 비슷하게 유지되었으며, 44%은 3년간의 추적 관찰 기간 중 수술을 받았다. 수술받지 않은 103명 중 55.3%(57명)이 호전되었으며, 수술받은 82명 중 62.2%(51명) 환자가 증상이 호전되어 수술받지 않고 호전될 가능성과 수술로 호전될 가능성이 비슷하였다. 또 저자들은 ① 마미증후군이 아닌 척추 신경근 증상만 있는 경우(교차비, Odds ratio, 4.42), ② 퇴행성 척추전만증 또는 측만증이 없는 경우(교차비, 2.11), ③ 증상이 1년 미만인 경우(교차비, 3.68) 보존적 치료로 증상 호전이 되었다고 하였다.

또한 스웨덴 정형외과 의사 퍼 웨스버그Per Wessberg와 카린 프레너레드Karin Frennered는 146명의 중등도 증상을 보이는 척추관협착증 환자(평균 연령 68세, 21세~91세, 추적률, 89%)를 평균 3.3년간 경과 관찰한 결과 요통 증상의 변함이 없는 경우가 54%(55명), 요통 증상이 호전된 경우가 36%(32명), 그리고 요통 증상이 악화된 경우가 10%(13명)라고 2017년 학회지에 보고하였다. 그리고 하지 동통은 변함이 없는 경우가 55%, 호전된 경우가 32%, 악화된 경우가 13%라고 보고하였다. 특히 척추관협착의 황단면 면적이 0.5cm² 미만인 경우에서는 호전된 경우가 없었다고 하였다.

　이상의 연구 논문 결과를 종합하면 증상이 변함없거나 비슷하게 유지되는 경우가 50%~70%, 호전되는 경우가 15%~43%, 그리고 악화되는 경우가 10%~40%이다. 대략 척추관협착증 환자의 절반 이상(50%)은 증상이 비슷하게 나타나면서 지속되고, 나머지의 절반 즉 25%가량은 증상이 호전되고, 또 나머지 25%는 악화된다. 자연 경과에 대한 연구의 단점으로는 경과 관찰 기간이 3년~5년 정도로 5년 이상의 장기간에 걸친 자연 경과 연구가 아니며, 자기공명영상 등에 의한 형태학적 진단을 병행한 자연 경과 연구가 아닌 점 등이 지적되고 있다. 또한 척추관협착증의 원인과 종류가 다양하여 원인 병소에 따른 자연 경과에 대한 연구가 아직 부족한 실정이다.

• 자연 경과로 유의한 변화가 없거나 경미하게 변화된 사례들(그림 4-1~6)

그림 4-1 다발성 척추관협착증이 12년 자연 경과 후 경미하게 변화된 영상

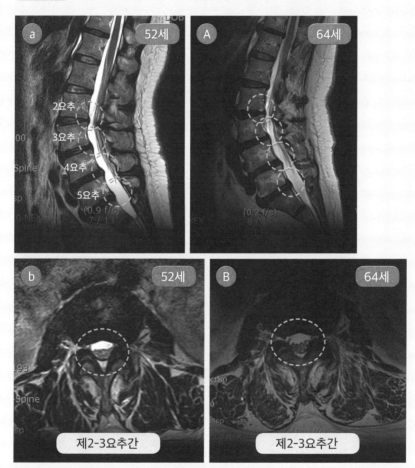

52세 여성의 자기공명영상 시상면 영상(a)에서 제2-3요추간, 제3-4요추간, 제4-5요추간, 그리고 제5요추-1천추간 추간판의 척추관협착증이 관찰되고(a, 파란 점선 원), 12년 1개월 경과 후 영상(A, 64세)에서 척추관협착증이 진행된 (악화된) 소견은 관찰되지 않는다(A, 파란 점선 원). 제2-3요추간, 제3-4요추간, 제4-5요추간 횡단면 자기공명영상 (b, c, d, 52세)에서 척추관협착증 2기 소견이 관찰되고(b, c, d, 파란 점선 원), 12년 1개월 후 영상(B, C, D, 64세)에 서도 척추관협착증 2기 소견이 관찰되어(B, C, D, 파란 점선 원) 척추관협착증은 진행된 소견은 관찰되지 않는다. 그 리고 제5요추-1천추간 횡단면 영상(e, 52세)에서 척추관협착증 1기 소견이 관찰되고(e, 파란 점선 원), 12년 1개월 후 영상(E, 64세)에서도 척추관협착증 1기 소견이 관찰되어(E, 파란 점선 원) 척추관협착증이 진행된 소견은 관찰되지 않는다. 파란 점선 원은 척추관협착증이 있는 부위이다.

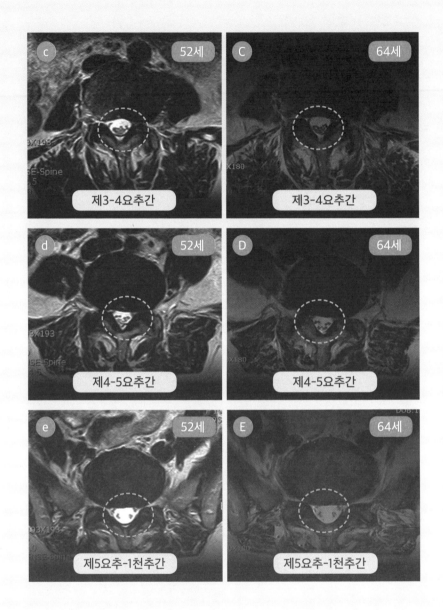

그림 4-2 척추전방전위증에 의한 척추관협착증이 9년 6개월 자연 경과 후 경미하게 변화된 영상

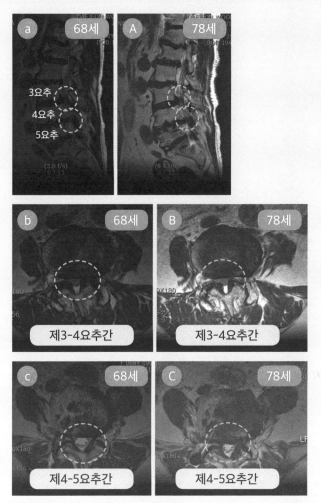

과거 제5요추-1천추간 우측 나사못 고정술을 시행 받은 68세 여성의 자기공명영상 시상면 영상(a)에서 제3-4요추간과 제4-5요추간 척추관협착증이 관찰되며(a, 파란 점선 원) 9년 6개월 경과 후 시상면 영상(A, 78세)에서 척추관협착증이 경미하게 진행된 소견이 관찰된다(A, 파란 점선 원). 제3-4요추간 횡단면 자기공명영상(b, 68세)에서 척추관협착증 3기 소견이 관찰되고(b, 파란 점선 원), 9년 6개월 경과 후 영상(B, 78세)에서 척추관협착증 3기로 관찰되어(B, 파란 점선 원) 척추관협착증이 진행된 소견이 관찰되지 않는다. 제4-5요추간 횡단면 자기공명영상(c, 68세)에서 척추관협착증 1기 소견이 관찰되고(c, 파란 점선 원), 9년 6개월 경과 후 영상(C, 78세)에서 척추관협착증 1기 관찰되어(C, 파란 점선 원) 척추관협착증이 진행된 소견이 관찰되지 않는다. 파란 점선 원이 척추관협착증 부위이다.

그림 4-3 척추관협착증이 9년 자연 경과 후 경미하게 변화된 영상

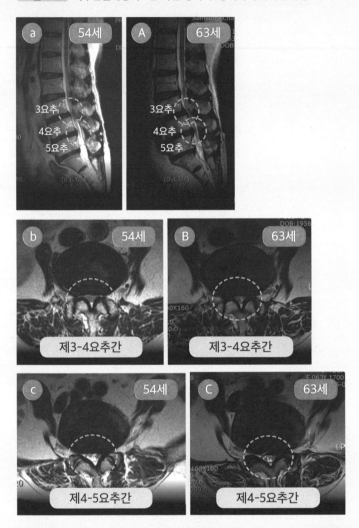

54세 여성의 자기공명영상 시상면 영상(a, 54세)에서 제3-4요추간과 제4-5요추간 척추관협착증이 관찰되고(a, 파란 점선 원), 9년 경과 후 시상면 영상(A, 63세)에서 척추관협착증이 경미하게 진행된(악화된) 소견이 관찰된다(A, 파란 점선 원). 제3-4요추간 횡단면 자기공명영상(b, 54세)에서 척추관협착증이 3기 상태로 관찰되고(b, 파란 점선 원), 9년 경과 후 영상(B, 63세)에서도 척추관협착증이 3기 상태로 관찰되어 척추관협착증은 진행되지 않은 것으로 판단된다. 그리고 제4-5요추간 횡단면 영상(c, 54세)에서 척추관협착증이 2기 상태로 관찰되고(b, 파란 점선 원), 9년 경과 후 영상(C, 63세)에서도 척추관협착증이 2기 상태로 관찰되어(C, 파란 점선 원) 척추관협착증이 저명하게 진행되지 않은 것으로 판단된다.

그림 4-4 세 분절 척추관협착증이 9년 자연 경과 후 경미하게 변화된 영상

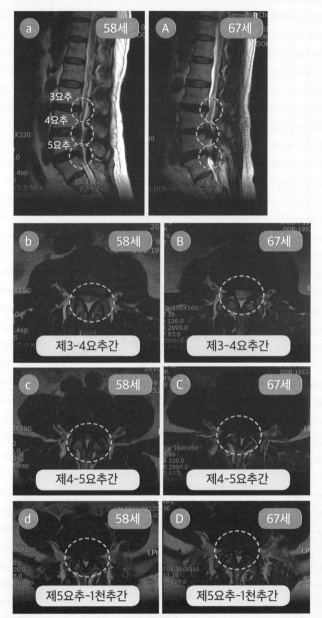

58세 남성의 자기공명영상 시상면 영상(a)에서 제3-4요추간, 제4-5요추간, 제5요추-1천추간 척추관협착증이 관찰되고(a, 파란 점선 원), 6년 경과 후 폐암 수술을 받았으며, 9년 경과 후 영상(A, 67세)에서 척추관협착증은 저명하게 악화된 소견이 관찰되고 있지 않다(A, 파란 점선 원). 제3-4요추간, 제4-5요추간, 제5요추-1천추간 횡단면 자기공명영상(b, c, d, 58세)에서 척추관협착증은 3기 소견으로 관찰되고(b, c, d, 파란 점선 원), 9년 경과 후 영상(B, C, D, 67세)에서 척추관협착증은 3기 소견으로 관찰되어(B, C, D, 파란 점선 원) 척추관협착증은 저명하게 진행되지 않았다. 파란 점선 원은 척추관협착증 부위이다.

그림 4-5 척추관협착증이 7년 자연 경과 후 경미하게 변화된 영상

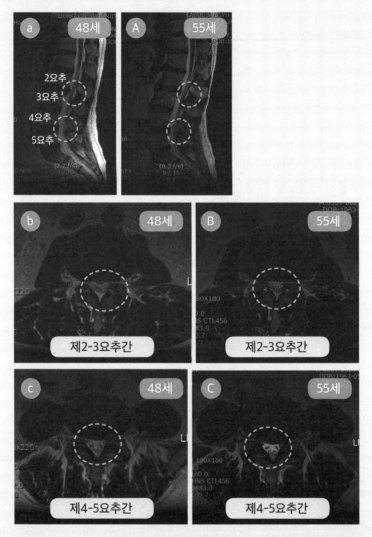

48세 남성의 자기공명영상 시상면 영상(a)에서 제2-3요추간과 제4-5요추간 척추관협착증이 관찰되고(a, 파란 점선 원) 7년 경과 후 영상(A, 55세)에서도 거의 변화되지 않고 비슷한 상태로 관찰(A, 파란 점선 원)된다. 제2-3요추간 횡단면 자기공명영상(b, 48세)에서 척추관협착증 2기 소견이 관찰되고(b, 파란 점선 원), 7년 후 영상(B, 55세)에서도 척추관협착증 2기 소견으로 관찰되어(B, 파란 점선 원) 척추관협착증은 진행되지 않았다. 그리고 제4-5요추간 횡단면 영상(c, 48세)에서 척추관협착증 1기 소견이 관찰되고(c, 파란 점선 원), 7년 후 영상(C, 55세)에서도 척추관협착증 1기 소견이 관찰되어(C, 파란 점선 원) 척추관협착증이 진행되지 않았다. 파란 점선 원은 척추관협착증 부위이다.

그림 4-6 척추관협착증이 4년 자연 경과 후 경미하게 변화된 영상

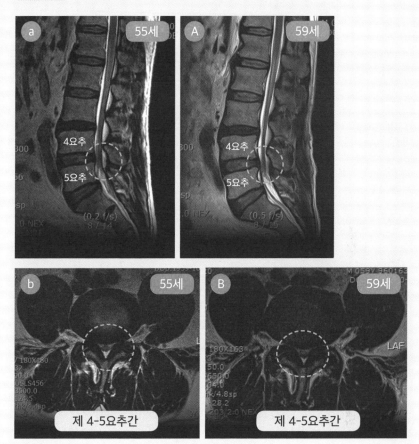

55세 남성의 자기공명영상 시상면 영상(a, 55세)에서 제4-5요추간 척추관협착증이 관찰되고 4년 경과 후(A, 59세) 영상에서 척추관협착증의 유의한 변화는 관찰되지 않는다. 제4-5요추간 횡단면의 자기공명영상(b, 55세)에서 척추 관협착증 3기 소견이 관찰되고, 4년 경과 후(B, 59세) 영상에서도 척추관협착증 3기 소견이 관찰되어 제4-5요추간 척추관협착증이 4년 자연 경과 후 저명하게 진행되지 않았다. 파란 점선 원이 척추관협착증 부위이다.

그림 4-7 척추관협착증이 13년 자연 경과 후 악화된 영상

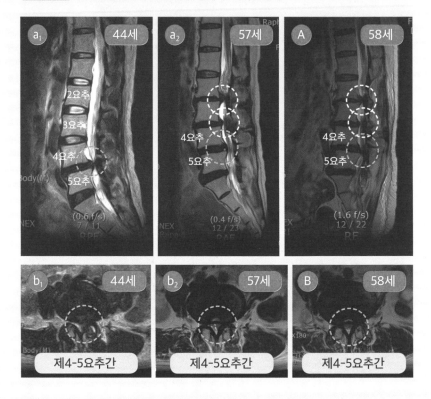

44세 여성의 자기공명영상 시상면 영상(a1)에서 제4-5요추간 척추관협착증이 관찰되며(a1, 파란 점선 원), 12년 경과 후 영상(a2, 57세)과 13년 경과 후 영상(A, 58세)에서 척추전방전위증과 척추관협착증이 진행된(악화된) 소견이 관찰되고(a2, A, 파란 점선 원), 그 위 부위 제2-3요추간과 제3-4요추간에도 척추관협착증이 새롭게 발생되어 진행된 소견이 관찰된다(a2, A, 흰 점선 원). 제4-5요추간 횡단면 자기공명영상(b1, 44세)에서 척추관협착증 2기 상태가 주로 좌측 함요부에 관찰되었으나, 12년 경과 후 영상(b2, 57세)과 13년 경과 후 영상(B, 58세)에서 척추관협착증이 3기로 진행된 소견이 관찰된다. 파란 점선 원이 제4-5요추간 척추관협착증 부위이며, 흰색 점선 원은 새롭게 발생한 척추관협착증 부위이다.

그림 4-8   퇴행성 척추관협착증이 9년5개월 자연 경과 후 악화된 영상

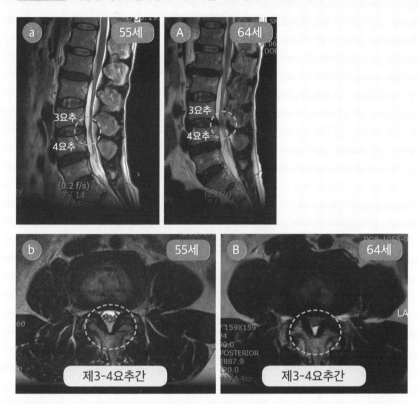

55세 남성의 자기공명영상 시상면 영상(a, 55세)에서 제3-4요추간 척추전방전위증은 관찰되지 않으나 척추관협착증이 관찰되고(a, 파란 점선 원), 9년 5개월 경과 후 영상(A, 64세)에서 제3-4요추간 척추전방전위증이 저명하게 관찰되고 척추관협착증이 경미하게 진행된 것이 관찰된다(A, 파란 점선 원). 제3-4요추간 횡단면 자기공명영상(b, 55세)에서 척추관협착증 2기 소견이 관찰되나(b, 파란 점선 원), 9년5개월 경과 후 영상(B, 64세)에서 척추관협착증 3기로 진행된(악화된) 소견이 관찰된다(B, 파란 점선 원).

그림 4-9 퇴행성 척추전방전위증에 의한 척추관협착증이 9년 경과 후 악화된 영상

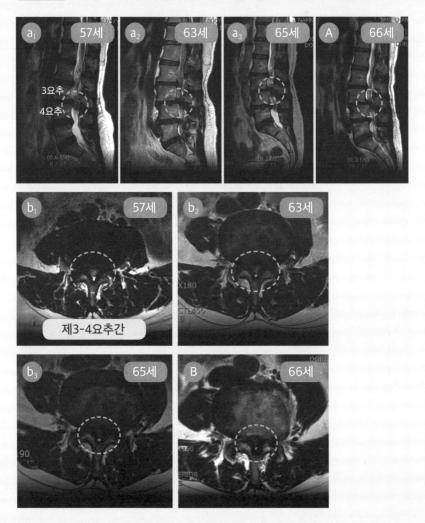

57세 여성의 자기공명영상 시상면 영상(a1)에서 제3-4요추간 척추관협착증만 관찰되었으나(a1, 파란 점선 원), 6년 경과 후 영상(a2, 63세)에서 제3-4요추간 퇴행성 척추전방전위증이 관찰되고 척추관협착증이 진행된 소견이 관찰되며, 8년 경과 후 영상(a3, 65세)과 9년 경과 후 영상(A, 66세)에서도 척추전방전위증과 척추관협착증이 경미하게 진행된 소견이 관찰된다. 제3-4요추간 횡단면 자기공명영상(b1, 57세)에서 척추관협착증은 3기 상태로 관찰되나(b1, 파란 점선 원), 6년 경과 후 영상(b2, 63세), 8년 경과 후 영상(b3, 65세), 그리고 9년 경과 후 영상(B, 66세)에서 척추관협착증은 동일한 3기 상태이나 척추관 내의 경막낭 면적은 점차 작아지고 있는 것이 관찰되어 척추관협착증이 서서히 진행되고 있는 것으로 판단된다. 파란 점선 원은 척추전방전위증으로 발생된 척추관협착증 부위이다.

그림 4-10 퇴행성 척추전방전위증에 의한 척추관협착증이 7년 경과 후 경미하게 악화된 영상

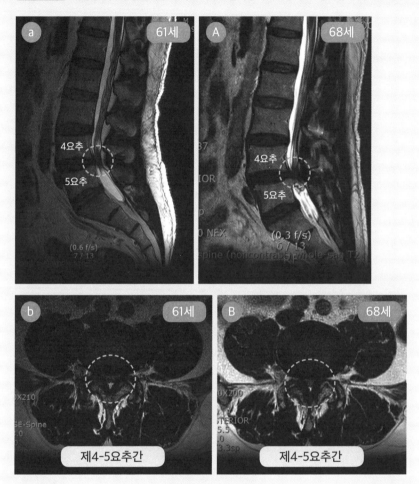

61세 남성의 자기공명영상 시상면 영상(a, 61세)에서 제4요추 퇴행성 척추전방전위증에 의한 제4-5요추간 척추관협착증이 관찰되며(a, 파란 점선 원), 7년 1개월 경과 후 자기공명영상 시상면 영상(A, 68세)에서 척추관협착증이 경미하게 진행된 소견이 관찰된다(A, 파란 점선 원). 제4-5요추간 횡단면 자기공명영상(b, 61세)에서 제4-5요추간 척추관협착증 3기 소견이 관찰되고(b, 파란 점선 원), 7년 1개월 경과 후 자기공명영상(B, 68세)에서도 제4-5요추간 척추관협착증 3기 소견이 동일하게 관찰되나, 경막낭 면적이 작아져 있어(B, 파란 점선 원) 제4-5요추간 척추관협착증은 경미하게 진행된 것으로 판단된다.

그림 4-11 퇴행성 척추전방전위증에 의한 척추관협착증이 6년9개월 경과 후 경미하게 악화된 영상

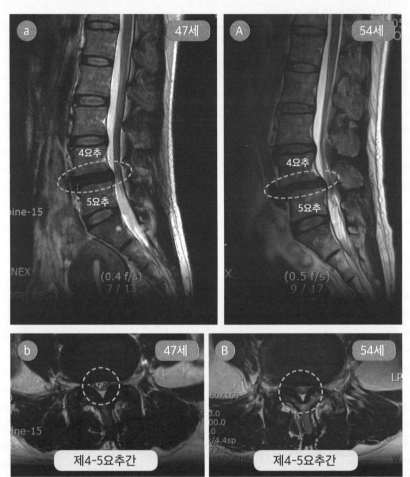

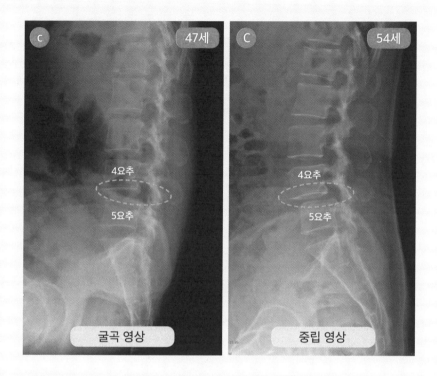

47세 여성의 자기공명영상 시상면 영상(a, 47세)에서 제4요추 퇴행성 척추전방전위증과 제4-5요추간 척추관협착증이 관찰되며(a, 파란 점선 원), 6년 7개월 경과 후 자기공명영상(A, 54세)에서 척추전방전위증과 척추관협착증 악화된 소견이 관찰된다(A, 파란 점선 원). 제4-5요추간 횡단면 자기공명영상(b, 47세)에서 척추관협착증 2기 소견이 관찰되었으나(b, 파란 점선 원), 6년 7개월 경과 후 자기공명영상(B, 54세)에서 척추관협착증 3기 소견으로 관찰되어(B, 파란 점선 원) 제4-5요추간 척추관협착증이 악화된 것으로 판단된다. 제4요추의 전방 전위는 자기공명영상 시상면 영상(a, 47세)에서 측정한 결과 17%로 측정되었으나, 6년 9개월 경과 후 단순 방사선 중립 측면 영상(D, 54세)에서 제4요추의 전방 전위는 19%로 측정되어(D, 파란 점선 원) 제4요추의 전방 전위가 경미하게 증가된 것으로 판단된다. 단순 방사선 굴곡(C, 47세)-신전 영상에서 제4-5요추간 시상면 굴곡도는 16도(C, 파란 점선 원)로 측정되었으며, 6년 9개월 경과 후 단순 방사선 굴곡-신전 영상에서도 시상면 굴곡도는 16도로 측정되어 제4-5분절간 불안정성은 없었다

그림 4-12 척추전방전위증에 의한 척추관협착증이 6년 자연 경과 후 악화된 영상

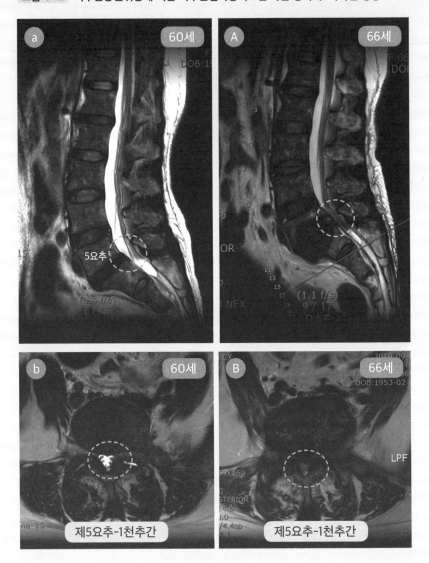

60세 여성의 자기공명영상 시상면 영상(a)에서 제5요추의 퇴행성 척추전방전위증에 의한 제5요추-1천추간 척추관 협착증이 관찰되며(a, 파란 점선 원) 6년 경과 후 시상면 영상(A, 66세)에서 진행된(악화된) 소견이 관찰된다(A, 파란 점선 원). 제5요추-1천추간 횡단면(b, 60세)에서 척추관협착증 1기 소견이 관찰되나(b, 파란 점선 원) 6년 경과 후 영상(B, 66세)에서 척추관협착증 3기로 진행된(악화된) 소견이 관찰된다(B 파란 점선 원).

그림 4-13 척추관협착증이 7년 경과 후 경미하게 호전된 영상

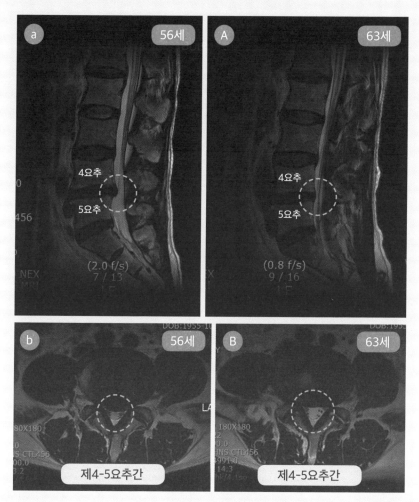

56세 남성의 자기공명영상 시상면 영상(a, 56세)에서 제4-5요추간 척추관협착증이 관찰되고(a, 파란 점선 원) 7년 경과 후 자기공명영상 시상면 영상(A, 63세)에서 척추관협착증이 경미하게 호전된 소견이 관찰된다(A, 파란 점선 원). 제4-5요추간 횡단면 자기공명영상(b, 56세)에서 척추관협착증 1기 소견이 관찰되고(b, 파란 점선 원), 7년 경과 후 자기공명영상(B, 63세)에서도 척추관협착증 1기 소견이 동일하게 관찰되나, 경막낭 면적이 증가되어(B, 파란 점선 원) 제4-5요추간 척추관협착증은 경미하게 호전된 것으로 판단된다. (b, B 파란 점선 원)

5장

척추관협착증의
보존적 치료
(비수술적 치료)

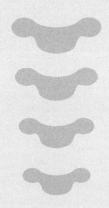

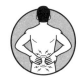

    척추관협착증은 대부분 자연 경과가 양호하기 때문에 치료를 성급하게 결정할 필요는 없다. 일반적으로 척추관협착증은 요통과 다리 동통이 만성적으로 심해졌다 호전되기를 반복한다. 가끔은 견딜 수 있는 통증의 만성적 경과 도중에 갑자기 통증이 심해져 참기 어려운 상태의 돌발성 통증이 발생하여 '몸에 큰 이상이 일어나고 있지 않나' 하는 두려움과 심한 통증을 견디기 어려워 응급실을 찾기도 하지만, 이러한 돌발성 통증은 대체로 1주일 이상 지속되는 경우는 드물기 때문에 크게 두려워할 필요는 없다. 그러나 드물지 않게 일시적 증상 악화가 아니고 척추에 발생한 골절 등의 다른 원인으로 돌발성 통증이 발생할 수도 있으므로 척추 전문의사의 진단이 필요한 경우가 있다.

척추관협착증으로 발생하는 요통, 엉덩이 통증, 대퇴부 동통, 서혜부 통증, 다리 통증 등의 증상을 견딜 수 있다면 굳이 적극적인 치료를 받을 필요는 없다. 통증이 심해 일상생활이 어렵거나 통증을 견디기 어려운 경우 우선적으로 보존적 치료를 선택한다. 그러나 보존적 치료는 협착되어 있는 척추관을 넓히는 근본적인 치료법은 아니다. 협착되어 있는 척추관을 넓히는 근본적인 치료는 오직 수술적 치료만으로 가능하다. 수술적 치료는 보편적으로 모든 보존적 치료가 실패한 경우 그다음으로 선택되는 치료법이다. 그러나 수술에 따른 후유증과 합병증 발생의 위험이 있으므로 수술적 치료를 신중하게 선택해야 한다. 근래 시술은 수술이 아니라고 생각하여 충동적으로 너무 쉽게 시술을 받는 경우가 많다. 시술도 엄연히 수술의 일종이므로 후유증과 합병증이 발생할 수 있으므로 반드시 시술도 꼼꼼히 따져보고 신중하게 받아야 한다.

척추관협착증 치료를 크게 분류하면 비수술적 치료와 수술적 치료로 나눌 수 있다. 비수술적 치료나 수술적 치료 모두 척추관협착증을 완치시키지는 못한다. 그러므로 요통 또는 하지 동통과 같은 증상을 완화시키거나, 하지 근력 저하, 평형 기능 저하, 신경인성 파행 등과 같은 증상을 호전시키기 위해 자신에게 맞는 적절한 치료 방법을 선택해야 한다. 일반적으로 통증이 주증상인 경우는 비수술적 치료를 먼저 시행해 볼 수 있으나 하지 근력 저하, 보행 장애, 평형 기능 저하, 대소변 장애가 발생한 경우는 수술적 치료를 적극 고려해야 한다.

우리 몸에 발생하는 대부분의 질병은 우선 비수술적인 보존적 치료를 먼저 시행하는 것이 의학의 일반적 원칙이다. 수술은 수술 중 또는 수술 후 크고 작은 후유증과 합병증이 발생할 위험성이 있기 때문이다. 척추관협착증의 치료도 진행성 하지 근력 저하, 대소변 장애, 평형 기능 저하 등의 증상이 없다면 수술적 치료를 선택하기 전에 비수술적인 방법 즉 보존적 치료를 먼저 충분하게 받는 것이 원칙이다. 척추관협착증은 나이에 따라 저절로 발생하는 퇴행성 질환이며 양성 질환이기 때문에 급격하게 증상이 악화되는 경우는 드물다. 보존적 치료로 증상이 호전되지 않거나 심한 운동 장애 증상이 발생하면 수술적 치료를 고려하면 된다.

1. 걷기 ✪✪✪✪✪

척추관협착증의 비수술적 보존적 치료로는 증상이 갑자기 악화된 경우 단기간(1~2일)의 침상 안정이 필요하나, 장기간의 침상 안정은 오히려 척추와 하지 근육을 약화시킬 수 있어 권장되지 않는다. 일반적으로 증상 발현 초기에 급성기의 증상 완화를 위해 침상 안정이 도움이 될 수 있으나, 걸을 수 있는 정도의 통증이라면 침상에 안정할 필요는 없다.

척추관협착증 또는 추간판탈출증 등 대부분의 퇴행성 추간판 질환에 의한 요통 또는 방사통이 있는 경우 걷기 운동이 증상의 빠른 완화에 도움이 된다. 통증이 심한 경우 한 번에 10분 이상 걸을 수 없는 때도 있다. 이런 경우에는 5분 걸은 후 5분 쉬면서 하루 약 1시간 이내 걸으면 좋다.

척추 질환에 있어서 보존적 치료로 가장 손쉽게 할 수 있는 방법은 저강도 유산소 운동을 지속하는 것이다. 저강도 유산소 운동의 대표적인 운동이 걷기이며 운동을 처음 시작할 때 환자 스스로 감당할 수 있는 정도의 속도와 시간 동안 걸으면서 익숙해지면 점차 늘려 나가는 것이 좋다. 대체로 1일 1시간 내외가 적정하며, 1주일에 4~5일 이상 운동하는 것이 좋다. 통증 때문에 지속적으로 1시간 걷기가 힘든 경우 오전과 오후로 나누어 하여도 좋다. 본인의 건강 상태에 무리가 가지 않는 범위에서 가능한 자신이 할 수 있는 빠른 걸음으로 걷는 것이 좋다. 지속적으로 빠른 걸음을 걷기가 어려우면 간헐적 빠른 걸음도 좋다. 3~5분 빠르게 걷다 다시 3~5분 천천히 걷고, 또다시 빠른 걸음과 보통 걸음을 반복하여 걸으면 효과적이다. 팔을 앞뒤로 힘차게 흔들며 걷는 파워 워킹power walking 을 하면 팔 운동과 어깨 운동도 병행하게 되어 어깨에 발생하는 오십견의 치료 및 예방 효과도 있어 일석이조이다. 걷기 운동은 요통 등 증상이 발생한 뒤에도 치료 효과가 있으나 증상이 사라진 뒤에도 재발에 대한 예방 효과가 있기 때문에 지속적으로 하는 것이 바람직하다. 규칙적인 걷기 운동은 하체 근육과 코어 근육을 강하게 단련시키고, 척추 통증을 줄이며, 우리 몸의 유연성과 일반적인 건강을 향상시킨다.

걷기 운동은 특별한 기술과 방법이 필요하거나 운동 기구가 필요하지 않다. 단지 바르게 걷기 위해서는 주의해야 할 점이 있다. 턱을 뒤로 당기고 걸어야 한다. 턱을 당기는 것은 목을 앞으로 빼고 걷지 말라는 것이다. 턱을 하늘로 들어 올리지 말고 뒤로 당기면 머리가 자연히 어깨 위에 놓이게 된다. 머리를 어깨 위에 놓고 걸어야 목뼈에 무리가 발생하지 않게 된다. 그리고 엉덩이는 뒤로 빠지지 않는 자세를 유지하고 걸어야 한다. 엉덩이를 뒤로 빼고 걸으면 상체가 앞으로 굽어지게 되므로 허리에 무리가 일어나게 된다. 위로부터 머리, 어깨, 엉덩이, 무릎 그리고 발목이 수직선상에 있게 하여 걷는 자세가 올바르다. 상체를 앞으로 굽히지 말고 상체를 바로 세운 자세가 가장 경제적 자세이다. 머리나 상체를 앞으로 내밀고 걸으면 목 또는 허리가 피로해지고 무리하게 된다. 발을 바닥에 내디딜 때는 발뒤꿈치부터 지면에 먼저 닿게 하여 걸어야 한다. 발바닥 전체가 한꺼번에 지면에 닿는, 소위 터벅터벅 걷는 것은 발목 관절에 무리가 발생할 수 있다. 또한 발 모양은 11자 형태로 걸어야 한다. 8자 형태로 걷는 것은 무릎 관절에 무리가 될 뿐 아니라 균형 감각 훈련에도 도움이 되지 않아 피해야 한다. 20~30대 젊은 연령층은 한 번에 10,000보 이상 걷는 것이 추천되지만 50~60대 이상의 연령층은 8,000보를 기준으로 본인의 건강 상태를 감안하여 걸어야 한다.

걷기 운동은 근골격계 질환의 치료 및 예방에도 도움이 되지만 고혈압, 당뇨병, 과체중, 고지혈증, 뇌졸중, 심혈관질환, 호흡기 질환 등의 치료와 예방 및 재활에도 가장 좋은 운동이다. 걷기 운동은 우리 몸 모든 장기의 건강을 향상시킨다. 걷기는 ① 혈액 순환과 폐 기능을 향상시키고, ② 심근 경색 또는 뇌졸중의 위험성을 낮추고, ③ 고혈압을 낮추고, ④ 혈중 콜레스테롤을 낮추며, ⑤ 혈당을 낮추고, ⑥ 근육통을 줄여주며, ⑦ 관절을 유연하게 하며, ⑧ 뼈와 근육을 튼튼하게 만들고, ⑨ 평형(균형) 감각을 향상시키고, ⑩ 체지방을 줄여주는 효과가 있다. 사람이 살아 있는 동안 계속해야 하는 운동은 바로 걷기 운동이다. 과거에는 걷기가 일상이 되어 따로 운동이라고 할 수 없었다. 그러나 현대 사회는 기계화가 되면서 기본적인 걷기도 소홀하게 되어 걷기를 운동으로 취급하여 일상에서 별도 시간을 내어 걸어야만 한다.

걷기 운동은 하체 근력을 유지시키거나 강화시키는 것 이외에도 척추의 기립근을 강화시켜 우리 몸의 상체를 바로 세우고 유지하는 데 중요한 역할을 한다. 또한 사람이 걷기 위해서는 다리의 근력과 몸통을 바로 세우는 척추 기립근의 역할도 중요하지만 발바닥을 통해 균형 감각이 뇌로 전달되고 다시 뇌에서 다리 근육으로 운동 신경이 전달되어 넘어지지 않게 하는 기능이 정상적으로 작동되어야 한다. 우리 몸이 젊었을 때는 걷기에 필요한 평형 유지 기능은 당연하게 유지되는 것으로 여겨 왔지만, 나이가 들어 신경 기능이 퇴화되는 시기에는 척수의 신경뿐 아니라 뇌신경의 퇴화로 평형을 유지하는 기능도 점점 나빠지게 된다. 실제로 나이가 들어가면서 길을 걷다 잘 넘어지기도 하고 걸으면서 앞을 보지 않고 뒤를 돌아볼 때 넘어지는 일이 종종 있다. 평형 기능이 떨어진 노인 중에는 가만히 서 있다 뒤에서 누가 부를 경우 갑자기 목을 뒤로 돌리면 몸의 균형을 잃고 휘청거리는 경우도 있다.

우리 몸이 균형을 유지하기 위해서 세 기관이 기능을 한다. 첫 번째 기관은 시각에 의해 평형 유지 기능을 한다. 눈을 뜨고 서 있으면 우리 몸이 휘청거리지 않으나 눈을 감게 되면 우리 몸이 시각에 의한 평형 유지 기능이 떨어져 휘청거리며 쓰러질 수 있다. 두 번째 기관은 우리 귀의 내이內耳에 있는 달팽이관이 우리 몸의 평형 기능을 유지한다. 어릴 적 한 손으로 코를 잡고 다른 한 손으로 땅을 짚은 다음 제자리에서 몇 바퀴 돈 후 제자리에 서면 똑바로 서지 못하고 넘어지는 경우를 경험할 수 있다. 이 경우 내이에 있는 달팽이관의 평형 기능이 마비되어 중심을 잡지 못하고 넘어지게 되는 것이다. 세 번째 기관은 척수 신경을 통해 뇌로 고유 감각proprioception이 전달되어 우리 몸이 넘어지지 않고 서 있을 수 있게 유지한다. 고유 감각을 우리 몸의 5감(시각, 청각, 후각, 미각, 촉각)에 더하여 여섯 번째 감각이라고도 한다. 고유 감각은 우리 몸의 근육, 인대, 관절에 분포되어 있는 감각 신경이 척수의 후방에 있는 후기둥posterior column을 타고 뇌로 전달되고 다시 뇌에서 운동 신경이 다리 근육으로 전달되어 우리 몸이 평형을 유지하게 된다. 척추관협착증에서 척수가 압박되거나 신경근들이 압박되면 하지의 고유 감각이 뇌로 전달되는 신호가 감소하여 평형 기능이 떨어지기도 한다. 따라서 실내 자전거 운동보다 걷기 운동이 좋은 점은 걸으면서 하지의 고유 감각 기능을 꾸준히 훈련시켜 넘어지지 않고 잘 걸을 수 있게 하는 훈련이 되기 때문이다. 실내 자전거 운동은 무릎에 무리를 크게 주지 않으면서 하체 운동을 할 수 있는 장점이 있지만, 하지의 평형 기능을 유지하기 위한 고유 감각 훈련과 척추 기립근 강화에는 효과적이지 못하다. 물론 걷는 것이 힘든 신체적 상태, 예를 들어 무릎에 퇴행성 변화가 심하거나 무릎 연골에 문제가 있는 경우 걷는 운동이 불편할 수 있다. 이러한 경우 물속에서 걷는 운동을 대신할 수 있다. 물속에서 걷는 것은 물의 부력으로 인해 무릎에 하중이 적게 전달되므로 무릎 건강이 좋지 않은 분들은 물속에서 걷는 운동이 좋다.

걷기 운동 이외 스트레칭 운동이 효과적이다. 허리 건강에 도움이 되는 스트레칭 운동은 13장(454쪽 참조)에 기술되어 있다.

2. 입식생활, 잦은 자세 변경, 반신욕 ✪✪✪✪✪

척추관협착증으로 인한 통증을 줄이고 재발을 예방하기 위해서는 허리

건강을 유지하는 생활 습관이 반드시 필요하다. 요즘 우리나라가 빠르게 고령사회가 되면서 많은 식당들이 바닥에 앉아 밥상에서 식사하는 형태에서 의자와 식탁이 있는 식당으로 바뀌어 가고 있다. 바닥에 앉기를 불편해 하는 고령층의 요구 때문에 식당 풍경이 바뀌고 있다.

척추관협착증을 포함한 퇴행성 척추질환 환자뿐 아니라 건강한 사람도 허리 건강을 위해서는 바닥에 앉는 것을 삼가해야 한다. 바닥에 앉게 되면 허리를 과도하게 앞으로 굽히게 되어 허리의 아래 부분에 하중이 증가하여 허리 추간판과 척추뼈의 퇴행성 변화가 심해지고 추간판의 섬유륜이 잘 찢어져 심한 요통이 발생할 수 있다. 척추관협착증으로 심한 요통이 있거나 다리 통증이 발생한 사람들은 바닥에 앉는 생활을 해서는 안 된다. 척추관협착증으로 신경인성 간헐적 파행 증상이 있는 사람들은 쭈그리고 앉으면 파행 증상이 호전되지만 지속적으로 쭈그려 앉는 것은 허리의 퇴행성 변화를 악화시키므로 주의해야 한다. 어쩔 수 없이 바닥에 앉게 되면 방석을 여러 장 겹쳐 그 위에 앉거나 또는 궁둥이에 깔고 앉을 수 있는 도넛 형태의 간이 의자에 앉는 것이 좋으며 자주 일어섰다, 앉았다 하기를 반복해야 한다. 등받이가 있는 의자면 좀 더 편하고 허리에 무리를 적게 줄 수 있다.

우리나라 온돌 문화에 맞는 전통 생활 습관인 좌식생활은 허리 건강에 불리하다. 따라서 방바닥에 앉는 좌식생활에서 의자에 앉아 생활하는 입식생활 양식으로 바꿔야 하며 의자에 장시간 앉는 것을 피해야 한다. 집이나 사무실에서 한 번에 몇 시간씩 지속적으로 앉게 되면 허리에 무리가 발생한다. 약 1시간마다 의자에서 일어나 5분이라도 스트레칭하고 허리를 편 후 다시 앉아 일해야 한다. 버스, 승용차, 기차 또는 비행기를 타고 장시간 여행하는 경우도 수시로 자리에서 일어나 잠시라도 허리를 스트레칭하는 것이 좋다. 일어날 수 없는 환경에서는 허리를 좌우 또는 앞뒤로 움직이고 허리를 뒤로 후만곡시킨 후 다시 앞으로 전만곡시키는 스트레칭을 하면 도움이 된다. 그리고 경직되어 있는 근육이나 인대를 이완시키기 위해 따뜻한 샤워나 반신 목욕을 하면 통증 완화에 도움이 된다. 더운 목욕을 하게 되면 척추 근육이나 척추를 감싸고 있는 인대가 이완되면서 협착된 척추관이 이완되고 혈액 순환이 증가하게 되어 통증 완화 및 재발 예방에 효과가 있다. 일부 환자에서는 더운 목욕을 하면 통증이 심해진다고 호소하는 분도 있지만 대부분의 환자들은 반신욕으로 증상이 완화된다. 혹시 더운 목욕이 증상을 호전시키지 못하고 증상이 악화된다면 더운 목욕을 지속할 필요는 없다.

3. 진통 소염제

통증 완화를 위해 흔히 할 수 있는 보존적 치료법에는 진통 소염제를 복용하여 통증을 완화시키는 방법이 있다. 가끔 환자들은 빠른 증상 완화를 위해 경구약보다 주사 치료를 선호하는 경우가 있으나, 주사 치료도 협착된 척추관을 넓혀 치료하는 효과가 있는 것이 아니라 복용하는 약과 같이 통증을 감소시키는 진통 효과만 있을 뿐이다. 다만 진통제 주사가 복용하는 진통제보다 진통 효과를 빨리 볼 수 있는 장점은 있다.

약은 일반적으로 부정적 의미와 긍정적 의미가 있다. 어떤 사람이 평소와 다른 엉뚱한 일을 하거나 이상한 행동을 하는 경우 주변 사람들은 이를 가리켜 "약을 먹었나" 하고 진담 반 농담 반으로 이야기한다. 그러나 또 어떤 사람이 괴로워하거나 힘들어 하는 경우 "약 좀 먹어 보아라"고 위로와 충고를 한다. 전자의 "약을 먹었나"는 정신을 혼미하게 하는 약의 효과 또는 약의 부작용으로 나타나는 이상한 행동을 말하며, 후자 "약 좀 먹어 보아라"는 약의 부작용이 아닌 진정한 효과를 기대하는 것이다. 따라서 약에는 우리 몸에 유익한 긍정적인 효과도 있지만, 예상치 못했던 부작용도 있을 수 있기 때문에 약을 쓰기 전에는 항상 주의해야 되며 가능하면 전문가와 상의한 후 복용해야 한다.

통증 조절의 3단계 목표 중 1단계 목표는 야간 통증의 경감, 2단계 목표는 안정 시 통증의 경감, 3단계 목표는 활동 시 통증의 경감이다. 1단계의 통증은 가장 낮은 단계의 통증으로 낮에 활동하는 중에는 통증을 느끼지 못하나 밤에 조용히 잠을 들려고 하면 통증 때문에 수면에 방해를 받는 상태를 말한다. 2단계의 안정 시 통증은 야간에만 통증을 느끼는 상태보다 심한 통증 상태로 어떤 일에 집중하고 있을 때는 통증을 못 느끼나 안정을 취하려고 하면 통증을 느끼는 상태다. 3단계의 활동 시 통증은 일상 생활 활동 중에도 통증 때문에 지장을 받는 상태이다. 대부분의 척추관협착증 환자들은 서서히 통증의 정도가 진행하여 통증의 3단계인 활동 시 통증인 상태로 진행된 후 병원을 찾는 경우가 가장 흔하다.

진통제는 크게 비마약성 진통제와 마약성 진통제로 분류된다. 비마약성 진통제는 주로 말초 신경 부위에서 프로스타글란딘 생성을 억제하여 진통 효과를 나타내고 중등도 이하의 통증에 효과가 있으나 심한 통증에는 효과가 적다. 비마약성 진통제에는 아스피린, 비스테로이드 항염증제, 아세타미노펜이 있다. 한편 마약성 진통제는 중추신경계인 뇌에 작용하여 뇌기능을 억제시켜 진통 효과를 얻는다. 심한 통증에 효과가 있으며, 모르핀, 코데인 등이 있다. 비마약성 진통제는 마약성 진통제와 달리 약물이 갖고 있는 최고 효능을 갖고 있어 용량을 아무리 증가시켜도 진통 효과가 높아지지 않는 진통 효과의 최대치가 있는 특성이 있다. 이러한 효과의 최대치를 천장 효과라고 한다.

약물을 병용하여 사용하면 약물에 따라 효과가 상승되는 작용 즉 상협작용이 있을 수 있고, 단순히 효과가 더해지는 상합작용이 있을 수 있으며, 반대로 효과가 떨어지는 길항작용이 있을 수 있다. 일반적으로 마약성 진통제와 비마약성 진통제를 병용 사용하면 상협작용이 나타나고, 비스테로이드 진통소염제와 다른 비스테로이드 진통소염제를 병용 사용하면 길항작용으로 오히려 효과가 떨어진다. 그러므로 비스테로이드 진통소염제를 두 가지 이상 복용하는 것은 부작용만 증가시키고 원하는 진통효과의 상승작용이 없다.

근래 많이 사용되고 있는 두 가지 이상의 약제가 합쳐져 있는 복합제 제들은 대부분 마약성 진통제와 비스테로이드 진통소염제의 혼합 약제들이다. 예로서 울트라셋(파라마셋, 세타마돌)은 트라마돌과 아세트아미노펜의 복합제이고, 타이레놀-코데인은 아세트아미노펜과 코데인의 복합제이며, 마이폴(코노펜)은 코데인, 아세트아미노펜, 이부프로펜의 복합제이다.

(1) 아스피린 ✪✪✪✪✪

역사상 인류가 발견한 3대 명약은 아스피린Aspirin, 페니실린, 스테로이드 호르몬이다. 이중 역사적으로 가장 먼저 발견된 약이 통증 치료에 필요한 아스피린이다. 예로부터 인간을 괴롭히는 가장 흔한 증상이 통증이었으며, 사람들은 통증으로부터 벗어나기 위해 많은 노력을 하여 1897년 통증을 줄이기 위한 진통제 아스피린이 발견되었고, 이후 세균 감염에 대한 치료의 필요성으로 1928년 항생제인 페니실린이 발견되었으며, 1935년 미국의 화학자 에드워드 칼빈 켄달Edward Calvin Kendall은 부신피질에서 코티손cortisone을 최초로 분리하였고 이는 1948년 류마치스성 관절염 치료에 이용되었다. 코티손은 항염증 작용과 면역 억제기능 등의 스테로이드 호르몬이다.

아스피린의 성분인 살리실산은 버드나무 껍질에 함유되어 있으며 기원전 1500년쯤 고대 이집트 파피루스에서 처음으로 언급되었고, 기원전 400년경 히포크라테스가 사용했다는 기록이 있다. 영국의 성직자 에드워드 스톤은 열이 있는 사람에게 백버드나무 껍질즙을 해열 작용으로 사용하여 1763년 런던왕립학회에 발표하였다. 그 후 이탈리아 화학자 피라아는 버드나무 껍질에서 약효의 주성분인 살리신을 분리하였고, 살리실산은 해열 효과가 있었지만 위벽을 자극하여 설사를 일으키고, 많은 양을 복용하면 사망하는 경우도 있었다.

1897년 독일 바이엘 제약회사의 연구원인 펠릭스 호프만Felix Hoffamn이 최초의 합성 의약품인 아스피린을 만들었으며 살리실산의 부작용을 크게 줄이게 되었다. 바이엘 사는 1899년 3월 6일 해열 진통제로서 아스피린 특허를 등록하였고, 1914년에는 가루 형태의 아스피린에서 복용이 간편한 알약 형태로 개발되었다. 1971년 베인Vane은 아스피린의 항염증, 진통 및 해열 기능의 기전을 밝혔다. 아스피린은 연간 45,000톤이 소비될 정도로 매우 효과적인 약품으로 사용되어 왔으나 위염 또는 만성 위궤양과 같은 위장관계 합병증이 있고, 신장 독성과 출혈성 경향 등의 부작용이 1893년 보고되었다.

아스피린은 살리실레이트 유도체로서 바이엘 사의 상품명이며, 성분명은 아세틸살리실산이나, 일반적으로 성분명인 아세틸살리실산보다 상품명인 아스피린이 널리 알려져 있어 흔히 아스피린으로 불리고 있다. 아스피린의 진통 효과는 말초에 작용하는 기전과 중추신경계에 작용하는 두 가지 기전으로 설명된다. 아스피린은 말초의 염증이 있는 부위에서 프로스타글란딘의 생합성을 억제하여 염증으로 인한 통증을 줄이고 뇌에 작용하는 기전은 아직까지 명확히 밝혀지고 있지 않으나 중추신경계에 영향을 미쳐 진통효과를 보이는 것으로 알려져 있다.

아스피린은 염증으로 통증을 일으키는 부위, 즉 무릎이나 어깨 또는 손목, 손가락 등의 관절에 발생하는 관절염으로 통증이 있는 경우 염증이 발생한 관절에 작용한다. 그리고 염증이 허리 관절에 발생하여 통증이 있다면 허리에 작용하여 염증을 가라앉히고 통증을 줄이는 진통 효과를 나타낸다.

아스피린의 해열 효과는 아스피린이 뇌의 뇌하수체에 작용하여 우리 몸의 열 발산을 촉진하고 열 발생을 감소시켜 우리 몸의 열을 낮추는 효과를 나타낸다. 그리고 저용량 아스피린은 심혈관 및 뇌혈관계 질환에 도움이 되는 것으로 알려져 있다. 아스피린은 처음에는 진통제 또는 해열제로 사용되어 왔으나 통증 억제를 위한 아스피린 복용은 우리 몸 장기에서 출혈의 부작용을 일으킬 수 있으므로 현재는 진통 목적으로는 잘 사용되지 않고 주로 허혈성 뇌졸중, 심근 경색, 또는 말초혈관 질환과 같은 심혈관계 질환 환자에게 혈전을 예방하는 항혈소판제로 많이 사용되고 있다.

아스피린은 혈소판의 사이클로옥시게나제-1[COX-1] 효소를 비가역적으로 억제하며 사이클로옥시게나제-1 선택성이 사이클로옥시게나제-2COX-2보다 좀 더 높은 비선택적 사이클로옥시게나제 억제제이다. 저용량 아스피린(75~81mg/day)은 혈소판의 사이클로옥시게나제-1 효소를 억제하여 혈소판의 트롬복산 A2 생성을 줄여 항혈전 기능을 보이므로 저용량 아스피린은 심혈관 및 뇌혈관계 질환에 도움이 되는 것으로 알려져 있다. 그리고 중등도 또는 고용량 아스피린(650mg~4g/day)은 사이클로옥시게나제-1와 사이클로옥시게나제-2를 억제하여 프로스타글린딘 생성을 줄여 진통 효과와 해열 기능을 보인다.

염증이란?

염증炎症에 대하여 위키피디아는 다음과 같이 설명하고 있다. "염증은 유해한 자극에 대한 생체반응 중 하나로 면역세포, 혈관, 염증 매개체들이 관여하는 보호반응이다. 염증의 목적은 세포의 손상을 초기 단계에서 억제하고, 상처의 파괴된 조직 및 괴사된 세포를 제거하며, 동시에 조직을 재생하는 것이다. 염증 자체는 질병이 아니며, 오히려 생명체에 필요한 방어 체계에 해당한다"고 하였다.

염증을 일으키는 원인은 매우 다양하여 세균에 의해 염증(세균성 염증)이 발생할 수 있고 세균이 아닌 우리 몸의 세포내 물질이 원인이 되어 염증(무균성 염증)이 발생할 수도 있으며 그 이외 물리적 자극 물질 또는 화학적 자극 물질 또는 심리적 원인 자체가 염증을 일으키기도 한다. 따라서 염증을 일으키는 원인은 ① 물리적 원인(화상, 동상, 외상, 이물질, 자극물질 등), ② 생물학적 원인(세균, 손상된 세포), ③ 화학적 원인(독성, 알코올, 미세먼지, 당분, 지방), ④ 심리적 원인(흥분, 스트레스)으로 분류되고 있다.

·염증의 증상은 급성기와 만성기 증상이 다르며, 급성기 염증 증상은 ① 통증, ② 발적, ③ 기능저하, ④ 부종, ⑤ 열감이며 영어의 단어 첫 글자를 인용하여 PRISH(Pain, Redness, Immobility, Swelling, Heat)라고 한다. 대표적인 흔한 예로서 관절염에서 관절의 통증과 부종, 그리고 관절이 뻣뻣해지는 기능저하 증상 등이 나타난다. 한편 만성기 염증인 경우 증상은 다양하게 나타나고, 증상이 없는 경우도 있으며, 비특이적 증상(피곤함, 열감, 복통, 흉통 등)을 보이기도 하나 대체로 급성기 염증에 비해 경미한 증상을 보

인다. 일반적으로 만성기 염증의 증상은 ① 통증, ② 기능저하, ③ 변형, ④ 유착이며 영어 단어 첫 글자를 인용하면 PIDA(Pain, Immobility, Deformity, Adhesion)이다.

사람이 나이가 들어가면 관절과 척추뿐 아니라 몸의 모든 기관이 퇴행성 변화로 인해 염증이 발생하게 되어 관절 통증, 요통, 근육통 등이 발생한다. 우리 몸이 노화되면 우리 몸을 형성하고 있는 세포 자체가 노화되어 물질대사(세포에서 생명을 유지하기 위해 일어나는 화학 반응)가 떨어지게 되며 대사가 떨어지면 대사의 부산물로 생긴 단백질 퇴적물 및 세포 잔해 등을 제대로 처리하지 못하게 되고 이로 인해 축적된 단백질 퇴적물 또는 세포 잔해 등이 생물학적 원인이 되어 염증을 발생시켜 통증이 발생되게 된다.

척추관협착증 또는 추간판탈출증에서도 물리적으로 신경을 압박하는 것 이외 염증 변화가 추가되어 통증(요통과 방사통)이 발생되는 것으로 알려져 있다. 즉 탈출된 추간판이 신경을 압박하거나 자극하거나 또는 척추관이 협착되어 신경이 물리적으로 압박되게 되면 신경에 염증이 발생하여 통증이 나타나게 된다. 따라서 일부 의사들은 염증을 줄여주거나 제거하는 방법으로 통증을 치료할 수 있다고 주장하고 있으나 염증만 제거하는 것은 근본적인 치료가 결코 될 수 없다. 또한 우리 몸에서 일어나는 염증 반응을 없앨 수 있는 방법도 없으며 염증을 제거한다고 하여도 염증을 일으키는 근본 원인이 없어지지 않으면 다시 염증은 발생된다. 그러므로 염증을 일으키는 근본적인 원인인 탈출된 수핵 또는 척추관협착증을 치료해야 염증을 근본적으로 치료할 수 있다. 추간판탈출증 또는 추간판탈출증에서 탈출된 수핵은 주변 조직에 염증을 일으키는 물질(염증 유발 물질)이 있는 것으로 알려져 있다.

염증에서 사이클로옥시게나제 효소에 의한 프로스타글란딘 생성

염증 반응에 관여하는 중요 화학 물질에는 히스타민histamine, 브라디키닌bradykinin, 프로스타글란딘prostaglandin이 있다. 히스타민은 손상된 부위에 혈액과 림프액이 많이 들어오도록 작용하고, 브라디키닌은 근육의 수축을 완화하여 모세 혈관의 투과성을 증가시켜 백혈구가 염증 부위로 유출되게 하며, 프로스타글란딘은 통증과 발열을 일으킨다. 프로스타글란딘이 염증이 발생하였을 때 통증을 일으키는 데 가장 중요한 역할을 한다.

프로스타글란딘 생성의 시작은 사람의 세포막을 형성하는 주요 성분(인지질, 당지질, 콜레스테롤, 단백질) 중 하나인 인지질에서부터 시작된다. 세포막에 있는 수용체가 자극되면 인지질 분해효소(포스포라이페이스)가 활성화되어 인지질에서 다불포화 지방산인 아라키돈산arachidonic acid이 생성된다. 아라키돈산은 세포 내의 신호전달 물질로 생성되나, 염증에 반응하여 염증성 아라키돈산(염증성 중간 생성물)으로도 생성된다. 아라키돈산은 거의 모든 인체 세포에 존재하나 특히 뇌, 근육 및 간에 풍부한 것으로 알려져 있다.

그리고 아라키돈산은 사이클로옥시게나제cyclooxygenase, COX라는 효소의 작용에 의해 프로스타글란딘prostaglandin, PGs(국소 호르몬 또는 조직호르몬으로 작용함)과 트롬복산thromboxane(국소 호르몬 또는 조직호르몬으로 작용함) 등으로 전환된다. 즉 염증이 발생하면 인지질에서 아라키돈산이 생성되고, 아라키돈산은 다시 사이클로옥시게나제 효소에 의해 프로스타글란딘과 트롬복산이 된다.

사이클로옥시게나제의 활성화로 생성된 프로스타글란딘은 말초 신경에서 통증 수용체를 자극하여 통증을 일으키며, 말초 신경뿐 아니라 중추 신경에도 작용하여 통증에 대한 역치를 낮춤으로써 통증을 유발시킨다.

프로스타글란딘은 염증 자극에 의해 국소적으로 생성되는 지질로서 염증, 종창, 통증 및 발열을 일으키는 물질이다. 따라서 사이클로옥시게나제가 활성화되면 프로스타글란딘이 다량으로 만들어져 그 부위가 붓고, 염증이 발생하며 통증 및 발열이 발생하게 된다. 염증은 프로스타글란딘의 혈관 확장 작용으로 인해 홍반이 발생하고, 프로스타글란딘의 혈관 투과성 증가로 인해 부종이 발생하여 압통을 발생시킨다.

또한 염증으로 과도하게 생성된 프로스타글란딘이 시상하부 체온조절 중추의 체온 설정값을 상향 조절하여 체온이 상승하게 된다. 따라서 프로스타글란딘의 생성을 억제하면 통증의 역치를 높혀 진통효과를 보이고, 시상하부의 체온 조절 중추의 체온 설정값을 정상으로 되돌려 체온을 떨어뜨린다. 다만 정상 체온에는 영향을 미치지 않는다.

한편 트롬복산은 혈소판이 응집되도록 촉진하는 기능과 혈관을 수축시키는 기능이 있다. 따라서 출혈이 발생되는 위급한 경우 지혈 기능이 있다. 반대로 아스피린 같은 약제를 투여하여 트롬복산 생성을 억제하면 혈소판이 잘 응집되지 않아 혈액 순환이 잘되게 하므로 심근 경색 또는 뇌 경색 등의 환자에서 혈액 순화 보조제로 사용된다.

사이클로옥시게나제 효소에 의해 아라키돈산에서 프로스타글란딘이 생성되므로 사이클로옥시게나제 효소를 억제하게 되면 프로스타글란딘 과 트롬복산 등의 생성이 떨어져 염증 등의 증상이 호전된다.

프로스타글란딘 합성에 관여하는 사이클로옥시게나제는 3가지 형태가 있다. 사이클로옥시게나제-1은 위장관 점막, 혈관내피세포, 혈소판, 신장의 집합 세뇨관 등의 조직에서 발현되며, 위 장관 세포 보호, 혈관 항상성 유지, 혈소판 응집, 신장의 혈류 조절을 유지하는 등 어떠한 환경에서도 우리 몸의 정상적인 기능 유지를 위해 중요한 역할을 하는 하우스키핑 효소 즉 우리 몸에 유익한 효소이다. 사이클로옥시게나제-2는 외부 자극에 의해 발현되는 유도성 효소로서 외부 자극이 발생하면 염증세포인 비만세포(우리 몸의 점막 등 여러 조직에 분포하며 말초혈액에는 거의 존재하지 않고 면역 계통 유지 및 방어에 중요한 역할을 함), 단핵구(혈액 내에 존재하는 식세포의 일종), 대식 세포(대부분 온 몸에 있으며 일부는 혈액 내에 존재), 연골 세포(연골 조직을 이루는 연골 기질 안에 존재하며 콜라겐 등의 연골 기질을 생성함), 조골세포(뼈를 생성하는 세포) 등에서 발현된다. 또한 사이클로옥시게나제-3은 사이클로옥시게나제-1의 유사 형태로 중추신경계에서 많이 발현되고 있는 것으로 알려져 있으나, 아직까지 명확한 기능은 잘 알려져 있지 않다.

세 가지 사이클로옥시게나제 효소 중 사이클로옥시게나제-2는 척추관협착증 또는 추간판탈출증 및 퇴행성 관절염 등 우리 몸에서 발생하는 모든 염증 질환에서 염증을 일으켜 통증을 유발하고 염증의 진행 과정에도 관여하며 세포의 성장 및 분화에 관여하여 암세포 성장에도 관여하는 것으로 알려져 있는 효소이다. 따라서 셀레콕시브 등의 사이클로옥시게나제-2 선택적 억제제 들의 암세포 증식 억제 효과 및 세포 사멸 효과에 관한 연구 결과들이 점차 보고되고 있다.

관절염이나 퇴행성 척추질환 등에서 치료 목적으로 사용되고 있는 소염제는 주로 사이클로옥시게나제-2 효소의 활성화를 억제하여 염증 반응을 줄이기 위해 사용된다. 그러나 대부분의 소염제는 사이클로옥시게나제-2 효소의 활성화를 억제할 뿐 아니라 사이클로옥시게나제-1(위 장관 보호 기능의 유익한 효소)의 활성화도 억제하여 위 장관 세포 보호 기능을 떨어뜨려 위와 장의 궤양을 발생시키는 부작용이 나타날 수 있다.

염증 반응에 관여하는 사이클로옥시게나제-2 효소만 선택적으로 활성화를 억제하는 소염제를 선택적 사이클로옥시게나제-2 억제 소염제라고 하고, 사이클로옥시게나제-2 효소뿐 아니라 사이클로옥시게나제-1 효소의 활성화도 억제하는 소염제를 비선택적 사이클로옥시게나제 억제 소염제라 한다. 비선택적 사이클로옥시게나제 억제 소염제는 우리 몸에 유익한 사이클로옥시게나제-1 효소의 활성화도 억제하여 위 장관 궤양 같은 합병증을 발생시키는 부작용이 있으므로 비선택적 사이클로옥시게나제 억제 소염제를 사용하는 경우 위장관 보호제를 병용해야 한다.

일반적으로 사용되고 있는 대부분의 소염제는 비선택적(사이클로옥시게나제-1과 -2를 모두 억제) 소염제이며, 셀레콕시브(셀레브렉스)는 사이클로옥시게나제-2 효소만을 선택적으로 활성화를 억제하여 염증 반응을 줄이는 선택적(사이클로옥시게나제-2만 억제) 소염제이다.

(2) 아세트아미노펜 ✪✪✪✪✪

아세트아미노펜acetaminophen은 성분명(화학명)의 줄임말(para-acetyla-minophenol)이며 다른 줄임말로서 파라세타몰paracetamol(para-acetyla-minophenol)이라고도 한다. 그러나 아세트아미노펜은 타이레놀(얀센제약회사의 제품명)이라는 이름으로 우리에게 더욱 익숙하게 알려져 있다.

아세트아미노펜은 아스피린과 유사하게 중추신경계에서 통증의 역치를 높여 진통 효과를 나타내나, 말초 조직에서 프로스타글란딘 생성을 억제하여 얻어지는 진통 효과 기능은 적다. 또한 해열 기능은 있으나 항염증 기능은 거의 없다. 즉 아세트아미노펜은 주로 뇌에 작용하여 진통 효과를 나타낸다. 통증의 원인이 관절에 발생한 염증이든지 팔다리 몸통에 발생한 외상성 통증이든지 또는 어떤 질병에 의한 통증이라도 통증을 일으킨 말초 부위에 작용하는 것이 아니라 통증을 느끼는 뇌에 작용하여 통증을 덜 느끼게 하는 효과가 있으나, 염증을 가라앉히는 소염 효과는 없다. 아세트아미노펜은 사이클로옥시게나제를 간접적으로 억제하여 중추에만 작용하고 해열, 진통작용을 나타내며 소염, 혈소판응집억제 및 위산분비촉진의 특성을 나타내지 않는다. 아세트아미노펜의 가장 일반적인 부작용은 간독성이고, 하루 4그램 이상 사용하거나 알코올이나 다른 약물들과 병용 시에는 간독성의 위험성이 증가하므로 주의해야 한다.

(3) 비스테로이드 소염제 ✪✪✪✪✪

1960년대에 아스피린과 비슷한 약효를 갖고 있으면서 부작용이 적은 비스테로이드 소염제NonSteroidal AntiInflammatory Drugs, NSAIDs가 개발되었다. 그러나 비스테로이드 소염제도 아스피린과 유사한 부작용이 있음이 알려지면서 영국에서는 매년 2,000명 이상이 비스테로이드 소염제의 부작용으로 사망하고 있다고 보고되고, 미국에서도 연간 107,000명이 부작용으로 입원하고 있으며, 16,500명이 사망하는 것으로 보고되고 있다.

　　비스테로이드 소염제는 염증이 있는 말초 부위와 통증을 느끼는 뇌에 모두 작용하여 진통효과를 나타내며, 염증이 있는 말초 부위에도 작용하여 염증을 가라앉히는 소염 효과를 보인다. 비스테로이드 소염제에는 여러 종류의 약제가 있다. 현재 많은 종류의 비스테로이드 소염제가 개발되어 시판되고 있으며 비스테로이드 소염제에는 ① 이부프로펜Ibuprofen(부루펜, 애드빌, 캐롤에프, 애니팬, 이지엔, 펜잘), ② 나프록센Naproxen(낙센, 에이스펜, 아나프록스, 비모보, 낙소졸), ③ 디클로페낙Diclofenac(디페인, 플라스트 또는 볼타렌 겔), ④ 디클로페낙과 유사한 아세클로페낙Aceclofenac(아세클로페낙, 아섹정, 아크로펜, 에어탈, 클란자CR정), ⑤ 케토롤락Ketorolac(케토라신 정제, 타라신 주사제), ⑥ 메페나믹 산Mefenamic acid(폰탈, 큐펜연질), ⑦ 멜록시캄Meloxicam, ⑧ 피록시캄Piroxicam, ⑨ 인도메타신Indomethacin, ⑩ 셀레콕시브Celecoxib(셀레브렉스), ⑪ 케토프로펜Ketprofen 등이 있다. 다만 아스피린도 기능적으로 비스테로이드 소염제 기능을 하지만 일반적으로 비스테로이드 소염제와 별도로 분류된다.

　　많은 종류의 비스테로이드 소염제가 있으나 전세계적으로 가장 많이 사용되고 있는 5가지 비스테로이드 소염제는 ① 디클로페낙, ② 이부프로펜, ③ 나프록센, ④ 메페나믹 산, ⑤ 셀레콕시브이다.

　　우리나라에서는 2017년 처방 건수 통계를 보면 해열, 진통, 소염제 처방이 2억 6,910만 건(13.7%)으로 가장 많았으며, 그다음으로 소화성궤양용제 8.7%, 진해 거담제 8.3%, 항히스타민제 7.1%, 그람 양성, 음성균에 작용하는 항생제 6.5% 순이었다. 그러나 청구 금액으로 보면 혈압강하제가 9.2%로 가장 높았고, 동맥경화용제 9.0%, 항악성종양제 6.7%, 당뇨병용제 5.3%, 그람 양성, 음성균에 작용하는 항생제 5.1%, 기타 의화학 요법제 5.1%, 그리고 해열, 진통, 소염제가 4.0%로 8번째로 많았다

비스테로이드 소염제는 관절염 치료에서 위약군에 비해 단기간에는 좋은 효과를 나타내는 것으로 입증되었으며, 아직까지 약물 간의 진통 효과는 특별한 차이가 없는 것으로 알려져 있다. 그러나 비스테로이드 소염제의 흔한 부작용으로는 위장관 독성, 심혈관계 독성, 신장계 부작용, 간독성, 뇌경색, 임산부에 대한 부작용, 비스테로이드 소염제의 과민반응 등이 있다.

비스테로이드 소염제의 대표적인 부작용인 위장관계 부작용은 10~60% 환자들에게 발생하는 것으로 알려져 있고, 소화불량, 속쓰림, 위 또는 십이지장 궤양, 위 또는 십이지장 천공이나 출혈이 발생할 수 있으며 위 또는 십이지장 궤양은 급성 출혈 또는 천공이 발생되면 치명적인 부작용이 발생할 수도 있다. 특히 소화기 궤양 과거력이 있거나 60세 이상의 고령 환자에서 소화기계 부작용이 높다. 셀레콕시브와 이부프로펜이 소화기계 부작용이 낮고, 피록시캄이 소화기계의 위험도가 높다.

일반적으로 위장관계 위험 요인을 지닌 환자들은 선택적 사이클로옥시게나제-2 억제 비스테로이드 소염제인 셀레콕시브(셀레브렉스)를 사용하거나 비선택적 사이클로옥시게나제 억제 비스테로이드 소염제와 위장관 보호제를 병용하는 것이 권장되고 있다. 그러나 셀레콕시브(셀레브렉스)만이 다른 계열의 비스테로이드 소염제와 다르게 상부와 하부 위장관 모두에 대한 점막 손상의 보호 효과가 있으며, 전체 위장관 보호에 있어서 가장 우월하다고 알려져 있다.

한편 위장관 보호 작용을 하는 약제는 3종류가 있으며, ①H2 수용

체 길항제(OO티딘이라는 여러 종류의 약제), ② 미조프로스톨misoprostol, ③ 프로톤 펌프 억제제(oo프라졸이라는 약제)가 있다. 이중 H2 수용체 길항제(시메티딘cimetidine, 라니티딘ranitidine, 파모티딘famotidine, 니자티딘nizatidine)는 비스테로이드 소염제 사용에 있어서 고용량에서는 보호 효과가 있으나 일반적으로 사용되는 용량에서는 십이지장 궤양을 줄여주나 위궤양에는 효과가 없어 위장관 보호의 예방 목적으로 사용은 권장되고 있지 않다. 또한 프로스타글란딘 유사체인 미조프로스톨은 상부 위장관 합병증 감소 효과는 있으나 설사와 복통 등의 증상이 있어 환자의 순응도가 낮으며 임신 여성에서는 유산을 유발할 수 있다고 알려져 사용에 주의해야 한다.

따라서 비스테로이드 소염제 사용에 있어서 위장관 보호를 위해 프로톤 펌프 억제제인 란소프라졸lansoprazole / 란스톤캡슐(제일약품), 에스오메프라졸esomeprazole / 넥시움(아스트라제네카) / 에소메졸(한미약품) / 에소프라졸(경동제약) / 에소듀오(종근당), 오메프라졸omeprazole / 가나플럭스(애보트), 판토프라졸pantoprazole / 판토록(다케다) / 판토라인(동아에스티) / 판프라졸정(영진약품) / 판토프라정(동화약품), 라베프라졸rabeprazole / 파리에트(얀센) / 라비에트(일동제약), 일라프라졸ilaprazole / 놀텍(일양약품)이 효과적인 것으로 알려져 있다.

비선택적 사이클로옥시게나제 억제 비스테로이드 소염제와 프로톤 펌프 억제제를 함께 복용하면 셀레브렉스와 유사한 정도의 위장관계 부작용을 보이고 약 54% 정도 위험도를 감소시킨다. 더욱이 선택적 사이클로옥시게나제-2 억제 비스테로이드 소염제인 셀레브렉스와 프로톤 펌프 억제제를 병용 사용하면 궤양성 출혈의 고위험군인 환자에서도 위장관 재출혈 합병증이 유의하게 낮은 것으로 알려져 있다.

비스테로이드 소염제는 울혈성 심부전의 악화, 혈압 상승, 그리고 심근경색 및 허혈성 심질환의 발생 가능성을 증가시키는 부작용이 있다. 비스테로이드 소염제 중에서는 특히 디클로페낙이 이부프로펜 또는 나프록센에 비해 심혈관 위험도가 높은 것으로 알려져 있다. 일반적으로 심혈관계의 위험성이 낮은 경우 셀레브렉스 또는 비선택적 사이클로옥시게나제 억제 비스테로이드 소염제 중 어느 것을 사용해도 무방하나, 심혈관계의 위험성이 중등도인 경우 나프록센이 권장된다. 또한 아스피린을 복용 중인 환자는 이부프로펜이 혈소판 저해 효과가 크기 때문에 이부프로펜보다 나프록센이 좋다.

비스테로이드 소염제는 일반적으로 정상인에서 신부전 등을 일으키는 경우는 드물지만, 신부전을 유발시킬 수도 있다. 과거 신부전 병력이 있는 경우 비스테로이드 소염제의 장기간 사용은 잠재적으로 신부전을 유발할 가능성이 있어 사용하지 않는 것이 좋다. 비스테로이드 소염제에 의한 간독성은 매우 드문 부작용이다. 극소수 환자에서 의미있는 간손상이 관찰되며 오심, 구토, 상복부 통증, 피로감, 황달 등의 증상을 보인다. 비스테로이드 소염제 중 가장 간독성 높은 것은 디클로페낙이며, 간기능이 저하되어 있으면 비스테로이드 소염제 복용을 금지하는 것이 좋다. 비스테로이드 소염제 복용은 뇌경색 발생 위험이 증가하는 부작용이 있다. 특히 뇌경색의 과거 병력이 있는 경우 또는 남성에서 뇌경색 합병증 발생이 높다. 그러나 아스피린 또는 혈액 응고 억제제를 병용하면 뇌경색이 낮아지는 것으로 알려지고 있다. 비스테로이드 소염제는 임신 초기에 유산을 일으킬 가능성이 있고, 태아의 동맥관의 조기 폐쇄를 유발시킬 수 있어 임신인 경우 사용을 하지 않는 것이 좋다. 모유 수유 중인 여성에서는 이부프로펜 또는 나프록센은 안전한 약물로 분류되고 있다. 비스테로이드 소염제에 의한 과민반응은 약 0.3%이나, 성인 천식 환자에서는 10% 이상의 발생률을 보인다. 과민반응으로는 단순 피부발진, 천식, 스티븐슨 존슨 증후군, 중독성 표피 박리증 등 다양한 합병증이 발생할 수 있다. 과민반응이 의심되는 경우 셀레브렉스 또는 멜로시캄을 선택하는 것이 위험성이 적다.

부작용 발생 가능성 등의 위험성을 감안하여 종합하면 다음과 같다.

① 위궤양 또는 십이지장궤양이 있는 경우 셀레브렉스와 위식도 역류질환 치료제인 넥시움(아스트라제네카), 란스톤캡슐(제일약품), 놀텍(일양약품), 에소메졸(한미약품), 판토록(다케다), 파리에트(얀센), 라비에트(일동제약) 중에서 한 가지 약제를 선택하여 병용 사용하는 것이 좋다. 비스테로이드 소염제는 가능한 단기간 사용하고 중지하되, 위식도 역류 치료제는 8주일간 복용하는 것이 추천된다. 그리고 장기간 비스테로이드 소염제를 사용하는 경우 위에서 헬리코박터 파이로리 검사를 받고 헬리코박터 균이 있는 경우 치료를 한 후 비스테로이드 소염제와 위식도 역류질환 치료제를 병용하여 복용하는 것이 추천되고 있다.

② 심혈관질환이 있는 경우는 위험성이 가장 낮은 나프록센 복용이 유리하며, 심혈관 질환이 있거나, 허혈성 뇌졸중 또는 말초 혈액 순환장애가 있는 경우 디클로페낙, 이부프로펜, 셀레브렉스를 복용하지 않는 것이 좋다.

③ 신장질환이 있거나 신장 기능이 떨어져 있다면 비스테로이드 소염제 복용을 피해야 한다.

④아세트아미노펜으로 효과가 없는 경우 비스테로이드 소염제를 사용하는 것이 좋다. 75세 이상인 경우 비스테로이드 소염제 경구약 복용보다는 피부에 붙이는 경피 패치의 비스테로이드 소염제 사용이 권고된다.

⑤아스피린을 복용 중인 경우 이부프로펜 복용은 피해야 하며 위식도 역류질환 치료제인 프로톤 펌프 억제제를 복용해야 한다.

⑥모든 비스테로이드 소염제는 효과를 볼 수 있는 최소한의 용량으로 단기간 복용하는 것이 추천되고 있다.

4. 오팔몬 / 프로스타글란딘 E1 유도체 / 리마프로스트 ✪✪✪✪✪

오팔몬Opalmon은 일본의 오노 제약회사와 다이니폰 수미토모 제약회사가 공동 연구 개발한 약품으로 성분은 리마프로스트 알파덱스Limaprost Alfadex 라는 프로스타글란딘 E1 유도체이다. 오팔몬은 1988년 폐색성혈전혈관염(버거병)에서 피부궤양, 통증, 냉감증 등의 허혈성 증상을 호전시키기 위해 사용되다 2001년부터 요추부 척추관협착증에서 하지 동통과 하지 저림 및 보행능력 개선을 위해 사용되기 시작하였다.

요추부 척추관협착증의 주증상인 신경인성 간헐적 파행은 신경근으로 영양을 공급하는 동맥혈관의 혈류저하와 정맥 울혈 때문에 발생된다. 리마프로스트 알파덱스는 신경근 주위 혈관의 혈류를 개선시키는 기능이 있고, 말초혈관을 확장시키고, 항혈전 작용으로 말초의 혈액순환을 개선시킨다. 따라서 신경 조직에서 혈액순환을 증가시키고, 신경 기능을 정상화시키는 효과가 있다. 리마프로스트 알파덱스는 혈관확장과 혈소판 응집 억제 작용을 가지고 있으며, 여러 연구에서 요추부 척추관협착증 증상을 호전시키는 결과를 보였다. 척추관협착증 증상이 심한 경우에는 증상 호전 효과가 부족하나, 고령 또는 기저 질환이 동반되어 있어 수술적 치료가 어려운 경우 보존적 치료제로 사용되고 있다.

척추관협착증에 의해 급성 요통이 발생하였을 때 비스테로이드 소염제와 병용하여 약 2~3주일간 투여한 다음 리마프로스트만 단독으로 복용할 수 있다. 다만 6주일간 복용하여도 뚜렷한 효과가 없는 경우나 부작용이 있는 경우 복용을 중단한다.

리마프로스트(오팔몬)는 척추관협착증에 의한 요통에는 효과가 적고, 하지 방사통 또는 저림증 또는 신경인성 파행에 효과가 있으며, 비스테로이드 소염제와 병용해서 복용하면 효과가 더 높다. 그러나 리마프로스트와 프리가발린을 병용해서 복용하여도 단독 복용하는 것보다 효과가 크지 않다. 일반적으로 6개월 이상 지속적으로 복용하여도 하지 증상이 개선되지 않는 경우 또는 증세가 오히려 악화되는 경우는 수술적 치료를 고려해야 한다.

5. 가바펜틴, 프리가발린 ★★★☆☆

가바펜틴gabapentin은 중추신경계에서 억제성 신경전달물질인 감마 아미노뷰티르산GABA; γ-AminoButyric Acid의 유사체 물질로서 항경련과 진통 효과를 보이는 약제이다. 약물의 정확한 작용 기전은 알려져 있지 않지만, 신경병증성 통증 치료에 많이 사용되고 있다. 가바펜틴은 신경병증성 통증, 만성 통증, 수술 후 통증 치료에 사용된다. 가바펜틴과 프리가발린은 여러 형태의 신경병증성 통증 치료에서 첫 번째로 사용되는 일차 약물이다. 프리가발린은 가바펜틴과 동일한 적응증 이외에 섬유근육통과 당뇨병성 신경통에도 사용된다. 가바펜틴의 체내 흡수는 소장에서 이루어지나 프리가발린은 소장뿐 아니라 상행결장에서도 흡수되어 거의 완전하게 흡수되는 장점이 있다. 가바펜틴은 또한 서서히 흡수되어 복용 후 약 3시간 후 최대혈장농도를 나타내나, 프리가발린은 흡수도 빨라 복용 1시간 후 최대혈장농도를 보인다. 가바펜틴은 요추부 척추관협착증 환자에서 다리 통증으로 인해 한 번에 걸을 수 있는 거리를 늘리고, 통증을 감소시키며, 감각 저하 증상을 회복시킨다는 연구 논문이 보고되어 있다. 가바펜틴은 수술에 거부감이 있는 환자 또는 심장 및 폐질환 등 기저질환으로 수술에 따른 위험성이 높은 경우 고려해 볼 수 있는 약제이다.

그러나 최근 오스트레일리아 연구팀의 연구에 의하면 가바펜틴 또는 프리가발린은 위약에 비하여 만성 요통과 요추 방사통에 효능이 없고 약에 의한 부작용 위험성을 높힌다고 보고되었다.

일반적으로 요통의 치료는 우선 약물을 사용하지 않는 방법으로 치료하고 통증 조절이 되지 않는 경우 가바펜틴 또는 프리가발린 또는 강한 마약성 진통제보다 가능한 비마약성 진통제를 먼저 사용해 보는 것이 추천되고 있다. 프리가발린의 약효는 가바펜틴보다 강해 프리가발린 용량은 가바펜틴 용량의 약 1/6 정도로 동등한 효과를 보이고 있다. 즉 가바펜틴 600mg이 프리가발린 100mg과 동등한 약효를 보인다. 일반적인 가바펜틴 사용 용법은 복용 첫 날은 300mg 하루 한 번 복용하고, 둘째 날에 300mg 두 번 복용하고, 셋째 날에 300mg 세 번 복용한다. 그러나 고령 환자인 경우 신장 기능이 떨어져 있는 경우는 1회 100mg부터 시작하고 2~3일 간격으로 증량한다. 가바펜틴의 최대 용량은 1일 3,600mg이다. 프리가발린은 75mg을 1일 2회 복용으로 시작한다. 그러나 고령 환자에서는 25mg 또는 50mg을 저녁에만 복용하고 적응이 되면 3~7일 간격으로 증량하는 것이 안전하다. 프리가발린의 1일 최대 용량은 600mg이다.

가바펜틴의 부작용은 8~10% 환자에서 어지러움증, 졸음, 정신착란, 오심, 구토, 두통이 있다. 미국 식품의약청FDA은 2019년 12월 만성 폐쇄성 폐질환의 기저 질환이 있거나 신경안정제 또는 마약성 진통제를 투여하고 있는 경우 가바펜틴 또는 프리가발린을 병용 사용하면 심각한 호흡 저하의 위험성 발생을 높힐 수 있다고 경고하였다. 참고로 중추신경계를 억제하는 신경안정제로는 ① 벤조다이아제핀 계열의 신경안정제와 ② 비非벤조다이아제핀 계열 신경안정제 및 ③ 항경련 또는 항불안 약제로 사용되는 바비튜레이트barbiturate가 있다.

벤조다이아제핀benzodiazepine 계열 약물은 수면유도제 또는 신경안정제(불안, 공황장애, 불안장애 등 치료)로 사용되고 있으며, 클로르다이아제폭사이드chlordiazepoxide / 리브리움Librium(로슈 상품명), 디아제팜diazepam / 바리움Valium(로슈 상품명), 로라제팜lorazepam / 아티반Ativan(일동제약) / 로라반 / 스리반, 플루라제팜flurazepam, 테마제팜temazepam, 클로나제팜clonazepam / 클로노핀Klonopin, 브로마제팜bromazepam, 알프라졸람alprazolam / 자낙스Xanax(화이자 상품명) / 자나팜(명인제약) / 알작스(동화제약), 에티졸람etizolam, 에스타졸람estazolam / 프로좀Prosom, 트리아졸람triazolam / 할시온Halcion(화이자 상품명) 등이 있다.

비非벤조디아제핀non-benzodiazepine 계열의 수면유도 및 수면유지제로는 졸피뎀zolpidem / 암비엔Ambien, 에스조피클론eszopiclone / 루네스타 Lunesta / 조피스타(휴온스 상품명)와 잘레플론zaleplon / 소나타Sonata 등이 있다. 바비튜레이트는 중추신경계를 억제하여 진정과 수면을 유발하는 향정 신성 약제이며 페노바비탈phenobarbital / 루미날Luminal(바이엘 상품명) / 페노 바르비탈 정Phenobarbital tab(30mg / 정 하나제약 상품명) / 대한페노바르비탈정 Phenobarbital tab(15mg / 정 대한약품), 메포바비탈mephobarbital / 메바랄Mebaral, 펜 토바비탈pentobarbital / 넴부탈Nembutal(상품명) 등이 있다.

6. 항우울제 ✪✪✪✪✪

현대 사회는 대가족 시대에서 핵가족 시대를 지나 이제는 혼자 사는 노 인 또는 노인 두 부부만 사는 세대가 드물지 않으며, 자녀들 또는 다른 친 척들과 연락마저 자주하지 못하고 사는 노인 세대도 많다. 따라서 많은 노인들은 때때로 슬프거나 우울함을 느끼며 살아가고 있다. 일반적으로 이러한 우울한 감정은 잠시 지속되거나 수일 내에 저절로 사라진다. 그러 나 우울증 상태가 심해지면 슬픈 감정뿐 아니라 일상생활이나 직업 활동 에 영향을 주고 환자와 가족들 모두에게 고통을 줄 수 있는 우울증 질환 의 상태가 된다. 우울증은 외로움에서 발생하기도 하고 우울증 때문에 스 스로 외로워 지기도 한다. 외로움은 홀로되어 쓸쓸한 마음이나 느낌을 말 하며 사회적으로 소외감을 느낄 때 실제로 뇌에서는 통증을 느끼는 부분 이 활성화된다. 외로울 때에는 뇌에서 고통을 관장하는 부위가 신체적 고 통과 똑같은 아픔을 느끼게 된다. 외로움을 1년 이상 만성적으로 느끼면 우울증 질환에 걸릴 가능성이 높아진다.

　외로움과 고독은 다르다. 외로움과 고독을 독일의 신학자 폴 틸리히는 다음과 같이 설명하고 있다. "우리 언어는 현명하게도 혼자 있음의 두 측면에 대해 각기 다른 단어를 남겼다. 혼자 있음의 고통에 대해선 외로움이라는 단어를, 혼자 있음의 영광에 대해선 고독이라는 단어를 사용한다". 혼자 있는 게 힘들고 혼자 있는 게 자신을 점점 파괴한다고 느껴진다면(외로움)이로부터 빨리 벗어나는 게 좋겠지만, 혼자 있음으로써 새로운 상상력이 솟아나고 창조의 에너지를 끌어올릴 수 있다면(고독) 오래 머무는 것도 좋다. 우리는 전자를 외로움이라고, 후자를 고독이라고 부른다. 독일의 대문호 괴테도 "영감을 받는 것은 오로지 고독 속에 있을 때만 가능하다"고 하였다.

　한 정신의학과 전문의는 외로움을 달래고 고독으로 승화시키는 방법은 '나'에게 초점을 맞추는 것이라고 한다. 홀로 설 수 있어야 같이 있을 수 있다. 혼자가 너무 외로워 누군가를 만나게 되면, 성급하게 부적절한 상대를 선택함으로써 결국 후회하거나 자신의 의존심으로 인해 상대를 힘들게 할 수도 있다. 홀로 선다는 것은 자신의 내면과 다시 연결되는 것이다. 인생의 첫 순간부터 마지막까지 나와 함께할 사람은 바로 나 자신이다. 자신을 사랑해야 외로움이 걷히고 고독의 시간을 생산적으로 사용할 수 있다. 나를 외로움에서 구원해 줄 사람은 사랑하는 연인 이전에 나 스스로이다.

　일반적 우울장애의 특징적 증상으로는 지속적인 슬픔, 불안, 공허감, 절망적인 느낌, 즐거운 활동이나 취미에 흥미가 사라지고, 죄책감, 무가치함, 무력감, 짜증, 안절부절, 피로, 에너지 고갈, 정신 집중이 어렵고 세

부적인 내용을 기억하지 못하고, 결정을 못하고, 불면, 일찍 잠에서 깸, 과다수면, 식욕과 체중의 변화, 자살사고, 자살시도, 치료에도 쉽게 호전되지 않는 지속적인 통증, 두통, 소화기계 증상 등 매우 다양하다.

그리고 고령 환자에서 흔히 볼 수 있는 노인성 우울증에서는 모호한 신체증상, 불면, 불안과 초조, 집중력과 기억력 저하(가성 치매), 성격의 변화 등이 나타난다.

우울증에서 나타날 수 있는 신체 증상은 다음과 같다.

① 피로: 피로는 우울증의 흔한 증상이다. 일반적으로 피로는 스트레스에서 비롯된다고 생각하지만 우울증도 피로를 유발할 수 있다. 그러나 일상적인 피로와는 달리 우울증으로 인한 피로는 집중력 문제, 과민반응, 무관심 등이 나타날 수 있다.

② 통증 내성 감소: 몸 여기 저기가 아픈데 육체적인 원인을 찾을 수 없다면 우울증이 원인일 수 있다. 우울증과 통증 내성 감소 사이에 상관관계가 있으며, 통증이 우울증 환자에게 더 큰 영향을 미친다는 사실이 연구를 통해 확인된 바 있다. 따라서 항우울제는 우울증의 증상뿐 아니라 통증 완화에도 효과적이라고 알려졌다.

③ 허리 통증, 근육통: 허리 통증은 나쁜 자세나 허리 관련 질환으로 나타나지만 우울증의 증상일 수도 있다. 또한 근육통을 유발하는 염증은 뇌신경 회로의 신호를 방해해 우울증에 영향을 미친다.

④ 두통: 다른 이유 없이 지속적인 두통이 나타난다면 이 역시 우울증의 징후일 수 있다. 우울증으로 나타나는 긴장성 두통은 눈썹 주변에서 경미한 욱신거림이 느껴지는 것이 특징이다. 우울함과 과민반응, 에너지 감소와 함께 이러한 두통이 나타난다면 우울증을

의심해봐야 한다.

⑤ 시력 저하: 우울하면 '세상이 회색빛으로 보인다'는 표현을 쓰지만, 이는 실제로도 가능한 일이다. 독일의 한 연구에 따르면 우울증과 같은 정신 건강 문제가 시력에 영향을 미치는 것으로 나타났다.

⑥ 위장 증상: 복통이 우울증 때문일 거라는 생각을 하기는 어려울 것이다. 그러나 위경련이나 복부 팽만감, 메스꺼움 등 위장 증상들은 정신 건강이 좋지 않다는 신호일 수 있다. 또한 장에 존재하는 유익균과 유해균의 균형이 깨지면 불안과 우울증이 나타날 수 있다.

나이가 들면서 자연이 발생하는 척추관협착증은 우울증이 겹쳐 증상이 심해지는 경우가 많다. 척추관협착증에 대한 치료에 앞서 우울증에 대한 치료를 먼저 할 필요가 있으며, 우울증 치료제는 아미트리프틸린amitriptyline(성분명) / 에나폰(환인제약 상품명) / 에트라빌(동화제약 상품명)이 대표적이다. 아미트리프틸린은 삼환계항우울제로서 1세대 항우울제이다. 척추관협착증에 사용되는 약제는 아니지만 통증으로 우울증이 있는 경우에 효과가 있다. 특히 만성 통증 또는 여러 부위에 압통을 동반하는 섬유근육통증 질환에도 사용된다. 부작용으로 졸림, 입마름, 기립성 저혈압, 배뇨장애 등의 가능성이 있으며 소량으로 시작하여 일주일 단위로 조금씩 증량해야 한다. 아미트리프틸린 이외 항우울증 1세대 약제로는 삼환계 항우울제인 노르트리프틸린nortriptyline(성분명) / 센시발 10mg / 25mg(일성신약 상품명)이 있다. 그리고 2세대 항우울제인 선택적 세로토닌 재흡수 억제제SSRI인 설트랄린sertraline(성분명) / 졸로프트(화이자 상품명), 에스시탈로프람escitalopram(성분명) / 에스시탈로프람(산도스 환인

제약 상품명), 플루옥세틴fluoxetine(성분명) / 프로작(일라이 릴리사 상품명)이 있다. 비교적 최신의 3세대 항우울제인 세로토닌-노르에피네프린 재흡수억제제로서 둘록세틴duloxetine(성분명) / 심발타 30mg / 60mg(한국릴리 상품명), 벤라팍신venlafaxine(성분명) / 이팩사XR 37.5 / 75mg(화이자 상품명), 밀나시프란milnacipran(성분명) / 익셀50mg(부광 상품명) 등이 있다. 또한 3세대 항우울제에는 세로토닌 길항제 및 재흡수억제제제인 트라조돈(성분명) / 트라조돈(명인제약 상품명)이 있으며, 광범위 항우울제인 미르타자핀mirtazapine(성분명) / 레메론(MSD 동화약품 상품명) / 미르탁스(한국 산도스) / 멀타핀정(현대약품) / 밀타정(명인제약) / 미르젠탁정(환인제약)이 있다.

7. 마약성 진통제 ⬢⬢⬢⬡⬡

마약성 진통제는 제조 원료에 따라 ① 앵속(양귀비)에서 추출한 천연 알칼로이드: 몰핀morphine(성분명) / 엠에스콘틴MSContin(한국파마 상품명), 코데인codeine, ② 천연 알카로이드에서 유도한 반합성 알칼로이드: 메틸몰핀methylmorphine, 옥시코돈oxycodone / 옥시콘틴OxyContin(퍼듀 파마 제약회사의 약품명) / 엠피돈(명문제약 상품명), 디히드로코데인dihydrocodeine(코데인의 반합성 유도체), 히드로코돈hydrocodone / 하이코돈(비씨월드제약의 상품명), 디아세틸몰핀 / 헤로인Heroin, ③ 화학약품에서 합성한 마약: 메페리딘meperidine(성분명, 주사약) / 페티딘pethidine(국제약전명) / 데메롤Demerol(사노피아벤티스 제약회사의 상품명), 메사돈methadone(성분명) / 돌로핀(상품명) / 메사도즈(상품명), 트라마돌tramadol(성분명) / 트리돌캡슐(유한양행 상품명)로 분류된다.

마약성 진통제는 약한 마약성 진통제와 강한 마약성 진통제가 있으며, 약한 마약성 진통제에는 코데인 / 인산코데인(상품명) / 코노펜(하나제약 상품명), 디히드로코데인 / 디코데서방정(하나제약 상품명), 하이드로코돈 / 하이코돈(상품명)과 트라마돌 / 울트라셋(얀센 상품명), 세타마돌(일동제약 상품명), 파라마셋(동아제약 상품명), 트라스펜정(한미약품 상품명)이 있다.

트라마돌은 중추신경계에서 통증 자극 전달에 관여하여 진통효과를 나타낸다. 아편에서 유래한 성분과 유사한 구조의 합성마약제에 속하지만, 다른 마약성 진통제에 비해 의존성과 부작용이 낮은 편이어서 우리나라에서는 마약류로 분류되어 있지 않다.

마약성 진통제 중 코데인 계열의 진통제는 기침을 억제하는 효과가 있어 기침 억제를 위해 사용되기도 한다. 여기에는 코데인과 히드로코돈이 대표적인 약제이다. 진해거담제로 사용되는 마약성 진통제는 디히드로코데인(수유부에게는 금기 약물)은 기침 치료, 심한 호흡곤란 및 심한 통증 치료에 사용되고, 통증치료와 기침 치료에 히드로코돈이 사용된다.

강한 마약성 진통제에는 부프레노르핀buprenorphine, 메사돈methadone(반감기가 24~38시간으로 길다) / 돌로핀, 디아몰핀diamorphine, 펜타닐fentanyl / 펜토라(상품명), 히드로모르폰hydromorphone(몰핀보다 8배 더 강력함, 속효성) / 저니스타Jurnista(얀센 상품명) / 저니스타 아이알(상품명), 몰핀morphine / 엠에스콘틴MSContin(상품명) / 엠에스알(하나제약 상품명) / 듀라몰프Duramorph(상품명) / 에스몰핀정(성원애드콕제약 상품명), 옥시코돈oxycodone / 옥시콘틴OxyContin(상품명) / 아이알코돈(상품명) / 타진(한국먼디파마 상품명), 타펜타돌tapentadol / 뉴신타아이알정NucyntalR(얀센 상품명), 그리고 메페리딘meperidine / 페티딘 등이 있다.

퍼코세트Percocet는 옥시코돈과 아세트아미노펜을 합친 진통제이다.

히드로코돈은 이부프로펜과 아세트아미노펜 같은 진통제의 복합제로 시판되기도 한다. 또한 피부에 붙이는 패치제로서 펜타닐fentanyl/듀로제식 디트랜스(상품명)과 부프레노르핀buprenorphine/노스판(상품명)이 있다. 패치제는 약제가 피부를 통과하여 몸으로 흡수되는 약제로서 돌발성 통증보다 지속적 통증이 있는 경우 사용한다. 가슴 상부나 팔의 편평한 부위 등 자극이나 햇빛을 받지 않는 피부에 부착한다. 펜타닐 패치는 3일에 한 번씩 붙이고, 부프레노르핀은 4~7일에 한 번씩 붙인다.

속효성 진통제에는 모르핀황산염morphine sulphate/에스몰핀정, 옥시코돈염산염oxycodone HCl/아이알코돈, 히드로모르폰hydromorphone/저니스타 아이알이 있으며 1회 1~2정을 4시간 간격으로 복용한다. 그리고 펜타닐의 속효성 제품으로 액틱 구강정Actiq oral transmucosal tab(현대약품 상품명)이 있으며, 코데인도 속효성 진통 효과가 있다. 약제에 아이알IR이라고 표시되어 있으면 이러한 약제는 우리 몸에서 빨리 방출되는 속방형Immediate-Release(IR)을 의미하고 이알ER이 표시되어 있는 약제는 서서히 방출되는 서방형Extended-Release(ER)을 의미한다. 따라서 속효성 진통효과를 원할 때는 속방형IR 제제를 복용해야 한다.

마약성 진통제를 장기간 사용하게 되면 ① 내성(시간이 지남에 따라 더 많은 양의 진통제를 요구하게 되는 현상으로 중독과는 상관없는 생리적인 현상)이 생기고, ② 탐닉성(신체적 의존에 더불어 습관화가 일어나고 이후 정신적 의존 상태가 되어 중독에 빠지게 되는 현상)과 ③ 신체적 의존성(마약성 진통제를 장기간 사용하다가 갑자기 끊는 경우 나타나는 금단현상으로 중독과는 상관없음)이 발생할 수 있다. 마약성 진통제는 천장효과가 없기 때문에 통증 조절을 위해서 용량을 제한 없이 증량할 수 있으며, 용량이 증량되는 현상은 약제에 내성이 발생된 것으로 마약 중독을 의미하지는 않는다. 통증이 있는 환자에게 마약 중독은 드물게 발생한다.

여러 진통제의 진통 효과의 강도를 비교하면 다음과 같다. 진통 효과는 모르핀의 효능과 비교하여, 모르핀보다 약하면 모르핀의 몇분의 1로서 그리고 모르핀보다 강한 효능을 보이면 모르핀의 몇배로 표시한다.

아스피린, 아세트아미노펜(1 / 360) ❮ 이부프로펜(1 / 222) ❮ 트라마돌 (1 / 10) ❮ 메페리딘, 데메롤(1 / 7~10) ❮ 코데인(1 / 3) ❮ 모르핀(1) = 히드로 코돈 ❮ 옥시코돈, 옥시콘틴(×1.5) ❮ 메사돈(×3), 옥시몰폰(×3) ❮ 헤로인 (×2~5) ❮ 히드로몰르폰(×8) ❮ 부프레노르핀(×40) ❮ 펜타닐(×50~100) ❮ 카펜타닐(×10,000, 사람에 사용되지 않고 코끼리 등의 대형 동물에 사용됨)

즉 아세트아미노펜 3,600mg(500mg 타이레놀 약 7알)이 모르핀 10mg과 동등한 진통효과를 나타낸다. 사람에 사용되는 진통제 중 가장 강력한 효능을 보이는 것은 펜타닐이다.

마약성 진통제의 부작용은 다음과 같다.

① 변비: 모르핀이 장관의 연동 운동을 억제하고 항문 괄약근의 긴장을 증가시켜 변비가 발생한다. 마약성 진통제를 복용하는 경우 예방적으로 배변 완하제를 사용하며, 물이나, 채소, 과일 등의 섬유질을 충분히 섭취하여 변비를 예방한다.

② 오심, 구토: 구역이나 구토 증상은 모르핀 투여 시작 초기 또는 증량 시에 나타날 수 있다. 통상적으로 1~2주일 경과하면 사라질 수 있다.

③ 진정, 졸음: 복용 초기나 증량 시에 나타나며, 일반적으로 증상이 오래 지속되지는 않는다.

④ 혈압 하강

⑤ 호흡 억제: 호흡이 느려지는 증상은 약을 증량하였을 때 드물게 나타나는 증상이다.

⑥ 배뇨 장애: 특히 전립선 비대증이 있을 때 배뇨장애가 발생할 수 있다.

⑦ 어지럼증

⑧ 피부발진, 소양감

마약성 진통제와 병용 금기 약물

마약성 진통제와 병용해서 사용하면 안되는 약물로는 벤조다이아제핀 계열 약제가 있다. 미국 식품의약품청FDA는 두 가지 약물을 병용하면 호흡억제, 혼수상태, 심지어 사망까지 포함한 심각한 부작용을 일으킬 수 있다고 경고했다.

벤조다이아제핀계 약물은 수면유도제 또는 신경안정제(불안, 불면증, 공황장애, 불안장애 등의 치료)로 사용되고 있으며, 클로르다이아제폭사이드chlordiazepoxide / 리브리움Librium(로슈 상품명), 디아제팜diazepam / 바리움Valium, 로라제팜lorazepam / 아티반Ativan(일동제약) / 로라반 / 스리반, 플루라제팜flurazepam, 테마제팜temazepam, 클로나제팜clonazepam / 클로노핀Klonopin, 브로마제팜bromazepam, 알프라졸람alprazolam / 자낙스Xanax(화이자 상품명) / 자나팜(명인제약) / 알작스(동화제약), 에티졸람etizolam, 에스타졸람estazolam / 프로좀Prosom, 트리아졸람triazolam / 할시온Halcion 등이 있다.

참고로 非벤조디아제핀계 수면유도 및 수면유지제로는 졸피뎀zolpidem / 암비엔Ambien, 에스조피클론eszopiclone / 루네스타Lunesta / 조피스타(휴온스 상품명)과 잘레프론zaleplon / 소나타Sonata 등이 있다.

8. 근육이완제 ✪✪✪✪✩

척추관협착증 치료에 근육 이완제 복용은 치료에 도움이 되지 않으나, 근육 경련으로 통증이 있는 경우 근육 이완제 복용이 도움이 될 수 있다. 이러한 경우 일반적으로 3~4일간의 단기간 근육 이완제 복용이 추천된다.

　근육이완제는 중추성 근이완제와 말초성 근이완제가 있다. 중추성 근이완제로 일반적으로 사용되는 약제로는 사이클로벤자프린cyclobenzaprine / 벤자민 정(한국위더스제약 상품명) / 플렉세릴Flexeril(상품명), 메토카르바몰methocarbamol / 로박신Robaxin(상품명), 에페리손eperisone / 에페신정 / 엑소페린정, 아프로콸론afloqualone / 아로베스트, 클로페네신chlorphenesin / 린락사정, 티자니딘tizanidine / 실다루드, 오페나드린orphenadrine / 오페락신정, 디아제팜, 바크로펜baclofen / 바크라폰정 등이 있다.

　직접 근육에 작용하는 말초성 근이완제는 주로 전신마취 시 근육 이완을 위해 사용되는 약제이며 척추관협착증 치료에 사용되지 않는다.

9. 경막외 스테로이드 주사ESI, 경막외강 차단술, 경막외 신경차단술, 경막외 주사치료 ✪✪✪✪✪

척추에 시행되는 척추 주사 요법에는 4가지 방법, ① 경막외 스테로이드 주사ESI; Epidural Steroid Injection, ② 신경근 차단술(일명 신경주사), ③ 관절내 주사(일명 뼈주사), ④ 프롤로테라피(일명 증식치료, 인대강화주사)가 있다. 이러한 4가지 척추 주사 치료는 수술을 시행 받기 전 보존적 치료로 받아 볼 수 있는 치료법으로 일시적으로 증상 호전을 기대해 볼 수 있으나 척추관협착증을 근본적으로 치료할 수 있는 방법은 아니므로 신중하게 척추 주사 치료법을 선택해야 한다.

척추주사요법의 4가지 중 경막외 스테로이드 주사 방법은 척추 경막 바깥으로 스테로이드 약물을 주입하여 요통과 다리 방사통을 줄여주는 비수술적 보존적 치료법이다. 경막외 스테로이드 주사요법은 요추부 척추관협착증에서 시도해 볼 수 있는 방법이지만 협착된 척추관을 넓혀주는 방법은 아니고, 신경의 염증 변화를 감소시켜 증상을 일시적으로 완화시키는 방법이다. 대체로 처음 시행받는 경우 효과가 수개월 또는 1년 이상 장기간 효과를 볼 수 있으나, 반복될수록 효과는 떨어진다.

경막외 스테로이드 주사 방법은 ① 추간공을 통해 주사하는 방법, ② 척추후궁 사이로 주사하는 방법, ③ 미추를 통해 주사하는 방법이 있다.

북미척추학회 2011년 가이드라인에 의하면 "척추후궁 간 경막외 스테로이드 주사 요법은 단기간(2주일~6개월)의 신경성 파행과 방사통 증상 호전 효과에 대한 의학적 근거는 있으나(B등급: 의학적 근거 수준이 양호하여 제안해 볼 수 있는 등급), 장기간(2년) 효과는 불확실하다"고 하였다. 일반적으로 경막외 스테로이드 주사는 일부 환자에서 초기 1년 동안 척추관협착증에 대한 수술을 연장시키는 효과가 있을 수 있으나, 그 이후 수술을 연장시키거나 수술을 예방하는 효과는 없다.

그러나 경막외 스테로이드 주사 요법은 자기공명영상MRI에서 심한 요추부 척추관협착증이 있는 경우 신경 손상 등의 부작용 위험성이 높아 추천되지 않으며, 척추관협착증이 중등도 또는 경한 척추관협착이 있는 경우 일시적으로 증상 완화를 위하여 경막외 스테로이드 주사 요법이 이용될 수 있다.

또한 경막외 스테로이드 주사(스테로이드와 리도카인 혼합 약물)는 경막외 리도카인(국소마취제) 단독으로 주사한 것보다 효과가 크지 않다는 연구 결과가 2015년에 보고되었다. 이러한 연구 결과는 경막외 스테로이드 주사의 치료 효과는 스테로이드에 의한 효과보다 국소마취제에 의한 효과가 더 크다는 것을 의미한다.

경막외 스테로이드 주사의 부작용은 매우 다양하게 나타날 수 있으며 부작용으로는 ① 주사 부위의 통증 악화, ② 알레르기 반응, ③ 체중 증가, ④ 수면 장애, ⑤ 혈당 상승, ⑥ 혈압상승, ⑦ 두통 또는 실신, ⑧ 세균 감염, ⑨ 위궤양, ⑩ 골다공증, ⑪ 백내장, ⑫ 출혈, ⑬ 신경의 영구적 또는 일시적 손상, ⑭ 배뇨 배변 장애, ⑮ 발열 등이 있다. 경막외 스테로이드 주사 요법은 주 1회씩, 3회까지 국민건강보험에 적용되고 있다.

10. 견인치료 ✪✪✪✪✪

견인치료는 요통 환자와 추간판탈출증 등으로 신경근이 압박되어 통증이 발생된 환자에게 드물지 않게 이용되고 있으나, 척추관협착증 치료에 도움이 된다는 의학적 근거는 아직까지 없다.

요추부의 견인치료는 ① 추간격을 이완시키는 효과, ② 추간판 내 압력을 감소시켜 추간판탈출을 줄이는 효과, ③ 추간공이 넓어져 후근신경절 압박이 감소되어 통증을 줄이는 효과, ④ 후관절의 유동성을 향상시키는 효과 등이 있다고 알려져 있다.

견인치료는 여러 가지 형태로 시행되고 있으며, 누워서 골반을 견인하는 수평 견인, 앉거나 서서 가슴에 벨트를 장착하여 위로 상체를 견인하는 수직 견인, 철봉에 매달리는 수직 견인, 발목을 고정하여 거꾸로 매달리는 거꾸로 수직 견인, 수중에서 하는 수중 견인 방법 등이 있다. 또한 견인 기계를 이용한 견인 방법에는 지속적 견인 방법과 간헐적 견인 방법이 있으나, 적정한 견인의 힘 또는 견인 시간 등에 대한 구체적 방법은 아직까지 명확하게 알려져 있지 않다.

북미척추학회에서 2011년 발간한 『척추관협착증의 근거 중심 임상 가이드라인』에 의하면 척추관협착증 환자에서 견인치료군과 자연 경과의 대조군을 비교 연구한 논문이 부족하여, 견인치료의 효과를 판단할 수 없다고 하였다. 다만 견인치료 효과에 대하여 발표된 연구 논문들은 대부분 요통과 허리 신경뿌리병증(방사통) 환자를 대상으로 하였다.

허리 신경뿌리병증 환자에 대하여 수직 견인의 치료 효과에 대한 체계적 문헌 고찰이 2021년 발표되었다. 2019년 3월까지 발표된 논문 중에서 주제와 관련된 논문은 2,995편이었으나, 이중 3편만이 양질의 치료 효과 분석의 논문이었다. 저자들은 이 논문들을 분석한 결과 침상 안정만 취한 치료군과 침상 안정과 수직 견인치료를 병행한 치료군 사이에 치료 효과의 차이는 없었고, 물리치료만 시행한 군과 물리치료와 수직 견인치료를 병행한 군 사이에도 치료 효과의 큰 차이는 없었다는 결론을 발표하였다. 다만 약물만 치료한 군에 비해 약물과 수직 견인치료를 병행한 군에서 치료 효과가 좋았으며, 치료 효과는 3개월 이내의 단기적 효과만 있었으며, 장기적 효과는 확인되지 않는다고 보고하였다. 또한 수직 견인치료는 신경뿌리병증으로 인한 신체 활동 제한에 대한 치료 효과는 없다고 하였다.

척추관협착증 환자에서 견인치료는 오히려 증상을 악화시킬 수 있으므로 주의해야 한다. 대부분의 척추관협착증은 오랜 기간에 걸쳐 황색인대가 두꺼워져 있거나 추간격이 협착되어, 견인치료로 좁아진 척추관이 넓어지지 않는다. 견인하는 방향이 나쁠 경우 오히려 신경 손상을 일으키고 증상을 악화시킬 수 있으며 증상이 호전되더라도 일시적인 호전으로 장기적인 증상 완화에는 도움이 되지 않아 권장되지 않는다. 반드시 주의해서 견인치료를 받아야 한다.

11. 신경근 차단술, 신경차단술, 신경주사, 허리 신경주사 치료, 신경치료 ✪✪✪✪✪

신경근 차단술은 척추 주사 치료로 가장 많이 시행되는 방법 중 하나다. 흔히 신경주사, 허리 신경주사 치료, 신경치료라고 불린다. 신경주사 또는 신경치료라는 용어는 마치 병들었거나 손상된 신경에 어떤 약물을 주사하여 신경을 낮게 하는 치료처럼 오해하여 통증을 겪고 있는 환자에게 매력적인 치료법처럼 들리나, 실제로 신경주사는 신경에 약물을 직접 주사하는 방법이 아니고 신경을 회복시키는 치료도 아니다. 다만 통증을 전달하는 신경 주변에 약물을 주사하여 통증의 신경전달을 막는 치료법이다. 즉 통증을 일으키는 원인 병소를 치료하는 것이 아니고 통증이 발생되어 신경을 통해 뇌로 전달되는 신경전달을 차단하여 뇌에서 통증을 못느끼게 하는 방법이다. 따라서 신경근 차단술이라는 용어가 더 정확한 표현이며 의학적으로 통용되고 있는 용어이다.

신경(근)차단술에는 ① 선택적 신경근 차단술과 ② 내측지 차단술(척추 후관절로부터 통증을 전달하는 감각 신경)이 있다. 선택적 신경근 차단술은 척추 신경(척추 신경은 운동 신경과 감각 신경이 함께 있는 혼합 신경으로 요천추 신경총을 형성하여 다리의 감각과 운동을 담당함) 주변에 국소 마취제와 스테로이드를 주사하여 다리에서 올라오는 통증을 차단하는 목적이 있다. 그리고 내측지 차단술은 척추의 후관절에서 발생한 통증을 전달하는 척추 신경 후지의 내측지만을 차단하는 방법이다.

신경(근)차단술은 척추관협착증의 근본적인 치료에는 효과가 없으며, 일시적으로 하지 방사통 또는 요통을 줄여주는 목적으로 시행되기도 한다.

신경(근)차단술은 국민건강보험으로 인정되는 치료법이다. 건강보험심사평가원은 신경차단술을 다음과 같이 국민건강보험으로 인정하고 있다. 신경차단술이 국민건강보험으로 인정되는 기준으로 ① 신경차단술은 주 2~3회 인정함을 원칙으로 하되, 최초 시술부터 15회까지는 소정 금액의 100%를 인정하고, ② 신경차단술은 장기간 연속적으로 실시하는 것은 바람직하지 아니하므로 일정 기간 신경차단술 후 통증이 조절되지 않을 경우에는 치료의 방향 등을 고려하여야 하는 점 등을 감안하여 실시 기간은 치료 기간당 최대 2개월까지 인정된다. 다만 대상포진 후 통증, 척추 수술실패 후 통증, 신경병증성 통증, 척추손상 후 통증, 말기암성 통증인 경우에는 예외로 인정되고 있다. 신경차단술의 비용은 조사 기관에 따라 차이가 많이 있어 최소 4,800원부터 최고 148,900원까지이며 평균 72,547원으로 조사되었다.

12. 관절내 주사, 뼈주사 ✪✪✪✪✪

주사치료 중에는 뼈주사라고 하는 치료법이 많이 시행되고 있다. 속칭 뼈주사라는 이름은 마치 병이 발생하고 약해진 뼈에 어떤 약물을 주사하여 뼈를 튼튼하게 할 것 같은 오해를 불러일으킬 수 있다. 그러나 뼈주사는 뼈에다 약물을 주사하는 치료법이 아니다. 뼈주사의 어원은 불확실하지만 대체로 스테로이드 제제의 약물을 뼈가 아니라 관절 내 주입하는 주사치료를 뼈주사라고 칭하고 있다. 그러므로 뼈주사라는 용어보다 관절내 주사가 정확한 표현이다. 다만 일부 병의원에서는 관절내 주사뿐 아니라 관절과 인접한 주변 조직 또는 근육과 인대가 뼈에 부착되는 부위에 스테로이드 약물을 주입하는 행위도 뼈주사라 부르기도 하고 신경근 차단술을 뼈주사라고 혼용하여 부르기도 한다. 일반적으로 관절내 주사 또는 뼈주사에는 항염증 효과의 스테로이드와 진통 효과를 위해 국소 마취제를 혼합하여 주사한다.

　관절내 주사는 일반적으로 관절이 아프고 붓는 관절염의 증상을 완화시키기 위해 시행된다. 그러나 관절내 스테로이드 주사를 지속적으로 많이 맞으면 관절염보다 더 나쁜 상태로 발전되어 뼈가 약해지고 손상되어 약물 치료로 가능했던 관절염이 수술이 필요한 상태로 악화되기도 한다. 퇴행성 관절염 환자의 90% 이상은 대증요법, 물리치료 및 약물요법만으로도 충분히 치료가 가능하므로 관절내 스테로이드 주사가 필요한 경우는 매우 드물다.

　척추에 시행되는 관절내 주사(뼈주사)에는 ① 후관절내 주사, ② 천장관절내 주사가 있다. 요통 환자에서 척추의 후관절내에 주사하는 관절내 주사 치료가 일부 시행되기도 하나 후관절 내로 주사 바늘을 삽입하는 행위도 쉽지 않고, 설사 후관절 내에 주사하여도 스테로이드 주입으로 요통은 해결되거나 치료되지 않는다.

또한 관절내 주사 또는 일명 뼈주사는 척추관협착증에 의한 요통, 하지 동통, 하지 저림증, 신경인성 간헐적 파행 등의 증상 완화에 도움을 주지 못하고 오히려 좁아진 척추관에 주사 행위와 주입되는 약물로 인해 신경 손상 또는 주사 부위 염증 발생 등의 후유증 또는 합병증 발생 가능성이 있어 권하지 못하는 치료법이다.

13. 프롤로테라피, 프롤로치료, 증식치료, 인대강화주사, 인대증식치료, 허리근육강화주사 ✪✪✪✪✪

프롤로테라피prolotherapy는 증식을 뜻하는 영어 단어 프롤리퍼레이션 proliferation과 치료를 뜻하는 테라피therapy의 합성어로 증식을 통해 치료한다는 의미이다. 프롤로테라피를 병의원마다 각기 다르게 부르고 있다. 프롤로테라피를 반쯤 한글화하여 프롤로치료라고도 하고, 또 인대에 주사하여 인대를 증식시키는 치료라는 의미로 인대증식치료라고 부르기도 하고, 증식이라는 단어 대신에 약한 인대를 증식시키면 인대가 강화된다고 볼 수 있으니 아예 증식이라는 단어 대신에 인대가 강화된다는 의미로 인대강화주사라고 부르고, 심지어 허리근육을 강화시킨다는 의미로 허리근육강화주사라고도 부른다.

'프롤로테라피'라는 명칭은 원래 우리 몸의 약한 부위(인대 또는 근육)

에 어떤 약제를 주사하여 그 부위의 조직이 증식되어 튼튼하게 강화하는 치료로서 약한 부위가 강하게 되므로 우리 몸에 나쁠 것이 없는 느낌으로 호감이 갈 수 있는 치료법으로 이해된다. 그러나 프롤로테라피로서 약한 부위가 실제로 증식되어 그 조직이 튼튼해지고 강화되는지 여부는 입증되어 있지 않으며, 의학적으로 어떤 약제를 주사하여 인대 또는 근육 조직이 증식되고 강화되어 튼튼해지는 것은 가능하지도 않다.

프롤로테라피라는 개념은 미국의 외과 의사 조지 에스 해켓George S. Hackett에 의해 1956년 처음으로 도입되었다. 프롤로테라피에 사용되는 약제는 고농축 포도당과 국소 마취제인 리도카인이다. 고농도의 포도당은 삼투압을 이용하여 인위적으로 염증을 발생시키고, 염증 때문에 발생되는 통증을 줄이기 위해 국소마취제를 병용하여 사용한다. 고농도 포도당은 1%, 5%, 10%, 12.5%, 15%, 25% 포도당으로 다양하게 사용되나 10% 포도당 이상은 염증을 과도하게 일으켜 통증이 심할 수 있어 5% 포도당이 보편적으로 사용된다. 터키에서 2019년 발표한 연구 논문에 의하면, 10% 이상의 포도당은 염증반응을 일으키나 10% 미만의 포도당은 염증을 일으키지 않고 증식 효과만 있어 5% 포도당을 관절 주변에 주사하는 프롤로테라피를 시행한다고 보고하였다.

아직까지 프롤로테라피의 통증 조절 기전은 명확하게 알려져 있지 않고 있다. 가능한 가설로서 고농도 포도당을 주사하면 삼투압의 차이로 인해 세포가 탈수되어 세포가 파괴되고, 세포가 파괴되어 세포 내 물질이 세포 밖으로 나오게 되면 백혈구인 과립구와 대식 세포 등이 모여들어 염증 반응이 시작되고, 이러한 염증으로 모여든 세포들로부터 사이토카인(면역 단백으로 상처를 낫게 하고 조직을 보수하는 기능이 있음)이 분비되어 새로운 세포를 증식시켜 조직이 재생될 수 있도록 보수경로로 이어진다. 그후 새로운 세포들이 증식되고 조직이 재생된 후 새로운 모양과 형태를 취하도록 조직이 리모델링이 된다. 프롤로테라피는 염증기, 증식기, 리모델링기를 거치는 것으로 설명되고 있다.

그러나 어느 부위에 통증의 원인이 있는지 또는 어느 인대에 통증 원인이 있는지 영상학적으로 확인이 불가능하고, 어느 정도의 고농도 포도당이 적정한지, 그리고 적정량이 5cc인지 10cc인지 또는 그 이상인지 밝혀진 것이 없다. 또한 우리 원하는 만큼 염증이 발생하는지 또는 아닌지도 확인할 수 없고 세포가 증식되고 조직이 과연 튼튼해지고 강화되는지도 확인이 되지 않고, 확인할 방법도 없다.

터키의 연구 논문에 의하면 추간판탈출증으로 3개월 이상 요통이 지속되는 40명의 환자에서 5% 포도당 10cc를 장요인대(골반과 요추 사이를 연결하는 인대로서 제5요추 극돌기에서 장골능까지 연결해주는 인대), 횡돌기간인대, 그리고 후관절 주변에 4주일 간격으로 3번 주사하여 1년간 추적 관찰한 결과 통증(VAS 척도), 활동성, 삶의 질(ODI, SF-36) 측면에서 호전을 보였다. 다만 본 연구 논문은 무작위대조군 연구가 아니고 환자 사례군 연구로서 의학적 근거력은 약하다.

프롤로테라피는 대체의학(대안의학, 보완의학)의 하나이므로 치료받는 데 주의가 필요하다. 일반적으로 프롤로테라피의 요통 치료에 대한 의학적 근거는 불확실한 것으로 2007년 평가되었고(코크란 검토), 2015년 코크란 검토에서도 요통 치료에 도움이 되지 않는다고 평가되어 포도당 프롤로테라피의 요통에 대한 효과는 아직까지 불확실하다.

건강보험심사평가원은 증식치료를 비급여(비보험) 진료로 분류하고 있으며, 건강보험심사평가원은 홈페이지에서 "증식치료는 만성적 근골격계 질환의 통증 완화를 위한 치료이며, 통증이 있는 부위에 증식물질을 주사하여 인대나 건을 강화시켜 통증의 감소를 유도하는 치료로, 실시 부위에 따라 주사횟수가 수회에서 수십 회 정도로 다양하다"고 설명하고 있다. 증식치료의 1회 비용은 1,000원부터 1,000,000원까지 매우 다양하며 평균 비용은 82,081원으로 공개되어 있다.

국민건강보험(요양 급여) 진료와 비보험(비급여) 진료

우리나라는 전 국민이 국민건강보험 혜택을 받고 있다. 다만 제한된 국민건강보험 재정으로 진료행위를 건강보험(급여) 진료와 보험 혜택을 보지 못하는 비보험(비급여) 진료로 분류하고 있다. 당연히 꼭 필요한 진료 행위는 우선적으로 보험으로 인정되고 있다. 과거 일부 환자들 중에는 보험이 되지 않아도 좋으니 비보험이라도 좋은 약제와 좋은 진료를 원하는 분들도 있었다. 마치 보험이 적용되는 진료는 싸고 저급한 진료로 생각하고 보험 적용이 되지 않는 진료는 비싸고 고급의 진료로 오해하는 경향 때문이었다. 그러나 실제로는 오히려 정반대이다. 보험 적용이 되는 진료는 대부분 치료 효과에 대한 의학적 근거가 확실한 반면, 보험 적용이 안 되는 비보험 진료는 치료 효과에 대한 의학적 근거가 부족한 경우가 대부분이다.

우리나라에서는 보험 진료와 비보험 진료를 구분하는 기준이 마련되어 있다. 국민건강보험 요양급여(보험)의 기준에 관한 규칙 제1조의2항(요양급여 대상의 여부 결정에 관한 원칙)에 "보건복지부장관은 ① 의학적 타당성, ② 의료적 중대성, ③ 치료 효과성 등 임상적 유용성, ④ 비용효과성, ⑤ 환자의 비용부담 정도, ⑥ 사회적 편익 및 건강보험 재정상황 등을 고려하여 요양급여대상의 여부를 결정해야 한다." 〈개정 2020. 10. 8.〉라고 정하였다. 여기서 요양급여는 보험이 적용되는 진료를 말한다. 건강보험 대상이 되지 못하는 비급여 의료 행위는 아직까지 의학적 타당성, 의료적 중대성, 치료 효과성, 비용효과성에 대한 근거가 없다고 할 수 있다.

따라서 일반인들은 일반적으로 건강보험이 적용되는 의료 행위는 믿고 치료를 받아도 되나, 건강 보험 적용이 되지 않는 비보험 의료 행위는 주의해서 치료를 받아야한다. 대체로 비보험 진료는 고가인 경우가 많다. 고가의 비보험(비급여) 의료 행위는 고급의 최신 의료이며 치료 효과도 좋을 것이라 믿는 것은 큰 오해이다. 오히려 비보험

의료 행위는 치료 효과가 검증되지 않아 건강에 큰 손해를 입히는 경우가 많다. 그러므로 비보험 의료 행위는 조심해서 받아야 하며 본인이 치료 효과와 후유증 또는 합병증 발생 등을 자세히 알지 못하면 다른 전문가와 상의하거나 일단 기피하는 것이 좋다.

비급여 치료 행위는 대부분 치료의 효과가 의학적으로 검증되지 않았고 비용이 의료 기관마다 천차만별이다. 비급여 진료비는 건강보험 혜택이 적용되지 않아 환자가 전액 부담하는 비용으로, 의료기관이 자체적으로 금액을 정하여 의료기관마다 다를 수 있다.

14. 도수치료 ✪✪✪✪✪

도수치료徒手治療는 건강보험심사평가원에서 비급여(비보험) 진료로 분류하고 있으며, 건강보험심사평가원 홈페이지에 "도수치료는 관절 가동 범위의 기능적 감소, 구조의 비대칭성이 있는 근골격계질환, 급만성 경요추부 통증, 척추 후관절증후군 등의 신체기능 향상을 위한 치료이며, 해부학적 및 척추운동 역학적 병변에 대한 지식을 가진 시술자의 손 등을 이용하여 치료하는 것"이라고 설명되어 있다. 그리고 인터넷 백과사전의 하나인 나무위키에 의하면 도수치료는 의사나 물리치료사가 맨손이나 간단한 도구를 이용해 신체를 진단하여 근골격계의 자세를 바로잡아 잘못된 자세에서 비롯된 통증이나 질환을 치료하는 것이라고 설명되어 있으며 효과는 천차만별이라고 하였다. 대체로 도수치료는 대학병원 또는 상급종합병원이 아닌 병원과 의원에 좋은 수익원이 되어 치료사의 수요가 많아지고 있다. 대한민국의 의료법상 도수치료는 일반의도 처방이 가능한 진료 항목으로 도수치료 처방은 정형외과 및 재활의학과 전문의가 아니더라도 의사 면허만 있으면 누구나 처방이 가능하다고 설명되어 있다.

건강보험심사평가원의 도수치료에 대한 정의는 구체적이지 못하고 매우 막연하게 "도수치료는 관절 가동 범위의 기능적 감소 또는 구조의 비대칭성이 있는 근골격계 질환의 신체 기능 향상을 위한 치료"라고 설명하고 있으나, 척추관협착증은 척추관절의 가동 범위가 감소되는 경우도 있지만 척추관협착증의 근본적인 원인은 척추관절의 가동 범위가 감소되는 것이 아니고 척추관이 좁아지는 병변이며, 척추의 비대칭성과도 인과관계가 없다. 도수치료의 기대 효과는 무릎 관절이나 고관절 등의 우리 몸의 관절에 경직이 발생한 경우 관절 운동을 호전시키는 효과를 기대할 수 있으나, 이러한 경우도 일반적인 물리치료가 가능하므로 굳이 도수치료를 선택할 필요성이 없다.

또한 도수치료로 요통을 치료하려고 하지만 요통의 원인이 워낙 많고 도수 치료로 요통이 치료되는 기전이 과학적으로 설명이 불가능하다. 특히 척추관협착증은 척추관이 이미 좁아져 있는 상태이기 때문에 도수치료는 오히려 신경학적 이상을 발생시킬 수도 있어 전혀 추천되지 못하고 오히려 금지하는 것이 안전하다.

북미척추학회 2011년 가이드라인에서 요추 척추관협착증 치료에 있어서 도수조작의 효과에 대한 의학적 근거는 없다고 하였다(I등급: 권고하기에 불확실한 등급).

건강보험심사평가원 홈페이지(https://www.hira.or.kr)에서 도수치료 시행하는 병의원과 수가(비용)가 공시되어 있다. 도수치료는 비급여로 지정되어 있으며, 비급여란 건강보험 혜택이 적용되지 않아 환자가 전액 부담하는 비용으로, 의료기관이 자체적으로 금액을 정하여 의료기관마다 다를 수 있다고 하였다. 건강보험심사평가원 홈페이지에서 비급여 진료비 정보 페이지에 들어간 후 주제별 정보에서 주제선택란에 생애주기별, 성별, 신체부위, 처치 및 수술, 서류 발급비용 중 처치 및 수술을 선택하면 세부영역이 나오고 세부영역에서 물리치료를 선택하면 비급여진료비항목과 세부적으로 이학요법료, 이학요법료 신장분사치료, 이학요법료 도수치료, 이학요법 증식치료, 이학요법료 비침습적 무통증 신호요법이 나온다. 이중에서 이학요법 도수치료를 선택하여 검색하게 되면 도수치료에 대한 설명이 나온다. 도수치료 1회 비용은 지역마다 그리고 병원마다 다르나 평균적으로 70,439원(경북지역 평균값)부터 134,322원(세종시 평균값)으로 공개되어 있고, 의료기관별 최저 비용은 2,000원(병원)부터 50,000원(정신병원)으로 공개되어 있다. 우리나라 전체 의료기관의 평균비용은 97,882원이며, 최고 비용은 500,000원으로 도수치료 비용은 천차만별이다.

15. 핌스 ✪✪✪✪✪

건강보험심사평가원에서 공개한 정보에 의하면 건강보험심사평가원은 핌스FIMS: Functional Intramuscular Stimulation를 비급여(비보험) 진료비로 분류하고 있으며, 핌스 치료는 의원, 요양병원, 병원, 한방병원, 종합병원에서 비급여 치료로 행해지고 있다. 건강보험심사평가원 홈페이지 비급여 진료비 정보에 의하면 핌스 1회 비용은 2,000원부터 2,100,000원까지 편차가 매우 크며, 평균 비용은 200,900원으로 공개되어 있다.

건강보험심사평가원 홈페이지에서 "핌스는 통증을 장기화시키는 척추주위근의 단축을 해소시키며 동반된 자율 신경계의 이상을 치료하기 위하여 실시하며, 마취 감시하에 신경병증성 관련 신경계와 해당 척추분절을 찾아내어 매우 깊은 부위까지 특수바늘로 자침하여 연부조직의 유착을 제거하는 것"이라고 설명하고 있다. 그러나 핌스에 대한 건강보험심사평가원의 설명은 매우 피상적이며 의학적 근거가 없다. 척추주위근 단축이 통증을 장기화시키는지 여부도 불확실하며, 척추주위근 단축의 진단도 불가능하고 핌스가 단축된 척추주위근을 치료할 수 있는지도 확인되어 있지 않다. 또한 자율 신경계의 이상을 진단하기도 어렵고, 자율 신경계 이상이 있는 척추분절을 찾아내는 것도 불가능하다. 그리고 특수 바늘로 연부 조직의 유착을 제거한다는 것도 터무니없는 설명이다. 건강보험심사평가원의 핌스에 대한 설명은 일반인뿐 아니라 전문가들도 도저히 이해할 수 없게 의학적 용어를 그럴듯하게 나열한 것에 지나지 않고 상상에 의한 추상적인 설명으로 판단된다. 척추관협착증뿐 아니라 척추 질환에 있어서 핌스 치료는 치료 효과에 대한 의학적 근거가 없어 전혀 추천되지 못한다.

근래 의학적 근거도 없는 여러 치료법들이 척추관협착증 치료에 시행되고 있다. 의학적 근거도 없는 치료법들은 의학적 지식이 없는 일반인들에게 이해하기 어려운 치료 기전을 통해 치료를 자신하며 권해지기도 한다. 권유 받은 근거 없는 치료법들은 사회적으로 유명 인사가 치료받고 좋아졌다거나, 주변에 치료받고 좋아졌다는 사람들의 경험이 광고를 통해 소개되는 경우도 있다. 그러나 이러한 치료 경험이 진실이 아닐 수도 있고 소수의 일시적인 증상 호전의 경험일 수도 있으므로 비급여 치료법을 쉽게 받아서는 안 된다. 반드시 특정 치료법의 치료 효과에 대한 의학적 근거를 확인해야 하며, 증상이 호전되는 원리 또는 치료의 기전이 과학적인지 그리고 부작용은 어떤 것들이 있는지 만약 부작용이 발생하면 치료법은 있는건지 등을 미리 확인해야 하며 본인의 의학적 지식이나 상식이 부족하여 판단이 어려운 경우는 다른 의사에게 자문을 구해보는 것이 안전하다.

6장

척추관협착증의
수술적 치료

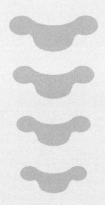

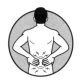

1. 수술 적응증과 비非적응증

척추관협착증은 대부분 우리 몸이 나이가 들어감에 따라 척추가 노화되면서 발생하는 퇴행성(노화) 질환으로 양성 척추질환의 하나이다. 양성 질환이라 함은 특별한 치료를 하지 않더라도 스스로 회복이 잘되는 질환이며 생명을 위협하는 악성 질환이 아니다. 우리가 흔히 앓는 감기는 대부분 2주일 정도 지나면서 자연 치유되는 질환으로 드물게 폐렴으로 발전할 수 있으나 스스로 잘 치유되므로 양성 질환으로 보고 있다. 척추관협착증도 감기와 비슷하게 하지 마비와 같은 중증 상태로 발전하는 경우도 드물게 있지만 대부분 증상이 자연 회복되는 예후가 좋은 양성 질환이다. 다만 척추관협착증의 증상이 호전되었다 하여도 척추관협착증이 완치되는 것은 아니다. 척추관협착증은 나이가 들면서 지속적으로 진행되므로 척추관협착증의 진행을 피하거나 완치할 수는 없다.

척추관협착증은 예후가 좋은 양성의 퇴행성 질환이므로 보존적 치료가 우선이다. 보존적 치료를 충분히 받았는데도 불구하고 증상이 호전되지 않는다면 그다음 치료 방법으로 수술적 치료를 고려해 보아야 한다. 물론 수술적 치료가 척추관협착증을 완치시키는 것은 아니고 단지 증상을 호전시킬 수 있을 뿐이다. 퇴행성 변화로 인해 발생된 척추관협착증을 퇴행성 변화가 발생하기 이전의 척추 상태로 복원시킬 수 있는 치료법은 없으며, 수술 후에도 척추는 퇴행성 변화가 지속되기 때문에 재발되지 않게 완치시킬 수 있는 수술은 없다. 척추관협착증은 양성 질환이고 완치되지 않는 질환이므로 크고 작은 후유증 또는 합병증이 발생할 수 있는 수술적 치료는 항상 신중하게 선택되어야 한다.

일반적으로 보존적 치료에도 척추관협착증의 증상이 호전되지 않으면 마지막 치료 방법의 선택으로 수술적 치료를 고려해 볼 수 있다. 악성 질환의 대표적 질환인 암은 조기에 발견해서 조기에 수술이 필요하다. 그러나 양성 질환인 척추관협착증은 조기에 발견해서 조기에 치료해야 되는 질환이 절대로 아니다. 암 질환도 일부에서는 자연 치유되는 경우도 있지만 대부분 자연 치유가 어렵기 때문에 종양의 크기가 작을 때 빨리 제거해야 완전한 제거가 가능하여 완치를 기대할 수 있다. 그러나 척추관 협착증은 조기에 치료를 하지 않더라도 스스로 호전될 수 있는 양성 질환이므로 조기에 수술하는 것은 필요하지 않다. 증상이 점점 심해져 일상생활이 불편하거나 불가능한 경우 수술적 치료를 고려해야 한다. 척추관 협착증에 대한 수술은 조기에 시행하는 것이 아니고 보존적 치료를 먼저 시행해 보고 심한 증상이 지속된다면 수술적 치료를 선택한다.

척추관협착증에 대한 수술적 치료가 필요한 절대적인 적응증은 아직 정립되어 있지 않다. 즉 어떤 경우에 척추관협착증을 수술로 치료해야 되는지에 대한 외과 의사들의 합의된 수술 적응증이 아직까지 마련되어 있지 않다. 의사들마다 척추관협착증에서 수술이 필요한 수술 적응증이 서로 다르다. 일부 의사들은 심하지 않은 척추관협착증 환자에게도 처음부터 수술을 권하는 경우가 있다. 심지어 시술은 수술이 아니므로 시술로 먼저 치료하자고 권유하는 경우도 있다. 그러나 대부분의 시술은 수술 범주 안에 있는 치료법이지 수술이 아닌 시술은 없다. 그러므로 수술이든 시술이든 수술적 치료가 필요하다고 수술을 권유받은 경우 반드시 다른 전문의사에게 그러한 수술이 필요한지에 대한 2차 의견을 듣고 수술을 결정하는 것이 바람직하다.

(1) 척추관협착증에서 수술이 필요한 적응증

첫째, 척추관협착증으로 하지 근력이 약화되어 중심을 잃고 휘청거리거나 자주 넘어지는 경우 수술적 치료가 필요하다. 일반적으로 척추관협착증으로 발생하는 증상은 대부분 통증이다. 그러나 통증이 주증상인 경우 수술적 치료가 반드시 필요하지는 않다. 통증은 진통제 등과 같은 약물의 보존적 치료로 호전될 가능성이 높기 때문이다. 그러나 약화된 하지 근력을 강화시킬 수 있는 약물은 존재하지 않는다. 그러므로 말초 신경 중에서 감각 신경이 아니고 운동 신경이 손상되어 하지 근력이 약화된 경우 물리 치료 이외 보존적 치료로 호전될 가능성이 거의 없기 때문에 수술적 치료를 고려해야 한다. 또한 하지 근력 약화는 보행 중 또는 일상 생활 도중 넘어지는 2차 사고로 이어져 골절 등의 부상으로 발전할 수 있기 때문에 수술을 고려해야 한다. 가끔 수술적 치료를 두려워한 나머지 휠체어를 탈 때까지 수술을 기피하다 늦게 수술을 받는 경우도 있다. 하지 근력 약화가 수술 전 이미 심하게 발생되어 있으면 수술 후에도 근력이 호전될 가능성이 낮다. 그러므로 하지 근력 약화가 있는 경우 수술을 선택하여도 빠른 수술이 아니며, 수술이 빠를수록 근력 회복의 가능성은 높다.

둘째, 균형 감각이 떨어진 경우 수술이 필요하다. 척추관협착증이 발생하면 척추관 내에 있는 신경들이 압박되어 신경기능을 상실하게 된다. 말초 신경에는 운동 신경과 감각 신경이 있으며 감각 신경은 통증을 전달하는 신경뿐 아니라 우리 몸의 위치에 대한 감각을 전달하는 고유 감각 신경도 포함되어 있다. 우리 몸의 균형은 3가지 감각 기관 즉 ① 귀의 내이의 전정기관(세반고리관), ② 감각 신경의 고유 감각 신경, ③ 시각에 의해 조절된다. 즉 척추관협착증이 심해져 척수를 통해 전달되는 고유 감각 신경이 압박되면 우리 몸의 균형을 유지하는데 필요한 3가지 감각 중 한 가지 감각이 상실되어 균형 감각이 떨어지게 된다. 고유 감각을 전달하는 감각 신경은 지름이 가장 굵은 Ia형 신경으로 13~20μm이며 신호 전달 속도가 80~120m/s로 매우 빠르다. 반면에 통증을 전달하는 신경은 지름이 0.2~1.5μm의 가장 가늘고 신호 전달 속도는 0.5~2.0m/s로 매우 느리다. 척추관협착증 초기에는 통증을 전달하는 가는 신경의 손상이 발생하나 척추관협착증이 진행되면 굵은 신경도 손상을 받게 되어 균형 감각이 떨어지게 된다. 척추관협착증으로 균형 감각이 떨어지면 척추관협착증이 많이 진행된 상태를 의미하며 보존적 치료로 호전될 가능성이 거의 없고 균형 감각이 떨어진 상태로 방치하면 낙상 사고 등의 2차 사고로 이어질 수 있어 수술을 적극 고려해야 한다.

셋째, 신경인성 파행 증상으로 한 번에 쉬지 않고 걸을 수 있는 거리가 100m 미만인 경우 또는 횡단 보도를 한 번에 건널 수 없는 경우 수술적 치료가 필요하다. 시간으로는 5분~10분 미만을 걸을 수 있으면 수술적 치료를 고려해야 한다. 심한 경우는 서기만 하여도 통증이 발생되어 걷지 못하는 경우도 있다. 서기만 하여도 통증이 발생하거나 짧은 거리만 걸을 수 있는 경우는 여행을 하기도 어렵고 주변의 다른 사람과 보조를 맞춰 걷고 생활하는 것이 불가능하여 수술적 치료가 필요하다. 신경인성 파행 또는 보행 시 발생되는 통증은 보존적 치료로 호전되기 어렵기 때문에 수술적 치료를 고려해야 한다.

넷째, 척추관협착증으로 대소변 장애가 발생하면 가능한 빨리 수술적 치료를 받아야 대소변 증상이 호전될 수 있기 때문에 응급 수술이 필요하다. 다행히도 척추관협착증으로 인해 대소변 장애를 포함한 마미증후군은 잘 발생하지 않는다. 그러나 드물게 대소변 장애가 발생하면 빨리 감압수술을 받아야 증상이 호전될 수 있다. 대소변 장애의 증상은 소변을 보기 어렵거나, 변비 증상이 심할 수 있고, 소변을 본인의 의지와 관계없이 흘리는 수도 있다.

다섯째, 하지 동통 또는 저림증이 최소한 2~3개월 간의 보존적 치료에도 불구하고 지속되는 경우 또는 지속적인 하지 동통으로 삶의 질이 저하된 경우 수술적 치료를 고려한다.

여섯째, 척추의 중심부 협착이 아니라 척추의 외측부 협착 즉 함요부 협착 또는 신경공 협착으로 인해 편측 엉덩이 또는 고관절 부위 통증이 보존적 치료에도 불구하고 지속되어 삶의 질이 저하된 경우 수술적 치료를 고려한다.

(2) 수술적 치료가 필요하지 않는 수술 비非적응증

첫째, 자기공명영상MRI의 횡단면(가로단면)에서 척추관협착의 상태가 3기 (쉬자스의 4기 분류 중에서) 미만인 경우는 수술이 필요하지 않다. 그러나 척추관협착이 심한 상태인 3기와 4기라고 하여도 반드시 수술이 필요한 것은 아니다. 자기공명영상의 횡단면에서 3기와 4기의 심한 협착 상태에서도 증상이 심하지 않거나 통증 또는 불편한 증상을 잘 견딜 수 있는 경우는 수술이 필요 없다. 다만 이러한 경우 지속적으로 증상 악화 여부를 관찰하기 위해 추적 관찰이 필요하다.

둘째, 요통이 주증상인 경우 수술적 치료가 필요하지 않다. 요통의 원인은 매우 다양하여 척추관협착증 이외의 원인으로 요통이 더 많이 발생할 수 있으며, 척추관협착증이 요통의 원인이 아닌 경우가 더 많다. 요통은 척추관협착증의 특징적인 증상이 아니다. 요통 발생 원인 중 가장 흔한 원인은 요추부 근육과 인대 손상인 스트레인(잡아당김)과 염좌(삠, 인대가 늘어나는 부상)이며, 요통의 원인 중 70%를 차지하는 것으로 알려져 있다. 문제는 요추부에 발생한 스트레인과 염좌는 자기공명영상 검사에서 특징적인 소견이 관찰되지 않는다는 것이다. 따라서 요통이 발생하여 자기공명영상 검사를 받으면 가장 흔한 원인인 요추부 스트레인 또는 염좌는 관찰되지 않고 우연히 무증상의 척추관협착증 또는 추간판탈출증이 발견되는 수가 있어, 이러한 경우 관찰되고 있는 척추관협착증 또는 추간판탈출증을 요통의 원인으로 오진하는 수가 있다. 따라서 자기공명영상에서 관찰되는 병변이 요통의 원인인지 아닌지 잘 감별해야 한다. 요추의 스트레인 또는 염좌 이외 요통의 원인으로는 퇴행성 추간판 병변이 10%를 차지하고, 추간판탈출증이 요통의 원인이 되는 경우가 4%, 척추관협착증이 원인인 경우가 3%, 골다공증성 척추뼈의 압박골절이 4%, 척추전방전위증이 2%를 차지한다. 우리 몸의 관절에 발생하는 퇴행성 관절염과 같이 척추의 후관절에도 관절염이 발생하면 요통이 발생할 수 있는데 이러한 경우 요통은 수술로 호전되지 않는다. 척추의 관절인 추간판 또는 척추 후관절에 발생한 퇴행성 관절염은 수술로 치료가 불가능하며, 현재 치료방법은 진통 소염제로 증상을 완화시키는 것뿐이다.

셋째, 척추관협착이 3부위 이상 다분절에 발생한 경우 수술 결과가 양호하지 않다. 일반적으로 여러 분절에 척추관협착증이 관찰되더라도 현재 증상을 일으키는 부위는 대부분 한 곳의 병변 때문이다. 그러나 다분절에 척추관협착증이 발생한 경우 현재의 증상이 어느 부위에서 발생하였는지 정확하게 진단이 어렵고 또한 증상이 있는 부위를 진단하여 그곳을 성공적으로 수술로 치료하였더라도 다른 부위에서 또 증상이 재발하여 예후가 불량할 수 있어 다분절에 척추관협착증이 발생한 경우 수술적 치료는 신중해야 한다. 일부 외과 의사들은 증상이 발생되는 부위를 감별하기도 어렵고 또 수술 후 다른 곳에서 증상이 재발할 수 있어 척추관협착증이 있는 모든 부위를 광범위하게 수술하는 경우도 있다. 마치 정확한 목표에 한 발의 총알을 발사하여 명중시키는 것이 아니라 산탄총으로 많은 총알을 쏘아 이 중에서 한 개가 목표에 명중되기를 바라는 경우와 유사하다. 일반적으로 증상을 일으키는 정확한 부위를 확진하지 않고 두리뭉실하게 광범위한 부위를 수술하는 것은 수술 결과도 나쁘고 합병증 또는 후유증 발생도 높아 추천되지 않는다.

넷째, 척추에 이미 2회 이상 수술을 시행 받은 경우 수술로 호전될 가능성이 낮아 척추관협착증에 대한 수술적 치료는 추천되지 않는다. 일반적으로 척추 수술은 거듭될수록 수술 결과는 불량해진다. 수술이 반복되면 수술 부위에 유착이 심해지고 신경 조직에 염증 변화가 심해진다. 이미 척추 수술을 받은 경우 수술 부위에 유착이 발생하고 유착이 발생하면 조직이 탄력성을 잃고 매우 딱딱한 조직으로 바뀌게 되어 재수술 과정에서 출혈과 신경 손상 또는 주변 조직 손상의 가능성이 높아진다. 그리고 신경 다발을 둘러싸고 있으면서 신경들을 보호하는 척추 경막과 지주막이 반복되는 수술로 인해 지주막염과 같은 염증이 발생하면 엄청난 통증이 발생하게 되나 치료 방법은 진통제 사용 이외 특별한 치료법이 없게 된다. 일반적으로 3회 이상의 척추 수술 후 예후는 불량하므로 척추 수술 후 증후군 환자에서 재수술은 매우 신중해야 한다.

다섯째, 신체 건강이 좋지 않은 경우도 척추관협착증에 수술적 치료는 추천되지 않는다. 척추관협착증 환자들은 대부분 고령으로 여러 질병이 함께 있는 경우(동반 질병)가 흔하다. 암이 발생하여 이미 수술받은 경우, 또는 뇌졸중이나 심혈관 질환으로 수술 및 시술을 받은 경우, 신장 등의 이식 수술을 받은 경우, 치매 등의 뇌질환이 있는 경우, 만성 호흡기 질환으로 치료 중인 경우 등은 해당 치료를 받아 건강이 상당히 회복되지 않은 상태라면 수술이 추천되지 않는다. 그러므로 척추관협착증 수술에 앞서서 건강 상태와 수술을 견딜 수 있는지 여부를 잘 판단해야 한다.

여섯째, 환자의 나이는 수술을 결정하는 데 반드시 중요하지는 않지만 대략 80세 이상 환자에서 전신적 신체 건강 상태가 좋지 않으면 수술은 추천되지 않는다. 많은 환자들은 나이가 더 들면 수술을 받을 수 없으니 한 살이라도 젊을 때 수술이라도 받는 것이 좋은 것이 아니냐며 수술받기를 희망한다. 그러나 나이가 들었다고 수술을 못 받는 것은 아니다. 나이와 무관하게 신체가 건강한 상태라면 수술은 항상 가능하다. 다만 장시간의 수술은 권하지도 않고 흔히 시행되지도 않는다. 대체로 수술 시간이 3시간 미만이 되도록 수술은 계획된다. 일반적으로 장시간의 마취와 수술은 뇌의 인지 기능을 떨어뜨리는 것으로 알려져 있다. 척추관협착증은 병의 속성상 고령에 수술을 받는 경우가 많다. 고령이 되면 자연적으로 인지 기능이 떨어지고 있는데 장시간 수술 등으로 인지 기능이 악화되는 것을 피해야 한다. 나이는 수술을 받기 위한 절대적 기준은 아니다. 80대 또는 90대가 되어도 신체가 건강하신 분도 있으며, 60대 또는 70대에도 건강하지 못하신 분도 있다. 나이가 들어도 수술이 필요한 경우 수술적 치료를 잘 이겨 내기 위해서는 평소에 건강 관리를 잘해 두어야 한다.

일곱째, 약 1km 거리를 한 번에 걸을 수 있는 상태 또는 약 20분 이상 쉬지 않고 걸을 수 있는 상태라면 수술적 치료가 필요하지 않다. 스위스 척추관협착증 설문지(81~83쪽 참조)의 신체능력 측정 문항에는 신체 능력을 4단계로 구분하고 있다(82쪽 문8). 3km 이상 걸을 수 있는 경우는 정상적인 신체 능력으로 구분하고, 1~3km 걸을 수 있는 상태를 경미하게 신체 능력이 감소한 상태, 100m~1km 걸을 수 있는 상태를 중등도 신체

능력이 감소한 상태, 그리고 100m 이내 걸을 수 있는 상태를 심하게 신체 능력이 감소한 생태로 구분하고 있다. 따라서 1km 이상을 걸을 수 있는 상태라면 경미하게 신체 능력이 감소하였거나 거의 정상적인 상태이므로 척추관협착증의 수술적 치료의 필요성은 없다. 100m~1km 걸을 수 있는 상태는 척추관협착증의 중증도가 경계선 상의 상태로 다른 신체 능력과 통증의 정도 및 보존적 치료에 의한 호전 유무 등으로 수술적 치료를 판단하는 것이 바람직하다.

여덟째, 주로 아침에 통증이 심하다 조금 움직이거나 걸으면 통증이 줄어드는 경우 또는 걷기를 처음 시작할 때 통증이 있으나 걷다 보면 통증이 줄어드는 경우는 아직 수술적 치료가 필요하지 않다. 또 증상이 악화와 호전을 반복하는 경우도 아직 수술이 필요한 상태가 아니다.

아홉째, 다리 통증 또는 엉덩이 통증 부위가 자기공명영상에서 협착된 부위의 통증 발생 부위와 일치하지 않는 경우 수술은 조심해야 한다. 통증이 있는 부위와 자기공명영상에서 통증을 일으키는 부위가 일치하는 경우 수술적 치료는 효과가 있다. 우리 몸에 통증을 일으키는 부위는 신경근에 따라 다르다. 즉 제4요추 신경근이 눌렸을 때 발생할 수 있는 통증 부위와, 제5요추 신경근이 협착되었을 때 발생하는 통증 부위가 다르다. 그리고 제1천추 신경근이 눌렸을 때도 나타나는 통증 부위가 다르다. 그러나 주의해야 할 점은 사람마다 편차가 있기 때문에 모든 사람이 동일하지 않다.

척추관협착증 환자들은 대부분 고령으로 여러 질병이 함께 있는 경우가 흔하다. 그러므로 척추관협착증 수술에 앞서서 건강 상태와 수술을 견딜 수 있는지 여부를 잘 진단받아야 한다. 따라서 자연 경과를 잘 알아

야 하며, 예후가 양호한 소견 또는 나쁜 소견을 알아야 치료 방침 계획을
정확하게 세울 수 있다.

2. 수술 후 평가 방법

수술 후 수술이 잘되었는지 잘못되었는지 여부는 오로지 환자가 느끼는
증상이 얼마나 호전되었는지에 따라 결정된다. 수술 후 검사하는 단순 방
사선 사진이나 자기공명영상으로 수술의 잘잘못을 판단할 수 없다.

일부 환자는 수술 후 증상이 호전되지 않고 그대로 통증이 있거나
심지어 통증이 심해서 자기공명영상 검사를 다시 받았으나 수술한 병원
에서는 수술이 잘되었다고 하는 말을 듣기도 한다. 자기공명영상 같은 영
상 검사만으로 수술이 잘되었는지 잘못되었는지 알 수는 없다. 오직 환자
자신이 느끼는 증상이 호전되었으면 수술이 잘된 것이고, 증상의 호전이
없거나 없었던 새로운 증상이 나타나면 수술은 잘못된 것이다.

환자가 느끼는 증상은 완전히 주관적 판단으로 혈압 측정이나 피검
사에 의한 혈당 측정과 같이 객관적으로 수치화할 수 있는 방법이 없다.
환자 자신이 느끼는 증상의 호전 정도로 수술이 잘되었는지 또는 잘못되
었는지 알 수 있을 뿐이다. 수술 후 평가 방법에는 스위스 척추관협착증
설문지 중 수술 만족도 문항(83쪽, 문13~문18)이 있으며, 수술 만족도 문항
은 83쪽에 기술되어 있다. 수술 만족도 문항의 점수를 합하여 수술 결과
에 대한 만족도를 정량화할 수 있다.

3. 수술적 치료 방법들

척추관협착증에 대한 수술적 치료에는 최소침습수술MIS; Minimal Invasive Surgery과 고식적(통상적인) 수술conventional surgery이 있다. 최소침습수술에는 미세현미경(수술현미경)수술microscopic surgery과 내시경 수술endoscopic surgery이 있으며, 고식적 수술에는 고식적 감압수술decompressive surgery과 고정수술spinal fixation surgery이 있다.

각각의 수술적 치료법의 수술 시간, 수술 후 통증, 수술 후 회복기간, 수술 비용, 증상 호전율, 후유증 합병증 발생율, 증상 호전, 재발율에 대하여 유리한 점과 불리한 점을 비교하면 다음의 표와 같다. 상대적으로 유리한 경우 3점으로, 보통인 경우 2점으로, 상대적으로 불리한 경우 1점으로하여 비교하였다.

	수술 시간	수술 후 통증	수술 후 회복 기간	수술 비용	증상 호전율	후유증 합병증 발생율	증상 호전 지속기간	재발율	총점
미세현미경 이용 수술	3	3	3	3	3	3	3	3	24
내시경 이용 수술	3	3	3	1	2	2	1	1	16
척추고정술 병행 수술	1	1	1	1	3	1	3	3	14

(1) 미세현미경 편측후궁절개-양측감압술 ✪✪✪✪✪

미세현미경 편측후궁절개–양측감압술microscopic-ULBD; microscopic-Unilateral Laminotomy Bilateral Decompression은 수술현미경을 사용하는 최소침습수술이다.

'미세현미경'수술이란 수술현미경을 사용하여 수술하는 것을 의미하고, '편측후궁절개'란 양측의 척추후궁을 절개하는 것이 아니고 한쪽 척추후궁만 절개하는 것을 의미한다. '양측감압술'이란 한쪽의 압박되어 있는 신경만 감압하는 것이 아니고 양측의 압박된 신경을 감압하는 것을 의미한다. 대부분의 척추관협착증은 척추관의 양측(오른쪽과 왼쪽) 신경이 압박되어 있어 척추관 양측을 감압해야 한다. 그러나 한쪽 다리의 통증만 있는 경우는 한쪽 척추관만 압박되어 있으므로 협착된 한쪽만 감압해도 된다.

과거에는 척추관을 감압하기 위해 척추후방의 우측과 좌측 및 중심부 조직까지 제거하여 압박되어 있는 척추관을 감압하였다. 이 경우 양측의 척추 근육을 박리하고 견인해야 되므로 수술 절개 부위도 크고 수술 중 출혈도 많으며 수술 후 후유증 또는 합병증 발생도 높았다. 점차 과학이 발전하고 수술현미경과 수술 장비들이 발전하면서 미세현미경을 사용한 척추관 감압술이 시도되면서 한쪽 척추후궁만 절개하고 양측의 척추관을 감압하는 수술로 발전하게 되었다.

편측후궁절개-양측감압술은 편측후궁절개-양측 인대제거술ULBL; Unilateral Laminotomy for Bilateral Ligamentectomy로부터 발전되었다. 편측후궁절개-양측 인대제거술은 미국 코네티컷대학 신경외과 의사 찰스 폴레티Charles E. Poletti에 의해 2명의 중심성 척추관협착증 환자에 시행되어 1995년 세계 최초로 보고되었다. 그러나 찰스 폴레티는 수술현미경을 사용하지 않아 피부 절개가 9~10cm로 비교적 길었다.

그 후 독일의 신경외과 의사인 유베 스페저Uwe Spetzger 등은 1997년 수술현미경을 사용한 편측후궁절개-양측감압술을 처음으로 소개하였다. 폴레티는 육안으로 수술하여 9~10cm 피부 절개를 하였으나 스페저 등은 수술현미경을 사용하여 피부 절개가 4cm로 줄었다. 저자들은 이 수술법의 장점으로 기존의 고식적 수술법인 척추후궁절제술에 비해 주변 조직에 대한 손상을 적게 하고, 수술 후 합병증 발생이 적으며, 척추의 안정성을 수술 후에도 그대로 유지할 수 있고, 협착된 척추관을 충분히 풀어 (감압)줄 수 있으며, 수술 후 결과도 우수하다고 주장하였다. 이후 저자들은 척추관협착증 환자에게 편측후궁절개술-양측감압술 수술을 시행하여 양호한 수술 결과를 보고하였다. 스페저에 의한 편측후궁절개-양측감압술이 소개된 이후 국내외에서 이러한 수술법이 시도되면서 의학 학술지에 이 수술법의 장점에 대한 보고가 점차 늘게 되었다.

2002년 미국의 신경외과 의사인 실바인 팔머Sylvain Palmer 등은 17명의 척추관협착증에서 수술현미경을 이용한 편측후궁절개술-양측감압술을 시행하여 한 분절에 대한 감압수술의 수술 시간이 90분 걸렸으며, 수술중 실혈량은 28ml였다고 보고하였다. 또 2007년 이탈리아 신경외과 의사 프란시스코 코스타Francesco Costa 등도 374명의 척추관협착증 환자에게 수술현미경을 이용한 편측후궁절개-양측감압술을 시행하여 약 88% 환자에서 호전된 양호한 연구 결과를 학술지에 보고하였다.

우리나라에서는 건국대학교 의과대학 신경외과학교실(임성준, 김영태, 하호균)이 1997년 발표된 「요추 협착증의 미세수술적 감압술: 진보된 수술방법 및 초기 경험 20례 보고」 논문을 통해 20명의 척추관협착증 환자에게 우리나라 최초로 편측후궁절제-양측감압술을 시행하여 수술 후 6개월 판정에서 좋은 수술 결과(우수 30%, 양호 50%)를 얻어 보고하였다. 저자들은 "20명의 환자에게 새롭게 고안된 미세현미경 감압술을 시행하였고, 광범위한 감압술에 비해 반흔이 적고, 수술 후 통증 및 합병증이 적고, 안전하며, 조기에 보행을 할 수 있고, 입원 기간이 단축되고, 경제적인 장점이 있으며, 신경근 견인을 거의 하지 않으며, 한쪽 수술 창을 통해 반대쪽 신경근과 추간판을 확인할 수 있다"고 설명하였다. 저자들은 폴레티가 1995년 발표한 편측후궁절개-양측 인대제거술 또는 스페저 등이 1997년 발표한 편측후궁절개-양측감압술을 참고하지 않고 독창적으로 고안하여 수술하였다. 미국 폴레티의 편측후궁절개-양측 인대제거술, 독일 스페저 등의 편측후궁절개-양측감압술, 그리고 우리나라 임성준 등의 미세수술현미경하 편측후궁절제-양측감압은 동일한 수술 방법으로, 차츰 편측후궁절개-양측감압술이라는 수술 명칭으로 통일되었다.

그후 인하대학교 의과대학 신경외과학교실(조진모, 윤승환, 박형천, 박현선, 김은영, 하윤)은 2004년 발표한「고령환자의 요추부 척추관협착증의 수술적 치료-부분 척추후궁 절제술을 통한 양측 척추공의 확장술」논문을 통해 16명의 척추관협착증 환자를 편측 후궁절제술 후 양측 척추관 확장술로 수술하여 좋은 수술 결과(우수 63%, 양호 19%)로 얻어 보고하였다. 또한 중앙대학교 의과대학 신경외과학교실(지용철, 김영백, 황성남, 박승원, 권정택, 민병국)은 65세 이상의 척추관협착증 환자 34명을 편측후궁절제-양측감압술로 수술하여 좋은 수술 결과(우수 8.8%, 양호 58.8%)를 얻어 2005년 학술지에 발표하였다. 우리들병원 신경외과팀(이동엽, 이상호, 장지수)은 47세 남성의 척추관협착증 환자를 편측후궁절제-양측감압술로 수술 후 경막외 혈종에 의한 하지부전 마비 발생으로 재수술하여 치료하였던 사례를 2006년 학술지에 보고하였다. 저자들은 편측후궁절제-양측감압술은 척추관협착증을 치료하는 효과적인 최소침습수술이지만, 수술 후 급성으로 혈종이 발생할 수 있어 주의가 필요하다고 경고하였다.

서울보훈병원 신경외과팀(박영진, 박관호, 김태완, 김정철)은 24명의 척추관협착증 환자를 대상으로 관형 견인기를 이용한 편측후궁절제-양측 척추관 감압술을 시행하여 하지 동통과 요통장애지수가 호전되어 2008년 학회지에 발표하였다. 울산대학교 서울아산병원 신경외과학교실(황상원, 임승철, 노성우, 전상룡, 현승재)은 85명의 척추관협착증 환자를 편측후궁절개-양측감압술로 치료하여 65세 이상 환자군과 65세 미만 환자군의 수술 결과를 비교하여 두 군에서 모두 증상의 호전을 보였다고 2008년 학술지에 발표하였다. 또한 순천향대학병원 정형외과학 교실(이재철, 소재완, 황은천, 김연일,신병준)은 25명의 환자에서 양측성 척추후궁절제술과 편측후궁절개-양측감압술을 시행한 결과 편측후궁절개-양측감압술이 양측 척추후궁절제술과 동등한 임상 결과를 얻었으나, 수술 실혈량이 적고 척추관 감압 정도는 크다는 장점을 2009년 학술지에 보고하였다. 독일의 척추외과 의사 루카 파파베로Luca Papavero 등도 165명의 척추관협착증 환자에서 수술현미경을 이용한 편측후궁절개-양측감압술을 시행하여 84% 환자에서 통증이 호전되었으며, 척추관협착증이 다발성으로 있는 고위험군 환자에서도 좋은 치료 효과가 있다고 2009년 보고하였다.

편측후궁절개-양측감압술은 협착된 척추관을 넓히는 기존의 척추후궁절제술과 거의 동일한 수술법이지만, 협착된 부위까지 도달하는 과정에서 정상적인 주변 조직 손상을 적게 발생시킨다. 편측후궁절개-양측감압술은 수술 부위가 좁고 깊기 때문에 반드시 수술현미경을 사용해야 수술이 가능하다. 수술현미경은 최신 제품일수록 성능이 좋아, 정확한 초점과 조명이 뛰어나며 수술 시야의 첨예도와 해상도가 높아 주변 조직을 명확히 감별하는 데 유리하다. 수술현미경을 사용하지 않고 고식적으로 맨눈으로 수술할 수는 있어도 정확하고 정밀하게 수술하는 것은 불가능하다. 기존의 고식적인 척추후궁절제술은 맨눈으로 어느 정도 수술이 가능하나, 편측후궁절개-양측 감압술은 수술현미경을 사용하지 않으면 수술이 불가능하다. 성능 좋은 최신의 수술현미경일수록 정밀한 수술이 가능하여 수술 결과도 좋다.

편측후궁절개-양측감압술은 한 분절에 척추관협착(척추관협착은 여러 부위에 동시에 발생할 수도 있다)이 있을 경우 척추관협착 부위를 중심으로 정중앙에서 0.5~1cm 떨어진 좌측 또는 우측 옆에서 3~4cm 길이의 피부절개를 시행하고 근막을 척추의 극돌기 부위에서 절개한 후 척추 근육을 척추 극돌기와 척추후궁뼈로부터 박리한다. 척추뼈 한쪽의 척추후궁을 수술용 고속 드릴을 이용하여 얇게 만든 후 수술용 펀치로 척추후궁을 부분 절제하고 척추후궁 사이의 황색인대를 제거한다. 척추관협착의 원인은 황색인대가 두꺼워지고 단단해져서 척추관(신경관)을 누르고 있기 때문에 두꺼워지고 단단해져 있는 황색인대를 제거해야 척추관이 감압이 되어 치료가 된다. 척추관협착증은 일반적으로 장기간에 걸쳐 서서히 진행되기 때문에 황색인대가 신경을 둘러싸고 있는 척수 경막dura mater과 붙어 있는 수가 있다. 황색인대를 제거할 때 척수 경막에 손상을 주어 찢어지지 않게 매우 세심히 조심하여야 한다. 만약 척수 경막이 찢어지는 경우는 찢어진 경막을 6-0 굵기(직경 0.07mm) 또는 7-0 굵기(직경 0.05mm)의 봉합사로 꿰매주어야 한다. 굵기가 매우 가늘기 때문에 수술용 현미경 사용은 필수적이다.

척추관협착을 풀어주기 위해서는 두꺼워진 황색인대를 안전하게 제거해야 하는 것뿐 아니라 척추 후관절이 두터워져(비후) 있는 경우가 많으므로 비후된 척추 후관절도 제거해야만 한다. 척추 후관절이 비후된 척추관협착증은 척추관의 함요부 협착증이다. 비후된 척추 후관절을 제거한 후 바깥쪽으로 위치한 추간공을 관찰하여 추간공이 협착되어 있는 경우는 반드시 추간공을 함께 넓혀주어야 한다.

편측후궁절개-양측감압술의 수술은 한쪽(오른쪽 또는 왼쪽) 척추후궁을 부분적으로 절제하고 → 비후된 황색인대를 제거한 후 → 비후된 척추 후관절을 제거하고 → 협착된 추관공을 확장하는 순서로 척추관협착증의 한쪽 편을 감압한 후 이어서 반대편의 협착된 부분을 감압한다. 반대편의 척추후궁을 절제할 필요는 없고 비후된 황색인대를 제거하고, 두터워져 있는 척추 후관절을 부분적으로 절제하여 감압 후 신경이 척추관 밖으로 나가는 추간공 부위까지 협착되어 있는 부분을 넓혀준다.

한쪽의 척추관과 척추 함요부 및 추간공을 감압하기 위해서는 수술현미경 방향이 직하방 또는 약간 반대편 방향으로부터 동측 방향을 향해야 한다. 그러나 반대측 황색인대와 협착된 부위를 감압하기 위해서는 수술현미경이 동측에서 반대편 방향을 향해야 하며, 척추의 극돌기 바닥 부분을 절제해야 반대편 협착 부위가 관찰된다.

필자는 2009년부터 수술현미경을 이용한 편측후궁절개-양측감압술을 시행하였다. 그 이전까지는 수술현미경을 이용하여 편측후궁절개감압술 또는 양측후궁절개감압술을 시행하였고 일부 환자에서는 후궁절제술 후 척추고정술과 척추유합술을 병행 실시하였다. 2009년에는 수술현미경을 이용한 편측후궁절개-양측감압술을 2예에서 실시하였고, 수술 후 결과가 양호하여 차츰 편측후궁절개-양측감압술을 늘려 갔으며, 2018년까지 101예를 시행하였다. 수술현미경을 이용한 편측후궁절개-양측감압술 시행이 늘어나면서 수술현미경을 이용하여 편측후궁절개감압술 또는 양측후궁절개감압술 시행은 상대적으로 줄어들게 되었다. 필자는 2018년

8월 삼성서울병원에서 정년 퇴임 후 2018년 9월부터 삼성창원병원에 근무하기 시작해 그때부터 2021년 12월까지 수술현미경을 이용한 편측후궁절개-양측감압술 시행을 147예 시행하였다.

필자는 척추관협착증이 척추 한 분절에 있는 경우 수술현미경을 이용한 편측후궁절개-양측감압술에 걸리는 수술 시간은 대략 1시간 30분으로 외국 연구에서 발표한 소요 시간과 거의 동일하였다. 그러나 척추 2분절의 척추관협착증에 대하여 수술현미경을 이용한 편측후궁절개-양측감압술에 걸리는 시간은 약 2시간 30분 정도였다. 척추관협착증의 수술 환자는 대부분 고령이므로 이미 여러 기저 질환이 병행하여 있는 경우가 많았다. 고혈압과 당뇨병은 대부분 있었으며 심장 혈관 질환으로 스텐트 시술을 시행받았거나 암질환으로 수술받았거나 콩팥 이상으로 신장 이식 수술을 받은 경우도 있었으나, 이러한 고위험군 환자에서도 수술 시간이 약 3시간을 넘지 않아 수술 후 합병증 발생 없이 수술현미경을 이용한 편측후궁절개-양측감압술을 시행할 수 있었다.

수술현미경을 이용한 편측후궁절개-양측감압술의 장점은 ① 수술 부위의 주변 조직을 적게 손상시키면서, ② 협착된 부위를 충분히 넓힐 수(감압) 있고, ③ 수술 시간이 짧고, ④ 주변 조직 손상을 과도하게 일으키지 않아 수술 후 척추가 불안정하게 되지 않아, ⑤ 척추고정술이 필요 없으며, 결과적으로 ⑥ 수술 후 합병증 발생이 적고, ⑦ 수술 후 통증이 적으면서, ⑧ 수술 후 증상 호전 가능성이 높은, ⑨ 비용 효과적인 치료법이다. 따라서 수술현미경을 이용한 편측후궁절개-양측감압술은 중년은 물론이고 80세 이상의 노년에서도 수술 후 합병증 발생 가능성이 낮아 척추관협착증이 있으며 사회적 활동을 해야 하는 환자들에게 가장 우선적으로

• 미세현미경 편측후궁절개-양측감압술 사례들(그림 6-1~8)

그림 6-1 제3-4요추간 척추관협착증의 자기공명영상과 수술 전후 영상

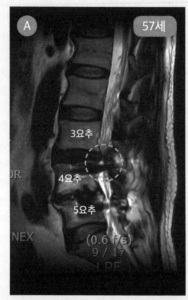

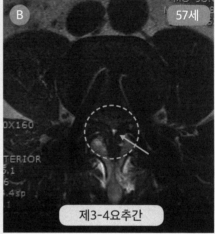

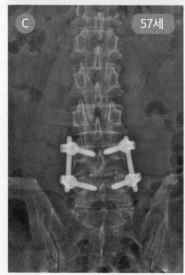

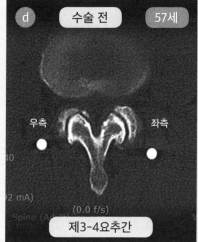
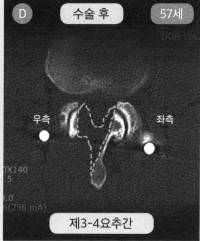

11년전 제4-5요추간 케이지 삽입과 척추경 나사못 척추고정술을 시행받은 57세 남성의 자기공명영상 시상면 영상
(A)에서 제3-4요추간 추간판 팽윤과 척추관협착증이 관찰되며 척추관협착증으로 인한 뇌척수액 소실 및 신경근
들이 서로 떨어져 있지 않고 함께 뭉쳐져 검게 관찰되고(A, 파란 점선 원) 11년 전 수술받았던 척추고정기구들이 제
4,5요추에서 관찰된다. 제3-4요추간 횡단면 자기공명영상(B)에서 추간판 팽윤과 황색인대의 비후로 인해 척추관협
착증이 관찰되고(B, 파란 점선 원), 척추관 내부에 위치한 경막강 안의 뇌척수액은 관찰되지 않으며 신경근들이 서로
떨어져 있지 않고 함께 뭉쳐서 관찰되고, 경막외강 지방조직(B, 파란 화살표)이 관찰되어 제3-4요추간 척추관협착증
은 3기에 해당된다. 단순 방사선 전후면 영상(C)에서 제4,5요추에 11년 전 척추고정술에 사용된 척추경 나사못과 절
4-5요추간 케이지가 관찰된다. 수술적 치료로 척추경 나사못 척추고정술을 연장하지 않고 미세 현미경 우측 후궁절
개-양측감압술만 시행되었고 수술 결과는 양호하였다. 수술 후 제3-4요추간 횡단면 전산화단층촬영 영상(D)에서 수
술 전 영상(d)에서 보이던 제3요추의 극돌기 우측 일부와 제3요추 우측 척추후궁이 제거되고 좌측 척추후궁의 내측
이 일부 제거된 소견이 관찰된다(D, 점선이 제거된 부위). 수술은 척추후궁만 제거하는 것이 아니고 그 내부에 붙어
있는 비후된 황색인대를 주로 제거하는 것이며 전산화단층촬영 영상에서는 황색인대가 잘 보이지 않아 황색인대 제
거되기 전후 소견이 저명하게 관찰되지 않는다.

그림 6-2 제3-4요추간과 제4-5요추간 척추관협착증 영상과 수술 전후 영상

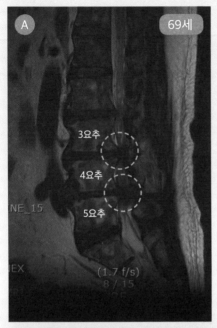

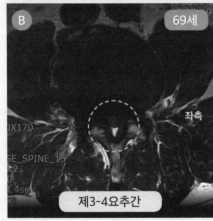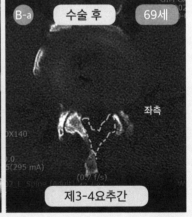

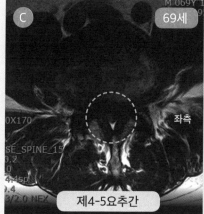

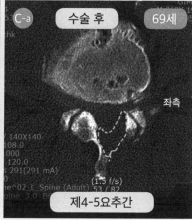

69세 남성의 자기공명영상 시상면 영상(A)에서 제3-4요추간과 제4-5요추간의 추간판 팽윤과 척추관협착증이 관찰되며 척추관협착증으로 인한 뇌척수액 소실 및 신경근들이 서로 떨어져 있지 않고 함께 뭉쳐져 검게 관찰된다(A, 파란 점선 원). 제3-4요추간 횡단면 자기공명영상(B)과 제4-5요추간 횡단면 자기공명영상(C)에서 추간판 팽윤과 황색인대의 비후로 인해 척추관협착증이 관찰되고(B, C, 파란 점선 원), 척추관 내부에 위치한 경막강 안의 뇌척수액은 관찰되지 않으며 신경근들이 서로 떨어져 있지 않고 함께 뭉쳐서 관찰되고, 경막외강 지방조직은 관찰되어 제3-4요추간과 제4-5요추간 척추관협착증은 3기에 해당된다. 수술적 치료로 척추경 나사못 척추고정술을 시행하지 않고 제3-4요추간과 제4-5요추간 2분절의 미세 현미경 좌측 후궁절개-양측감압술이 시행되었고 수술 결과는 양호하였다. 수술 후 제3-4요추간 횡단면 전산화단층촬영 영상(B-a)과 제4-5요추간 횡단면 전산화단층촬영 영상(C-a)에서 제3, 4요추의 극돌기 좌측 일부와 제3, 4요추 좌측 척추후궁이 제거되고 우측 척추후궁의 내측이 일부 제거된 소견(B-a, C-a 점선이 제거된 부위 임)이 관찰된다. 수술은 척추후궁만 제거하는 것이 아니고 그 내부에 붙어 있는 비후된 황색인대를 주로 제거하는 것이며 전산화단층촬영 영상에서는 황색인대가 잘 보이지 않아 황색인대 제거되기 전후 소견이 저명하게 관찰되지 않는다.

제4-5요추간 퇴행성 척추전방전위증에 의한 척추관협착증의 자기공명 영상과 수술 전후 전산화단층 촬영 영상

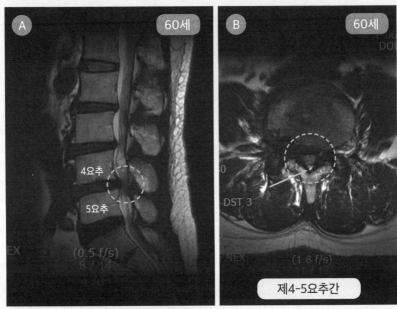

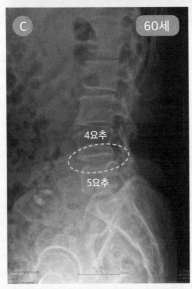

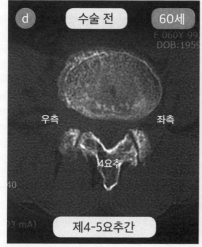

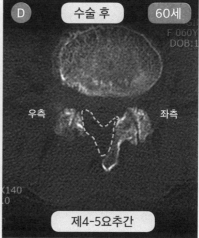

60세 여성의 자기공명영상 시상면 영상(A)에서 제4요추의 퇴행성 척추전방전위증과 제4-5요추간척추관협착증이
관찰되며 척추관협착증으로 인한 뇌척수액 소실과 신경근들이 서로 떨어져 있지 않고 함께 뭉쳐져 검게 관찰된다(A,
점선 원). 제4-5요추간 횡단면 자기공명영상(B)에서도 척추전방전위증으로 인한 추간판 팽윤과 황색인대의 비후로
인해 척추관협착증이 관찰되고(B, 점선 원), 척추관 내부에 위치한 경막강 안의 뇌척수액은 관찰되지 않으며 신경근
들이 서로 떨어져 있지 않고 한데 뭉쳐서 관찰되고, 경막외강 지방조직(B, 화살표)이 관찰되어 제4-5요추간 척추관
협착증은 3기에 해당된다. 단순 방사선 영상(C)에서 제4요추 퇴행성 척추전방전위증의 전방 전위는 9%로 측정된다
(C, 점선 원). 수술적 치료로 척추경 나사못 척추고정술을 사용하지 않는 미세 현미경 우측 후궁절개-양측감압술이
시행되었고 수술 결과는 양호하였다. 수술 후 제4-5요추간 횡단면 전산화단층촬영 영상(D)에서 수술 전 영상(d)에서
보이던 제4요추의 극돌기 우측 일부와 제4요추 우측 척추 후궁이 제거되고 좌측 척추 후궁의 내측이 일부 제거된 소
견이 관찰된다(D, 점선이 제거된 부위). 수술은 척추 후궁만 제거하는 것이 아니고 그 내부에 붙어 있는 비후된 황색
인대를 주로 제거하는 것이나 전산화단층촬영 영상에서는 황색인대가 잘 보이지 않아 황색인대 제거되기 전후 소견
이 저명하게 관찰되지 않는다.

그림 6-4　제4-5요추간 척추관협착증의 자기공명영상과 수술 전후 전산화단층 촬영 영상

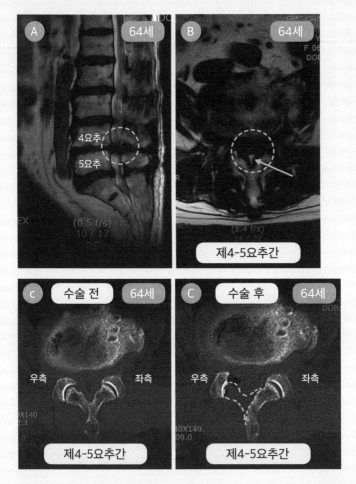

64세 여성의 자기공명영상 시상면 영상(A)에서 제4-5요추간 추간판 팽윤과 척추관협착증이 관찰되며 척추관협착증으로 인한 뇌척수액 소실과 신경근들이 서로 떨어져 있지 않고 함께 뭉쳐져 검게 관찰된다(A, 파란 점선 원). 제4-5요추간 횡단면 자기공명영상(B)에서도 추간판 팽윤과 황색인대의 비후로 인해 척추관협착증이 관찰되고(B, 파란 점선 원), 척추관 내부에 위치한 경막강 안의 뇌척수액은 관찰되지 않으며 신경근들이 서로 떨어져 있지 않고 함께 뭉쳐서 관찰되고, 경막외강 지방조직(B, 파란 화살표)이 관찰되어 제4-5요추간 척추관협착증은 3기에 해당된다. 수술적 치료로 척추경 나사못 척추고정술을 사용하지 않는 미세 현미경 우측 후궁절개-양측감압술이 시행되었고 수술 결과는 양호하였다. 수술 후 제4-5요추간 횡단면 전산화단층촬영CT 영상(C)에서 수술 전 영상(c)에서 보이던 제4요추의 극돌기 우측 일부와 제4요추 우측 척추후궁이 제거되고 좌측 척추후궁의 내측이 일부 제거된 소견이 관찰된다(C, 점선이 제거된 부위). 수술은 척추후궁만 제거하는 것이 아니고 그 내부에 붙어 있는 비후된 황색인대를 주로 제거하는 것이나 전산화단층촬영 영상에서는 황색인대가 잘 보이지 않아 황색인대 제거되기 전후 소견이 저명하게 관찰되지 않는다.

그림 6-5   제4-5요추간 척추관협착증의 자기공명영상과 수술 전후 영상

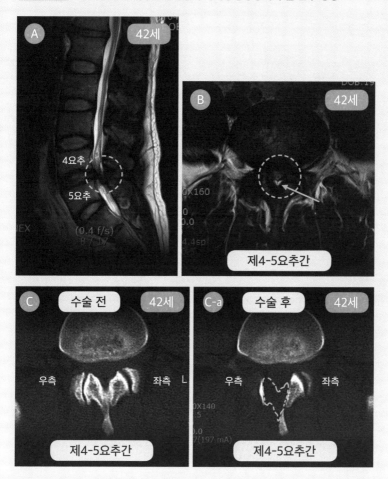

42세 남성의 자기공명영상 시상면 영상(A)에서 제4-5요추간의 추간판 팽윤과 척추관협착증이 관찰되며 척추관협착증으로 인한 뇌척수액 소실 및 신경근들이 서로 떨어져 있지 않고 함께 뭉쳐져 검게 관찰된다(A, 파란 점선 원). 제4-5요추간 횡단면 자기공명영상(B)에서 추간판 팽윤과 황색인대의 비후로 인해 척추관협착증이 관찰되고(B, 파란 점선 원), 척추관 내부에 위치한 경막강 안의 뇌척수액은 관찰되지 않으며 신경근들이 서로 떨어져 있지 않고 함께 뭉쳐서 관찰되고, 경막외강 지방조직(B, 파란 화살표)은 관찰되어 제4-5요추간 척추관협착증은 3기에 해당된다. 수술적 치료로 척추경 나사못 척추고정술을 시행하지 않고 제4-5요추간 미세 현미경 우측 후궁절개-양측감압술이 시행되었고 수술 결과는 양호하였다. 수술 후 제4-5요추간 횡단면 전산화단층촬영 영상(C-a)에서 제4요추의 극돌기 우측 일부와 제4요추 우측 척추후궁이 제거되고 좌측 척추후궁의 내측이 일부 제거된 소견(C-a, 점선이 제거된 부위 임)이 관찰된다. 수술은 척추후궁만 제거하는 것이 아니고 그 내부에 붙어 있는 비후된 황색인대를 주로 제거하는 것이며 전산화단층촬영 영상에서는 황색인대가 잘 보이지 않아 황색인대 제거되기 전후 소견이 저명하게 관찰되지 않는다.

그림 6-6 제4-5요추간 척추관협착증의 자기공명영상과 수술 전후 영상

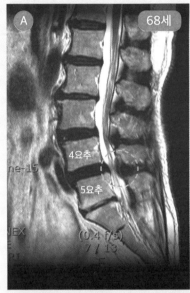

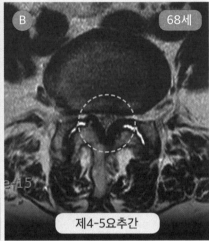

제4-5요추간

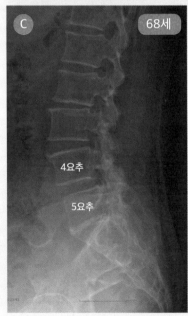

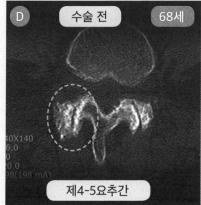

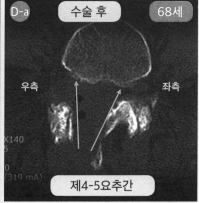

68세 여성의 자기공명영상 시상면 영상(A)에서 제4요추 전방전위증과 제4-5요추간 척추관협착증이 관찰되며 척추 관협착증으로 인한 뇌척수액 감소 및 신경근들이 서로 떨어져 있지 않고 함께 뭉쳐져 회색으로 관찰된다(A, 파란 점선 원). 제4-5요추간 횡단면 자기공명영상(B)에서 황색인대의 비후로 인해 척추관협착증이 관찰되고(B, 파란 점선 원), 척추관 내부에 위치한 경막강 안의 신경근들이 완전히 분리되어 떨어져 있지 않고 부분적으로 뭉쳐서 관찰되고 신경근들 사이로 뇌척수액이 관찰되며 경막외강 지방조직이 저명하게 관찰되지 않으나 제4-5요추간 척추관협착증은 2기에 해당된다. 제4-5요추간 경막강 단면적은 47mm^{2}로 측정된다. 단순 방사선 측면 영상(C)에서 제4요추의 전방 전위는 5%로 측정된다. 수술적 치료로 척추경 나사못 척추고정술을 시행하지 않고 제4-5요추간 미세 현미경 우측 후궁절개-양측 감압술이 시행되었고 수술 결과는 양호하였다. 수술 전 제4-5요추간 횡단면 전산화단층촬영 영상(D)에서 우측 후관절 비후와 제4요추 하관절돌기가 전방으로 아탈구 된 소견이 관찰된다(D, 파란 점선 원). 수술 후 제4-5요추간 횡단면 전산화단층촬영 영상(D-a)에서 제4요추의 극돌기 우측 일부와 제4요추 우측 척추후궁이 제거되고 좌측 척추후궁의 내측이 일부 제거된 소견(D-a, 2개의 화살표 사이로 접근하여 후궁절제술을 시행함)이 관찰된다. 수술은 척추후궁만 제거하는 것이 아니고 그 내부에 붙어 있는 비후된 황색인대를 주로 제거하는 것이며 전산화단층촬영 영상에서는 황색인대가 잘 보이지 않아 황색인대 제거되기 전후 소견이 저명하게 관찰되지 않는다.

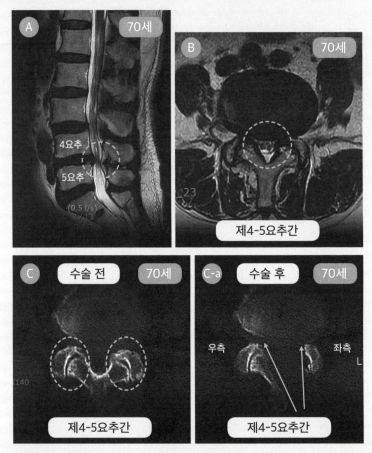

그림 6-7   제4-5요추간 척추관협착증의 자기공명영상과 수술 전후 영상

70세 여성의 자기공명영상 시상면 영상(A)에서 제4-5요추간 추간판 팽윤과 척추관협착증이 관찰되며 척추관협착증으로 인한 뇌척수액 감소 및 신경근들이 서로 떨어져 있지 않고 함께 뭉쳐져 회색으로 관찰된다(A, 파란 점선 원). 제4-5요추간 횡단면 자기공명영상(B)에서 황색인대의 비후로 인해 척추관협착증이 관찰되고(B, 파란 점선 원), 척추관 내부에 위치한 경막강 안의 신경근들이 완전히 분리되어 떨어져 있지 않고 부분적으로 뭉쳐서 관찰되고 신경근들 사이로 뇌척수액이 관찰되고 경막외강 지방조직은 저명하게 관찰되어 제4-5요추간 척추관협착증은 2기에 해당된다. 제4-5요추간 경막강 단면적은 60mm²로 측정된다. 수술적 치료로 척추경 나사못 척추고정술을 시행하지 않고 제4-5요추간 미세 현미경 좌측 후궁절개-양측감압술이 시행되었고 수술 결과는 양호하였다. 수술 전 제4-5요추간 횡단면 전산화단층촬영 영상(C)에서 양측 후관절 비후가 관찰된다(C, 파란 점선 원). 수술 후 제4-5요추간 횡단면 전산화단층촬영 영상(C-a)에서 제4요추의 극돌기 좌측 일부와 제4요추 좌측 척추후궁이 제거되고 우측 척추후궁의 내측이 일부 제거된 소견(C-a, 2개의 화살표 사이로 접근하여 후궁절제술을 시행함)이 관찰된다. 수술은 척추후궁만 제거하는 것이 아니고 그 내부에 붙어 있는 비후된 황색인대를 주로 제거하는 것이며 전산화단층촬영 영상에서는 황색인대가 잘 보이지 않아 황색인대 제거되기 전후 소견이 저명하게 관찰되지 않는다.

그림 6-8 **제5요추 협부(결손)형 척추전방전위증에 의한 추간공협착증의 수술 전후 영상**

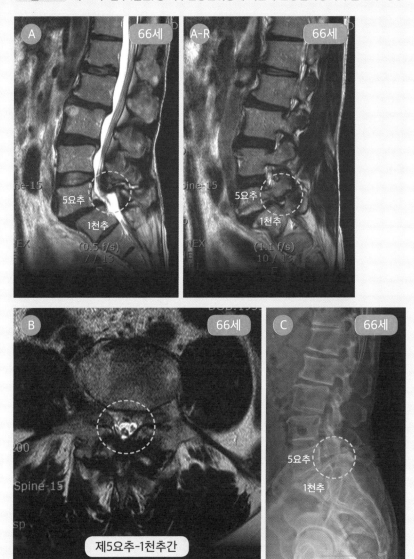

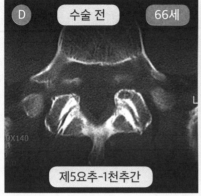
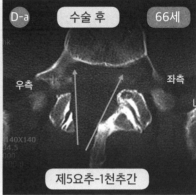

66세 남성의 자기공명영상 시상면 영상(A)에서 제5요추 전방전위증이 관찰되고 경막강 안의 신경근들이 경미하게 붙어 있고 뇌척수액 공간이 잘 관찰된다(A, 파란 점선 원). 우측 추간공 위치의 시상옆면 영상(A-R)에서 제5요추 협부(결손)형 척추전방전위증과 제5요추-1천추간 우측 추간공이 협착되어 있는 것이 관찰된다(A-R, 파란 점선 원). 제5요추-1천추간 횡단면 자기공명영상(B)에서 황색인대의 비후와 척추전방전위증으로 인해 척추관협착증이 관찰되고(B, 파란 점선 원), 척추관 내부에 위치한 경막강 안의 신경근들이 완전히 분리되어 떨어져 있지 않고 부분적으로 뭉쳐서 관찰되고 신경근들 사이로 뇌척수액이 관찰되고 경막외강 지방조직(B, 파란 화살표)은 저명하게 관찰되지 않지만 제5요추-1천추간 척추관협착증은 2기에 해당된다. 제5요추-1천추간 경막강 단면적은 72mm²로 측정된다. 단순 방사선 측면영상(C)에서 제5요추 협부(결손)형 척추전방전위증이 관찰되고 제5요추의 전방 전위는 28%로 측정된다. 수술적 치료로 척추경 나사못 척추고정술을 시행하지 않고 제5요추-1천추간 미세 현미경 우측 후궁절개-양측감압술이 시행되었고 수술 결과는 양호하였다(수술전 주증상은 10년전부터 요통, 우측 방사통으로 2분 걷기 힘들다. 7~8개월 전부터 증상이 심해졌다). 수술 전 제5요추-1천추간 횡단면 전산화단층촬영 영상(D)에서 양측 척추 협부의 결손 과 척추전방전위증이 관찰되고 양측 후관절 비후가 관찰된다. 수술 후 제5요추-1천추간 횡단면 전산화단층촬영 영상(D-a)에서 제5요추의 극돌기 우측 일부와 제5요추 우측 척추후궁이 제거되고 좌측 척추후궁의 내측이 일부 제거된 소견(D-a, 2개의 화살표 사이로 접근하여 후궁절제술을 시행함)이 관찰된다. 수술은 척추후궁만 제거하는 것이 아니고 그 내부에 붙어 있는 비후된 황색인대를 주로 제거하는 것이며 전산화단층촬영 영상에서는 황색인대가 잘 보이지 않아 황색인대 제거되기 전후 소견이 저명하게 관찰되지 않는다.

추천할 수 있는 수술 방법이다.

(2) 미세현미경 후궁절제술 / 미세현미경 후궁절개술 /
미세현미경 척추관 감압술 / 미세현미경 감압술 ★★★★★

미세현미경 후궁절제술Operative Microscopic Laminectomy은 수술현미경을 사용하는 최소침습수술이다. 미세현미경 후궁절제술, 미세현미경 후궁절개술, 미세현미경 척추관 감압술, 미세현미경 감압술이라는 수술 명칭은 근본적으로 동일한 수술이나 수술 명칭이 아직까지 통일되어 있지 않고 의사들마다 다른 명칭을 사용하고 있다. 미세현미경 후궁절제술은 수술현미경을 사용하여 협착된 부위를 풀어주는(감압해 주는) 수술법으로 편측의 척추관을 감압하는 수술행위를 말한다. 즉 앞에 소개된 편측후궁절개-양측감압술은 편측후궁절개 후 양측으로 감압술을 하는 수술이고 미세현미경 후궁절제술은 편측후궁절제 후 편측만 감압술을 하는 수술법이다.

척추관협착증에 대한 수술적 치료 원리는 좁아져 있는 척추관의 협착 부위를 외과적으로 넓혀주는 것이다. 좁아져 있는 부위를 넓히는 수술을 의학적인 용어로 감압술이라 한다.

그림 6-9 제4-5요추간 척추관협착증의 자기공명영상과 수술 전후 영상

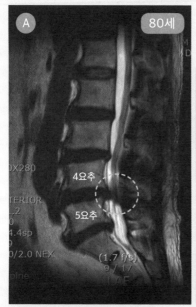

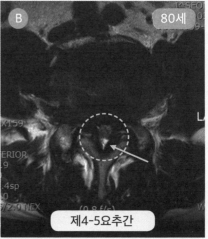

제4-5요추간

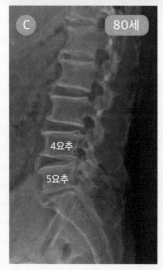

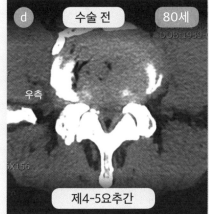

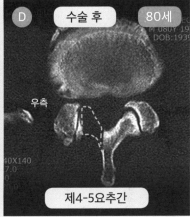

80세 남성의 자기공명영상 시상면 영상(A)에서 제4-5요추간 추간판 팽윤과 척추관협착증이 관찰되며 척추관협착증으로 인한 뇌척수액 소실 및 신경근들이 서로 떨어져 있지 않고 함께 뭉쳐져 검게 관찰된다(A, 파란 점선 원). 제4-5요추간 횡단면 자기공명영상(B)에서 추간판 팽윤과 황색인대의 비후로 인해 척추관협착증이 관찰되고(B, 파란 점선 원), 척추관 내부에 위치한 경막강 안의 뇌척수액은 관찰되지 않으며 신경근들이 서로 떨어져 있지 않고 함께 뭉쳐 관찰되고, 경막외강 지방조직(B, 파란 화살표)이 관찰되어 제4-5요추간 척추관협착증은 3기에 해당된다. 단순 방사선 측면 영상(C)에서 척추전방전위증은 관찰되지 않고 퇴행성 변화에 의한 골극이 관찰되고 있다. 수술적 치료로 척추경 나사못 척추고정술을 시행하지 않고 미세 현미경 우측 후궁절제술만 시행되었고 수술 결과는 양호하였다. 수술 후 제4-5요추간 횡단면 전산화단층촬영CT 영상(D)에서 수술 전 영상(d)에서 보이던 제4요추 우측 척추후궁이 제거된 소견이 관찰된다(D, 점선이 제거된 부위). 수술은 척추후궁만 제거하는 것이 아니고 그 내부에 붙어 있는 비후된 황색인대를 주로 제거하는 것이며 전산화단층촬영 영상에서는 황색인대가 잘 보이지 않아 황색인대 제거되기 전후 소견이 저명하게 관찰되지 않는다.

그림 6-10 제5요추 협부(결손)형 척추전방전위증에 의한 추간공협착증의 수술 전후 영상

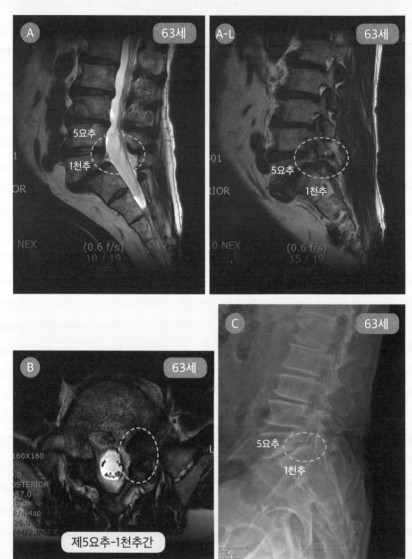

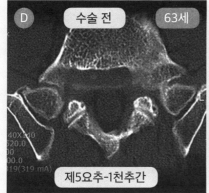
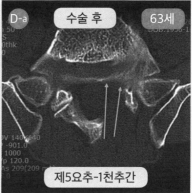

63세 남성의 자기공명영상 시상면 영상(A)에서 제5요추 전방전위증이 관찰되고 경막강 안의 뇌척수액 공간이 증가되어 관찰된다(A, 파란 점선 원). 좌측 추간공 위치의 시상옆면 영상(A-R)에서 제5요추 협부(결손)형 척추전방전위증과 제5요추-1천추간 좌측 추간공이 협착되어 있는 것이 관찰된다(A-L, 파란 점선 원). 제5요추-1천추간 횡단면 자기공명영상(B)에서 황색인대의 비후와 척추전방전위증으로 인해 좌측 함요부와 추간공 부위의 척추관협착증이 관찰되고(B, 파란 점선 원), 척추관 내부에 위치한 경막강이 앞뒤로 늘어나 있으며 신경근들은 정상적으로 분리되어 관찰되고 뇌척수액 공간도 증가되어 관찰되며 경막외강 지방조직도 잘 관찰되고 있어 제5요추-1천추간 좌측 추간공협착은 관찰되나 중심성 추관협착증은 없다. 제5요추-1천추간 경막강 단면적은 210m²로 측정되어 경막강은 협착되어 있지 않다. 단순 방사선 측면 영상(C)에서 제5요추 협부(결손)형 척추전방전위증이 관찰되고 제5요추의 전방 전위는 38%로 측정된다. 상기인의 주증상은 "허리 통증, 좌측 다리, 엉덩이 저림. 신경차단술 받았으나 효과없다. 허리 통증은 좀 덜해졌으나, 좌측 다리 저림이 심해졌다. 5분 걷기 힘들다. 허리와 엉치가 많이 당긴다"였으며, 수술적 치료로 척추경 나사못 척추고정술을 시행하지 않고 제5요추-1천추간 미세 현미경 좌측 후궁절제술이 시행되었고 수술 결과는 양호하였다. 수술 전 제5요추-1천추간 횡단면 전산화단층촬영 영상(D)에서 양측 척추 협부의 결손 과 척추전방전위증이 관찰되고 양측 후관절 비후가 관찰된다. 수술 후 제5요추-1천추간 횡단면 전산화단층촬영 영상(D-a)에서 제5요추의 극돌기 좌측 일부와 제5요추 좌측 척추후궁이 제거된 소견(D-a, 2개의 화살표 사이로 접근하여 후궁절제술을 시행함)이 관찰된다. 수술은 척추후궁만 제거하는 것이 아니고 그 내부에 붙어 있는 비후된 황색인대를 제거하여 좌측 함요부와 추간공을 감압시켰으며 전산화단층촬영 영상에서는 황색인대가 잘 보이지 않아 황색인대 제거되기 전후 소견이 저명하게 관찰되지 않는다.

(3) 고식적 척추후궁절제술 conventional laminectomy with the naked eye ⭐⭐⭐⭐⭐

척추관의 구조는 앞에는 척추뼈의 몸통 부분에 해당되는 척추체와 추간판이 위치하고 있으며 척추관의 뒤에는 척추후궁이 활처럼 둘러싸고 있다. 좁아진 척추관을 넓히기 위해 앞에서 척추체를 넓히는 방법은 후유증이 커 시행되고 있지 않으며, 좁아진 척추관의 뒤쪽에 위치한 척추후궁을 잘라내어 척추관을 넓히는 수술이 척추관협착증에 대한 대표적인 치료법으로 시행되고 있다. 척추후궁을 잘라내는 것을 척추후궁절제술이라 하며, 후궁을 잘라내는 것이 아니라 절개하는 것을 척추후궁절개술이라 한다. 일반적으로 척추후궁절제술은 척추후궁의 전체를 잘라내는 것을 말하고 척추후궁절개술은 척추후궁을 부분적으로 제거하는 것을 말하나 서로 혼용되어 사용되기도 한다.

척추관협착증에 대한 수술적 치료는 지금으로부터 130년 전 처음으로 시도되었으며, 처음으로 시도된 수술적 방법이 척추후궁절제술이었다. 영국의 외과의사 윌리엄 래인William Arbuthnot Lane은 척추전방전위증에 의해 하지 마비가 진행하는 35세 여자 환자에게 최초로 척추후궁절제술을 시행하여 호전된 사례를 1893년 의학 학술지에 보고하였다. 그리고 미국의 삭스B. Sachs와 프랑켈J. Fraenkel은 척추관협착으로 보이는 48세 남자에서 제11흉추와 제12흉추의 2부위 척추후궁절제술을 시행하여 호전된 사례를 1900년 발표하였다. 네덜란드 신경외과 의사 헨크 버비스트는 요추부 척추관협착증의 전형적인 증상으로 신경인성 파행 또는 신경인성 간헐적 파행을 밝혀내고 요추부 척추관협착증을 고식적 후궁절제술로 치료하여 1954년에 보고하였다. 코크란 리뷰는 2005년 고식적 후궁절제술의 성공률을 64~83%로 보고하고 있으나, 합병증 발생률도 18%

로 높은 것으로 보고하고 있다.

(4) 확장 척추후궁성형술 ★★★★☆

확장 척추후궁성형술Expansive Laminoplasty은 척추후궁을 제거하는 수술이 아니고 척추후궁을 넓혀 척추관협착증을 치료하는 수술 방법이다. 척추관협착증 치료에 있어서 고식적인 척추후궁절제술 방법이 지속되어 오다 척추후궁을 절제하지 않고 척추관을 넓히고 다시 척추후궁을 제자리에 위치시키면 척추후궁을 제거하여 없애는 척추후궁절제술보다 장점이 많을 것으로 생각되어 확장 척추후궁성형술이 고안되었다. 척추후궁성형술은 이미 경추부에서 후종인대골화증 치료에 많이 이용되고 있었으며, 경추부에 시행되고 있는 척추후궁성형술을 요추부에 응용한 수술법이다.

　　요추부의 확장 척추후궁성형술은 일본 정형외과 의사 하루오 츄지 Haruo Tsuji 등에 의해 고안되었으며, 저자들은 4명의 요추부 척추관협착증 환자에게 척추후궁을 양측으로 절개하여 척추관이 확장되게 하는 새로운 수술법인 확장 척추후궁성형술을 시행하여 매우 만족스러운 결과를 보였다고 1990년 처음으로 보고하였다. 저자들은 수술 중 출혈량이 많은 점과, 수술 후 1개월은 단단한 보조기를, 그 후 2개월은 소프트한 보조기를 착용해야 하는 점을 문제점으로 지적하고 있으며, 70세 이상 환자에게는 확장 척추후궁성형술을 시행하지 않는다고 하였다. 척추관협착증 치료에 있어서 척추후궁성형술 시행의 장점도 있을 수 있으나, 척추후궁성형술은 최소침습수술이 아니고 비교적 광범위한 절개와 수술 시간이 연장되는 등의 단점과 척추성형술로 인한 장점이 뚜렷하지 않은 점을 감안하면 고령의 척추관협착증 환자에게 추천되지 못하고 비교적 젊은 환자에게 시행해 볼 수 있는 수술 방법이다.

(5) 미세내시경 감압 후궁절제술MEDL; MicroEndoscopic Decompressive Laminectomy
★★★★★

미세내시경 감압 후궁절제술은 최소침습수술의 하나이다. 미세내시경 감압 후궁절제술은 내부에 내시경이 부착된 원통형의 관管을 척추관협착증 부위에 삽입하고 삽입된 원통형 관을 통해 척추관을 감압하는 수술 방법이다. 내부에 내시경이 부착된 원통형의 관은 미국 의료기 회사에서 생산하는 제품이다(METRx system, Medtronic Sofamor Danek, USA). 미세내시경 감압 후궁절제술을 하기 위해서는 미세내시경 기구가 반드시 필요하다.

미세내시경 수술은 미국의 신경외과 의사 폴리Foley와 스미스Smith에 의해 1997년 추간판제거술을 위해 처음으로 시도되었고, 척추관협착증 치료에 있어서 미세내시경 감압 후궁절제술은 미국 신경외과 의사 래리 쿠Larry T. Khoo와 리차드 훼슬러Richard G. Fessler에 의해 2002년 처음으로 시도되었다. 저자들은 25명의 척추관협착증 환자에게 미세내시경 감압 후궁절제술을 시행하여 90% 환자에서 하지 방사통이 호전되었고, 84% 환자에서 요통이 호전되었다고 보고하였다. 저자들은 미세내시경 감압 후궁절제술은 고식적 척추후궁절제술에 비해 출혈량이 적고, 수술 후 마약성 진통제 사용이 줄어들었고, 수술 후 입원 기간이 줄어드는 장점이 있다고 발표하였다.

미세내시경 감압 후궁절제술은 피부를 16~25mm(지름 16mm 관형 견인기를 위해서는 25mm 피부 절개가 필요함) 정도 절개한 후 미세내시경 감압술용 관형 견인기를 삽입하고 관형 견인기 안에 내시경을 장착한 다음 협착된 부위를 감압한다. 감압하는 수술은 다른 수술과 동일한 방법으로 시행된다.

일본의 카즈노리 노무라Kazunori Nomura와 무네히토 요시다Munehito Yoshida는 70명의 환자에서 126분절의 척추관협착증을 미세내시경 감압 후 궁절제술을 시행하여 요통, 하지 동통, 보행, 일상생활 능력에서 유의하게 호전을 보였으며, 1분절당 수술의 평균 시간이 77분이었고, 출혈량은 15ml였으며 수술 후 합병증 발생은 없었다고 2012년 발표하였다.

미세내시경 감압 후궁절제술은 피부 절개를 작게 하고 시판되고 있는 특수한 관형 견인기와 내시경 시스템을 사용하는 방법으로 고식적 척추후궁절제술과 차이가 있으나, 좁아진 척추관을 감압하는 수술 방식은 고식적 척추후궁절제술과 동일하다.

(6) 일측 양방향 내시경적 감압술UBE; Unilateral Biportal Endoscopic decompression,

경피적 양방향 내시경 감압술PBED; Percutaneous Biportal Endoscopic Decompression,

관류 내시경 감압 후궁절개술IEDL; Irrigation Endoscopic Decompressive Laminotomy,

양방향 내시경 수술BESS; Biportal Endoscopy Spinal Surgery,

내시경보조 감압술endoscopy-assisted decompression,

경피적 내시경 감압술PED; Percutaneous Endoscopic Decompression,

완전 내시경 감압술 Full endoscopic decompression ✪✪✪✪✪

척추관협착증 치료에 있어서 척추 내시경을 이용한 수술 명칭은 아직까지 통일된 것이 없고 시행하는 의사 또는 병의원마다 다르게 부르고 있으나, 실제 시행되는 수술은 동일하여 척추 내시경을 이용하여 좁아진 척추관을 넓히는 수술 방법이다.

의료에 사용되고 있는 내시경에는 위내시경, 대장 또는 직장 대시경, 방광경, 흉강경, 복강경, 관절경 등 다양한 종류가 있으며, 우리 몸에서 내부가 비어 있는 장기, 예를 들어 위·대장·복강·흉부·방광·관절 등의 내부를 관찰하기 위해 개발되었다. 처음에는 관찰하고 사진을 촬영하다 점차 내시경 장비가 개발되면서 관찰하고 사진을 찍어 진단만 하던 단계에서 실시간으로 내부를 관찰하면서 수술적 치료를 하는 수준까지 발전하게 되었다. 의료용 내시경에는 부드럽게 움직일 수 있고 유연한 연성 내시경과 움직일 수 없고 단단한 형태의 경성 내시경이 있다. 초기에는 경성 내시경 상태에서 의료기기의 발달로 위내시경과 같이 유연성이 있는 연성 내시경으로 발전되었으나, 척추 내시경은 아직 단단한 내시경을 사용하고 있다.

가장 흔히 알려져 있는 위내시경 또는 대장 내시경 또는 방광경 등은 입 또는 항문 또는 요도를 통해 내시경을 삽입하여 진단하고 치료한다. 그러나 복강경, 관절경, 흉강경 등은 우리 몸의 자연적인 구멍을 통해 접근할 수 없어 배 또는 해당 관절 또는 가슴의 피부를 1cm 전후 절개하여 내부를 관찰하고 치료한다. 그러나 척추에는 외부와 연결되는 자연적인 구멍(입, 항문, 요도 등)이 없고 복강, 관절강, 흉강같이 비어 있는 공간도 없어 척추 내시경을 삽입하고 관찰하기 위해서는 등 뒤의 피부를 절개한 후 척추 주변의 근육을 일부 제거해서 공간을 만들어야 가능하다.

척추 수술에 있어서 척추 내시경은 1980년대 말 추간판탈출증 치료를 위해 처음으로 도입되었다. 척추 내시경의 굵기는 직경 10mm 내외(직경 1.9~10mm), 내시경의 길이는 120~208mm 등 다양한 크기가 있으며, 공통적으로 척추 내시경 내부는 ①조직을 떼어 내거나 제거하기 위한 직경

3.1~6.0mm의 작업관, ② 수술 부위와 내시경 렌즈를 세척하기 위해 생리식염수를 주입하기 위한 세척관, ③ 배액관, ④ 수술 내부를 관찰하기 위한 내시경 렌즈, ⑤ 수술 내부에 빛을 비추기 위한 광원으로 구성되어 있다.

척추 내시경 안에 있는 직경 6.0mm 굵기의 작업관 한 곳으로 추간판탈출증의 탈출된 추간판을 제거하는 것은 가능할 수 있으나, 척추관협착증에서 척추후궁뼈를 제거하고 두꺼워진 황색인대를 제거하는 수술은 6.0mm 작은 구멍 한 곳을 통해 뼈를 드릴로 분쇄하고, 제거하고, 세척하고, 지혈하는 등 수술 작업을 수행해야 하기에 시간도 오래 걸리고 후유증과 합병증 발생 가능성이 높아 시도되기 어려웠다. 따라서 한 방향에서 내시경으로 관찰하고 다른 방향의 작업관으로 수술하는 양방향 내시경 수술이 고안되었다. 하나의 척추 내시경으로 관찰하고 수술하는 것을 단일방향 내시경 수술이라 하며, 한 곳으로는 내시경을 삽입하여 관찰하고 다른 한 곳으로는 작업관을 삽입하여 수술하는 것을 양방향 내시경 수술이라고 한다.

내시경을 사용한 척추 수술은 1989년에 추간판탈출증 치료에서 시작되었으며, 척추관협착증 치료에서 내시경 사용은 2011년부터이다. 척추 내시경을 사용하여 탈출된 추간판을 제거하는 수술은 척추뼈를 제거하지 않고 시행할 수 있는 수술로서 내시경을 통해 탈출된 추간판을 제거하는 수술은 비교적 일찍 1989년부터 시작될 수 있었으나, 척추관협착증 치료는 척추후궁 등의 뼈를 제거하고 황색인대를 제거해야 하는 수술이므로 척추 내시경 발전과 수술 기구 등 개발 등의 이유로 추간판탈출증 내시경 수술보다 훨씬 늦은 2011년부터 시작되었다.

척추 내시경을 처음 시작한 것은 파비즈 캄빈Parviz Kambin이 1988년 추간판탈출을 관찰한 것이며 슈라이버Adam Schreiber, 수에자와Yoshinori Suezawa 그리고 류Hansjörg Leu가 척추 내시경을 이용하여 1989년 처음으로 추간판탈출증에서 척추 수핵을 제거하였다. 그리고 1993년 독일의 마이어Heinz Michael Mayer와 브로크Mario Brock는 내시경의 각도를 조절하여 추간판 후방의 섬유륜을 관찰하고 탈출된 추간판을 제거하였다. 또한 1996년 매튜Hallet Mathew가 처음으로 추간공을 내시경으로 관찰하는 추간공경을 개발하였으며, 미국의 앤서니 영Anthony Yeung은 1997년 자신의 척추 내시경 시스템을 개발하였다.

한편 독일의 정형외과 의사 마틴 콤프Martin Komp 등은 74명의 척추관협착증 환자를 대상으로 척추 내시경을 사용하여 편측을 통해 양측으로 척추관을 감압하여 2년간 추적 관찰한 결과 71%에서 하지 동통이 완전히 줄어들었고, 22%에서 가끔 통증이 나타나는 정도로 호전되었다고 2011년 발표하였다. 마틴 콤프 등의 수술과 같이 오직 척추 내시경만을 사용한 내시경 척추감압수술을 완전 내시경 감압술이라고 한다. 저자들은 척추 내시경으로 수술하는 방법에 있어서 제일 중요한 점은 시야를 지속적으로 유지하는 것과 척추후궁 등의 뼈를 제거할 수 있는 기구의 개발이라고 하였다. 즉 좁은 내시경 속으로 척추후궁 등의 뼈를 제거하기 위해서는 가느다란 고속 드릴이 필요할 뿐더러 척추뼈를 절삭하는 도중 발생되는 뼛가루와 출혈 등으로부터 시야도 지속적으로 확보되어야 한다.

그러나 마틴 콤프 등이 보고한 이후 하나의 삽입구를 이용한 경피적 내시경 감압술에 대한 보고는 없었다. 다만 국내에서 신경외과 안용 교수가 경피적 내시경 감압술은 2개의 눈을 사용하고 3개의 장비를 사용하여 수술이 가능하다고 2014년 발표하였다. 저자는 경피적 내시경 감압술은 내시경을 사용한 한 개의 눈이 있고, 다른 눈은 방사선 촬영 기구를 사용하는 투시 영상의 눈을 사용하며, 3개의 장비는 수술용 집게, 박리기구, 뼈 절삭 기구, 펀치 등의 ① 기계적 장비와 ② 고주파 지혈기구 및 ③ 주변 조직을 절제하기 위한 레이저를 사용하여 감압한다고 하였다.

이집트 카이로 대학의 정형외과 의사 헤샴 솔리만Hesham Magdi Soliman 은 2009년부터 2011년까지 104명의 척추관협착증 환자에게 관류 내시경 감압 후궁절개술이라는 새로운 수술을 시행한 결과 87% 환자에서 증상이 호전되었다(63% 우수, 24% 양호)고 2015년 학술지에 발표하였다. 저자는 0.5cm 피부 절개를 2곳에 시행한 후 1곳 삽입구로는 척추 내시경을 삽입하여 수술 부위를 관찰하고(관찰 삽입구) 3cm 하방의 0.5cm 절개한 작업 삽입구로는 고속 드릴과 펀치를 이용하여 척추관협착증 부위를 감압하였다. 이러한 수술 방식은 오늘날 양방향 내시경적 감압술의 원조가 되었다.

우리나라 신경외과 의사 엄진화, 허동화, 손상규, 박춘근은 58명의 척추관협착증 환자에게 경피적 양방향 내시경적 감압술을 시행하여 수술 1년 후 81% 환자에서 증상이 호전(20명 우수 또는 27명 양호)되었다고 2016년 보고하였다. 저자들은 14% 환자에서 수술 후 합병증(수술 후 두통 발생, 척수 경막 열상, 하지 저림, 혈종)이 발생하였으며, 3명에서 내시경 수술 중 미세현미경 감압술로 전환하였다.

우리나라 정형외과 의사 이지민, 우영하, 유성호, 김영준, 서진혁, 배혁은 요추부 추간공협착증 환자 20명에게 일측 양방향 내시경적 감압술를 시행하여 수술 1년 후 85% 환자에서 증상이 호전(우수 혹은 양호)되었다고 2020년 보고하였다. 저자들은 하나의 삽입구를 사용하는 단일 방향 내시경 감압술에 비해 양방향 내시경적 감압술의 장점은 두 개의 입구를 사용함으로써 시야를 지속적으로 유지하면서도 다양한 도구를 응용할 수 있기에 척추 주변 근육 등 연부조직 손상을 최소화할 수 있는 점과 단일 방향 술기에 비하여 관류액 배출이 원활하여 생리식염수 배출 부족으로 인한 근육부종을 예방할 수 있는 점이라고 하였다.

(7) 척추고정술(spinal fixation, spinal instrumentation)**과 척추유합술 ★★★★★**

척추관협착증 치료에 있어서 척추고정술은 반드시 필요한 것은 아니다. 척추관협착증의 주된 치료 목표는 좁아져 있는 척추 신경관을 넓혀주는 것이기 때문이다. 그러나 척추관협착증에 대한 수술 방법으로 척추고정술이 아직도 많이 시행되고 있는 게 현실이다. 척추고정술과 척추유합술에 대한 좀 더 많은 설명은 다음 7장에 기술되어 있다.

척추고정술이 척추관협착증 치료에 있어서 시행되는 주된 이유는 척추관협착증 치료에 있어서 협착된 척추관을 감압하기 위해 고식적 척추후궁절제술이 주로 수술적 치료에 사용되던 시기에 수술 후 발생하는 척추 불안정을 해결하기 위해 척추고정술이 시행되었다. 즉 수술현미경 또는 척추 내시경을 사용한 최소침습적 척추 수술이 발달하기 이전 시대에는 육안으로 협착된 척추관을 감압하기 위해서는 피부 절개도 길었고 척추의 후방 구조물들도 광범위하게 제거해야만 했다. 육안으로 척추의 후방 구조물들을 광범위하게 제거한 경우 척추가 불안정해질 수 있어 척추관협착증에 대한 후방 감압술과 더불어 척추 불안정 발생을 예방하기 위해 척추고정술이 시행되었다.

서울대학교 의과대학 정형외과학교실(석세일, 이춘기, 이춘성, 김응하, 허민강)은 1990년 발표한 논문에서 척추관협착증 치료에 있어서 척추고정술이 필요한 이유를 다음과 같이 설명하고 있다. 저자들은 "척추관협착증 치료에 있어서 신경근과 신경총의 완전한 감압이 중요하지만 수술 후 발생하는 척추의 불안정성이 큰 문제가 되어왔다. 후방 감압술 후 발생하는 척추의 불안정성에 대하여 안정화시키는 작업은 사실상 감압술 자체만큼 매우 중요한 과정이다. 감압술 후 척추의 안정을 위해 후측방유합술을 실시하지만 유합체의 완전한 경착을 위해서는 석고 고정 등으로 장기간 고정을 유지해야 했다. 그러나 장기간 고정에 따르는 여러 가지 합병증이 심각하고 그로 인한 이환율을 줄일 수가 없었다. 이에 대하여 견고한 안정성을 부여하고 조기에 보행을 가능케하는 내고정술의 사용이 시도되었다"고 이유를 설명하고 있다.

또 연세대학교 의과대학 정형외과학교실(김남현, 이환모, 강용호)도 1990년에 발표한 논문에서 척추관협착증 치료에 있어서 척추고정술의 필요성을 다음과 같이 설명하고 있다. 저자들은 "척추관협착증에서 수술적 치료는 동통의 회복과 신경기능의 회복 및 보존에 그 목표를 두고 있다. 하지만 광범위한 후방 감압술은 수술 후 불안정을 유발하며, 이로 인해 동통, 운동장애, 신경압박 증상과 함께 척추체의 아탈구가 발생한다. 그러므로 수술 후 불안정을 방지하기 위해, 후측방유합술이 필요한 경우, 견고한 안정성을 부여하고 조기보행을 가능케하는 내고정물의 사용이 시도되어 왔다"고 이유를 설명하였다.

영남대학교 의과대학 정형외과학교실 안면환 교수는 2007년 대한척추외과학회지에 "척추관협착증은 일반적으로 안정화되어서 대부분 단순 감압술로 충분한 반면에 퇴행성 척추전방전위증에서는 불안정하여서 유합술을 동시에 시도하는 것이 바람직하다"고 하였으며 "척추의 불안정성을 확인한 경우에는 척추관협착증이라도 유합술을 고려하여야 한다"고 발표하였다.

근래 과학의 발달로 미세 수술현미경 척추 수술과 내시경 척추 수술의 최소침습적 척추 수술이 증가하면서 육안으로 수술하는 고식적 척추 후궁절제술 후에 발생하던 수술 후 척추 불안정이 줄어들게 되었고, 최소침습적 척추 수술 후 척추고정술의 필요성이 없어지게 되었다.

그러나 아직까지도 척추관협착증 치료에 있어서 척추고정술과 척추유합술이 좋다는 주장과 불필요한 수술이라는 주장이 맞서 있으나 대체로 척추고정술과 척추유합술이 불필요하다는 주장이 우세하다.

척추관협착증에서 척추감압술 후 척추고정술 추가 시행의 이점이 없다는 의학적 근거들

① 스웨덴 웁살라대학의 정형외과팀은 2016년 4월 14일 세계 최고 의학저널에 요추부 척추관협착증 환자에서 척추감압술에 추가하여 시행한 척추유합술의 효능에 대한 연구(Försth P, Olasfsson G, Carlsson T, Frost A, Borgström F, Fritzell P, et al: A Randomized, Controlled Trial of Fusion Surgery for Lumbar Spinal Stenosis. N Engl J Med 374;15, April 14, 2016)를 발표하였다. 50세에서 80세까지 247명의 퇴행성 척추전방전위증을 포함한 요추부 척추관협착증 환자(퇴행성 척추전방전위증 환자 135명)에 대하여 113명은 척추감압술과 척추유합술을 병행하였고, 120명은 척추감압술만 시행하여 수술 후 2년과 5년 후 임상 결과를 비교한 결과, 척추감압술과 척추유합술을 동시에 시행한 환자의 임상 결과가 척추감압술만 시행하였던 환자보다 더 낫지 않았다.

② 스위스 취리히대학 정형외과·신경외과팀은 2017년 척추전문 의학저널에 요추부 척추관협착증 환자에서 척추감압술만 시행한 그룹과 척추감압술과 척추유합술을 동시에 시행한 그룹의 수술 후 결과를 발표하였다.(Ulrich NH, Burgstaller

JM, Pichierri G, Wertli MM, Farshad M, Porchet F, et al: Decompression Surgery Alone Versus Decompression Plus Fusion in Symptomatic Lumbar Spinal Stenosis. A Swiss Prospective Multicenter Cohort Study With 3 Years of Follow-up. Spine 42(18):E1077-E1086, 2017)이 연구자들은 131명의 환자에서 척추감압술만 시행받은 85명의 수술 결과와 그리고 척추감압술과 척추유합술을 동시에 받은 46명의 수술 결과를 수술 후 3년간 비교한 결과, 척추감압술과 척추유합술을 동시에 시행받은 환자들의 수술 결과가 척추감압술만 시행받은 환자의 수술 결과보다 유리한 결과는 없었다고 발표하였다.

③ 일본 도쿄의치과대학 정형외과팀은 85명의 척추전방전위증에 의한 척추관협착증 환자를 척추감압술만으로 수술한 그룹(29명), 척추감압술과 척추후방외측 유합술 및 척추경 나사못고정술로 수술한 그룹(31명) 그리고 척추감압술과 척추유합술을 시행하지 않고 척추고정술(Graf stabilization)을 시행하여 수술한 그룹(25명)으로 나누어 수술 후 5년간 임상 결과를 비교하여 2018년 의학저널에 발표하였다(Inose H, Kato T, Yuasa M, Yamada T, Maehara H, Hirai T, et al: Comparison of Decompression, Decompression Plus Fusion, and Decompression Plus Stabilization for Degenerative Spondylolisthesis. Clin Spine Surg 31:E347-E352, 2018). 연구자들은 30% 미만의 퇴행성 척추전방전위증 환자에서 추가적으로 시행하는 척추고정술의 수술 결과가 척추감압술만 시행한 결과보다 우월하지 않았다고 보고하였다.

④ 중국의 정형외과팀은 요추부 척추관협착증 치료에 있어서 척추유합술을 하는 것이 좋은가 또는 척추유합술을 안 하는 것이 좋은가에 대한 이미 발표된 연구 논문들에 대한 메타 분석과 체계적 문헌 고찰을 실시하여 2018년 발표하였다(Shen J, Xu S, Xu S, Ye S, Hao J: Fusion orNor for Degenerative Lumbar Spinal Stenosis: A Meta-Analysis and Systematic Review. Pain Physician 2018; 21:1-7). 요추부 척추관협착증 수술에 있어서 척추유합술을 추가적으로 시행한 만큼 수술 결과가 더 좋지 않았다. 오히려 척추유합술로 추가적으로 위험성이 높아지고 수술비용을 상승시키기만 하였다.

⑤ 미국의 터너Turner JA 등은 이미 발표되었던 47건의 논문을 분석하여 요추부 척추유합술 후 수술 결과에 대한 2차 논문을 1992년 미국의학회 학술지에 게재하였다. 저자들은 척추유합술을 병행한 척추 수술이 척추유합술을 병행하지 않은 척추 수술보다 장점이 없었으며, 수술 후 합병증이 많이 발생하였다고 보고하였다(Turner JA, Ersek M, Herron L, Deyo RA. Patient outcomes after lumbar spinal fusions. JAMA 1992;268:907-11.).

⑥ 독일 정형외과 의사 니게마이어$^{O.\ Niggemeyer}$ 등이 1975년부터 1995년까지 요추부 척추관협착증을 수술하여 발표된 247건의 논문 중에서 퇴행성 척추관협착증이면서 과거 수술받지 않았고 최소 7명 이상의 사례를 발표한 30건의 논문을 메타 분석하여 1997년 의학 학술지에 보고하였다. 저자들은 척추후궁절제술의 척추후궁감압술만 시행한 결과와 척추후궁감압술과 척추고정술을 하지 않고 척추유합술을 병행한 수술 결과 그리고 척추후궁감압술과 척추고정술을 동반한 척추유합술 수술 결과를 비교하였다. 진단 방법으로는 이학적 검사, 전산화단층촬영^{CT}, 그리고 척수강조영술이 시행되었고, 자기공명영상MRI 검사는 개발되기 이전이므로 시행되지 않았다. 저자들은 증상으로 요통, 하지 동통, 신경학적 증상, 노동 능력의 개선 정도로 평가하였으며, 증상이 발생한지 8년 이내의 퇴행성 척추관협착증에서 척추후궁감압술만 시행한 수술 결과가 척추유합술을 병행한 수술 결과보다 좋았다. 특히 수술 후 합병증이 가장 낮았다고 분석하였다. 저자들은 척추관협착증을 일찍 진단하여 비교적 빨리 수술하면 가장 효과가 높다고 하였다.

⑦ 성균관대학교 의과대학 강북삼성병원 신경외과학교실(문성호, 김희대, 최정훈, 이승민, 양재영, 최천식, 배상도, 주문배)은 85명의 요추부 퇴행성 척추관협착증 환자를 무작위로 척추감압술로 치료한 그룹과 척추감압술과 척추유합술 및 척추고정술을 병행한 그룹으로 나누어 수술 결과를 비교하여 두 그룹 간에 차이가 없었다고 1999년 학술지에 보고하였다. 저자들은 척추감압술 이외 추가로 시행되는 척추유합술과 척추고정술의 장점은 없으며 척추고정술로 인한 신경손상, 출혈, 감염 등의 합병증의 위험성이 있어 주의해야 한다고 주장하였다.

척추관협착증에서 척추감압술 후 척추고정술 추가 시행의 이점이 있다는 의학적 근거들

① 미국의 신경외과 의사 고가왈라$^{Z.\ Ghogawala}$ 등은 2016년 4월 14일 세계 최고 의학저널에 요추부 척추전방전위증 환자에서 척추감압술로 치료한 그룹과 척추감압술에 척추유합술을 동시에 시행하여 치료한 그룹을 비교하여 그 치료 결과를 발표하였다(Ghogawala Z, Dziura J, Butler W, Dai F, Terrin N, Magge SN, et al: Laminectomy plus Fusion versus Laminectomy Alone for Lumbar Spondylolisthesis. N Engl J Med 374;15, 2016). 연구자들은 50세에서 80세까지 환자 66명을 무작위로 척추후궁절제술만 시행한 그룹(35명)과 척추후궁절제술과 척추유합술을 동시에 시행한 그룹(31명)의 수술 결과를 수술 후 4년 동안 관찰한 결과 척추후궁절제

술과 척추유합술을 동시에 시행한 환자 그룹이 척추후궁절제술만으로 수술받은 환자 그룹보다 삶의 질이 유의미하게 향상되었다고 보고하였다. 척추후궁절제술만 수술받은 환자들은 평균 7.4점~9.5점(100점 만점) 호전되었으나, 척추후궁절제술과 척추유합술을 동시에 시행받은 환자들은 평균 14.1점~15.2점(100점 만점) 호전되었다.

② 미국의 신경외과 의사 에리카 비손Erica F. Bisson 등은 2021년 의학 학술지(JNS Spine)에 발표한 "1단계 퇴행성 척추전방전위증 환자에서 척추감압술에 척추유합술을 추가 시행한 24개월 후 증상의 호전 결과(Patient-reported outcome improvements at 24-month follow-up after fusion added to decompression for grade I degenerative lumbar spondylolisthesis: a multicenter study using the Quality Outcome Database)" 논문에서 140명의 척추감압술만 시행받은 환자군과 468명의 척추감압술과 척추유합술을 동시에 시행 받은 군의 수술 후 24개월 지나 수술 결과를 조사한 결과 감압수술만 받은 환자들의 오스웨스트리 장애지수는 -15점 정도로 호전되었으나, 척추감압수술과 척추유합술을 동시에 시행 받은 군의 오스웨스트리 장애지수는 -25.8점으로 호전되어 척추감압수술과 척추유합술을 동시에 시행 받은 군에서 호전이 더 되었으며, 요통의 수치평가척도도 -1.8 과 -3.8 감소로 척추감압수술과 척추유합술을 동시에 시행 받은 군에서 요통이 더 호전되었다는 결과를 보고하며 1등급의 퇴행성 척추전방전위증에서 척추감압수술과 척추유합술을 동시에 시행하는 것이 낫다고 보고하였다. 그러나 이 논문은 저자들의 대부분이 척추고정기구 제조회사의 주주 또는 자문의사 또는 연구비 등을 수주한 연구자들로서 이해 충돌이 있음을 천명하였다. 따라서 이해 충돌의 연구자들이 발표한 연구 결과는 편견이 개입할 수 있어 해석하는 데 각별한 주의가 필요하다.

(8) 추간공확장술, 추간공성형술 ✪✪✪✪✪

추간공확장술이나 추간공성형술은 척추관협착증 중에서 추간공협착증 치료에만 해당되는 수술법이다. 척추관협착증의 가장 많은 형태인 중심성 척추관협착증 또는 외측(오목, 함요부, 관절하)척추관협착증 치료에는 효과가 없다. 따라서 자신의 척추관협착증이 어떤 형태의 척추관협착증인지 먼저 확인할 필요가 있다. 추간공확장술은 척추 내시경으로 시행되기도 하며 미세 수술현미경 수술로 시행되기도 한다. 그러나 추간공확장술은 반드시 추간공협착증의 정확한 진단이 선행되어야 치료 효과를 기대할 수 있다.

(9) 경피적 풍선확장술, 척추(협착) 풍선확장술 ✪✪✪✪✪

경피적 풍선확장술은 척추관협착증 환자를 대상으로 많은 병의원에서 비급여(비보험)로 시행되고 있으며, 풍선확장술은 수술이 아니고 시술이라고 홍보되면서 치료 효과가 있는 것처럼 선전되고 있다. 경피적 풍선확장술은 보험적용이 되지 않는 비보험 의료 행위로 병의원마다 수가가 차이가 있으며 대체로 200만 원 전후 비용을 받고 있다. 경피적 풍선확장술 또는 척추협착 풍선확장술은 일반적으로 국소 마취하에 꼬리뼈를 통해 끝에 풍선이 달린 약 2.5mm의 가는 카테터(관)를 척추관의 협착된 부위에 삽입하여 풍선을 부풀리고 이완시켜 좁아진 척추관을 넓혀주고 신경근 주변의 유착을 완화시킨다고 선전되고 있다.

그러나 척추관협착증이 심한 경우 척추관협착증이 발생한 부위로 카테터를 삽입하는 것조차 불가능하고 억지로 카테터를 삽입하면 오히려 좁아져 있는 부위에 눌려 있는 신경에 손상을 줄 수가 있다. 설사 협착된 부위에 카테터를 삽입하여도 풍선을 부풀려 협착된 척추관을 넓힐 수도 없고 좁아진 척추관이 넓어지지도 않는다. 오히려 신경이 풍선에 눌려 손상될 가능성이 있다. 풍선을 부풀림으로 해서 협착된 척추관은 넓어지지 않으며 신경이 손상을 받을 수가 있으므로 척추관협착증 환자들에게 경피적 풍선확장술은 전혀 추천되지 못한다.

(10) 경피적 풍선확장 경막외강 신경성형술 ✪✪✪✪✪

경피적 풍선확장 경막외강 신경성형술은 비급여 의료 행위로 국민건강 보험에 혜택을 받지 못하고 환자 본인이 전액 치료비를 지불해야 한다. 경피적 풍선확장 경막외강 신경성형술의 비용은 병의원마다 시술 시 사용되는 카테터의 종류에 따라 상이하며, 경막외강 신경박리술의 비용과 치료 재료를 포함하여, 우리나라 의료기관 최저 비용은 52만 원이고 최고 비용은 405만 원이며 평균 비용은 2,196,146원이다.

　건강보험심사평가원의 비급여 진료비 정보 공개에 의하면 다음과 같이 설명되어 있다. "경피적 풍선확장 경막외강 신경성형술은 척추질환 환자에게 치료 재료를 이용해 척추 부위에 약물을 투여하여 신경압박을 줄이고 통증을 감소시키기 위한 시술이다. 디스크에서 흘러나온 염증 유발 물질이 신경을 자극하여 염증과 부종을 일으켜 통증을 발생시키고, 이차적으로 경막외강 내에 섬유화와 신경유착을 일으키면서 신경근의 긴장도를 높여 통증이 악화된다. 경피적 풍선확장 경막외강 신경성형술은 약물 전달을 방해하는 경막외 섬유화 등의 장애물을 카테터를 이용하여 뚫고 지나가 목표 지점에 약을 투입하여 통증을 유발하는 염증 및 부종을 없애 주고 증상을 완화시킨다. 경피적 경막외강 신경성형술과는 동일한 목적을 가진 유사행위이지만, 카테터 끝의 풍선(실리콘)을 확장시켜 좁아진 척추관을 넓힌 후 효과적으로 약물을 주입시키는 방법에서 차이가 있다." 건강보험심사평가원의 정보는 일견 그럴듯해 보이고 경피적 풍선확장 경막외강 신경성형술이 척추질환의 증상을 완화시키는 유익한 시술인 것처럼 설명되어 있다. 그렇지만 이 정보에는 불확실하고 검증이 필요한 내용이 많다. 우선 경피적 풍선확장 경막외강 신경성형술의 적응증 병명에 대한 설명이 없다. 추간판탈출증에 효과가 있는 것인지 척추관협착증에 효과가 있는 것인지 명확히 기술되어 있지 않다. 또 카테터가 경막외 섬유화 등의 장애물을 뚫고 지나간다고 설명되어 있으나 경막외 섬유화는 이미 수술을 받은 환자 이외에는 발생이 드물고, 섬유화된 부분을 인위적으로 뚫는 행위는 신경 손상 또는 척수 경막 손상을 일으킬 가능성이 있어 매우 위험한 조작이다. 그리고 목표 지점을 어떻게 확인할 수 있는지도 불확실하며, 풍선을 확장시켜 좁아진 척추관을 넓힌 후 약물을 주입한다고 설명되고 있으나 풍선으로 좁아진 척추관이 넓혀지지 않고 오히려 신경 손상을 발생시킬 가능성이 높다. 따라서 공개된 정보는 검증되지 않은 내용이 많아 신뢰하기 어렵다.

비급여 시술은 의학적 검증이 불충분한 시술로 판단하여도 무리가 아니다. 왜냐하면 우리나라 국민건강보험은 ① 의학적 타당성, ② 의료적 중대성, ③ 치료 효과성 등 임상적 유용성, ④ 비용효과성, ⑤ 환자의 비용 부담 정도, ⑥ 사회적 편익 및 건강보험 재정상황 등을 고려하여 요양급여(국민건강보험) 대상의 여부를 결정하고 있기 때문이다. 따라서 비급여 의료행위는 아직까지 의학적 타당성, 의료적 중대성, 치료 효과성, 임상적 유용성, 비용 효과성 등에 대하여 검증되지 않았다고 볼 수 있다. 그러므로 매우 신중하게 비급여 시술을 검토하고 받아야 한다. 경피적 풍선확장 경막외강 신경성형술이 척추관협착증 치료에 효과가 있다는 의학적 근거는 없으며, 척추관협착증 치료에 추천되고 있지 않다.

(11) 추간판내 고주파 열치료술, 고주파 수핵 성형술 ★★★★★

추간판내 고주파 열치료술은 비급여 의료 행위로 국민건강보험에 혜택을 받지 못하고 환자 본인이 전액 치료비를 지불해야 한다. 추간판내 고주파 열치료술의 비용은 병의원마다 상이하며, 우리나라 의료기관 최저 비용은 10,000원이고 최고 비용은 600만 원이며 평균 비용은 2,764,963원이다.

건강보험심사평가원의 비급여 진료비 정보 공개에 의하면 다음과 같다. "추간판 내 고주파 열치료술은 척추 디스크 환자에게 피부 절개 없이 특수한 치료재료를 이용하여 치료하는 시술이다. 디스크에서 밀려나온 수핵이 신경을 눌러서 통증이 생기는데, 추간판 내 열치료술은 통증을 일으키는 부위만 치료하여 통증을 감소시킨다. 추간판내 고주파 열치료술은 고주파를 이용하여 치료하는 방법(고주파 수핵 성형술, Nucleoplasty), 전기열을 이용하는 방법(추간판내 고주파열 치료술, IDET; Intradiscal Electrothermal Therapy), 추간판내 고주파열응고술을 포함한다"고 설명되어 있다. 추간판내 고주파 열치료술은 추간판탈출증에서 시도해 볼 수 있는 시술이나 척추관협착증 치료에 효과는 없어 척추관협착증 치료에 추천되고 있지 않다.

(12) 내시경적 경막외강 신경근성형술 ★★★★★

내시경적 경막외강 신경근성형술은 비급여 의료 행위로 국민건강보험의 혜택을 받지 못하고 환자 본인이 전액 치료비를 지불해야 한다. 내시경적 경막외강 신경근성형술의 비용은 병의원마다 사용되는 카테터의 종류에 따라 상이하며, 우리나라 의료기관 최저 비용은 813,500원이고 최고 비용은 600만 원이며 평균 비용은 3,308,073원이다.

건강보험심사평가원의 비급여 진료비 정보 공개에 의하면 다음과 같다. "내시경적 경막외강 신경근성형술은 척추질환 환자에게 치료 재료를 이용해 척추 부위에 약물을 투여하여 신경압박을 줄이고 통증을 감소시키기 위한 시술이다. 디스크에서 흘러나온 염증 유발 물질이 신경을 자극하여 염증과 부종을 일으켜 통증을 발생시키고, 이차적으로 경막외강 내에 섬유화와 신경유착을 일으키면서 신경근의 긴장도를 높여 통증이 악화된다. 내시경적 경막외강 신경근성형술은 약물 전달을 방해하는 경막외 섬유화 등의 장애물 들을 카테터를 이용하여 뚫고 지나가 목표 지점에 약을 투입하여 통증을 유발하는 염증 및 부종을 없애 주고 증상을 완화시킨다. 경피적 경막외강 신경성형술과는 동일한 목적을 가진 유사 행위이지만, 경막외강의 상태를 내시경으로 육안 관찰하면서 시행하는 차이가 있다"고 설명되어 있다.

이러한 설명은 앞의 (10)항 경피적 풍선확장 경막외강 신경성형술의 설명과 유사하다. 이것 또한 내시경적 경막외강 신경근성형술은 척추질환의 증상을 완화시키는 유익한 시술인 것처럼 설명되어 있다. 그렇지만 이 정보에도 역시 불확실하고 검증이 필요한 내용이 많다. 우선 내시경적 경막외강 신경근성형술의 적응증 병명에 대한 설명이 없다. 추간판 탈출증에 효과가 있는 것인지 척추관협착증에 효과가 있는 것인지 명확히 기술되어 있지 않다. 또 카테터가 경막외 섬유화 등의 장애물을 뚫고 지나간다고 설명되어 있으나 경막외 섬유화는 이미 수술을 받은 환자 이외에는 발생이 드물고, 섬유화된 부분을 인위적으로 뚫는 행위는 신경 손상 또는 척수 경막 손상을 일으킬 가능성이 있어 매우 위험한 조작이다. 그리고 목표 지점을 어떻게 확인할 수 있는지도 불확실하며, 내시경으로 경막외강을 관찰할 수는 있어도 통증을 일으키는 병변인지 아닌지를 구별할 수 없고 치료 조작을 할 수도 없다. 공개된 정보는 검증되지 않은 내용이 많아 신뢰하기 어려우며, 내시경적 경막외강 신경근성형술이 척추관협착증 치료에 효과가 있다는 의학적 근거는 없다. 척추관협착증 치료에 추천되고 있지 않다.

(13) 경피적 경막외강 신경성형술 ✪✪✪✪✪

경피적 경막외강 신경성형술은 비급여 의료 행위로 국민건강보험의 혜택을 받지 못하고 환자 본인이 전액 치료비를 지불해야 한다. 경피적 경막외강 신경성형술의 비용은 병의원마다 사용되는 카테터의 종류에 따라 상이하며, 우리나라 의료기관 최저 비용은 100,000원이고 최고 비용은 350만 원이며 평균 비용은 1,561,104원이다.

건강보험심사평가원의 비급여 진료비 정보 공개에 의하면 다음과 같다. "경피적 경막외강 신경성형술은 척추질환 환자에게 치료 재료를 이용해 척추 부위에 약물을 투여하여 신경압박을 줄이고 통증을 감소시키기 위한 시술이다. 디스크에서 흘러나온 염증 유발 물질이 신경을 자극하여 염증과 부종을 일으켜 통증을 발생시키고, 이차적으로 경막외강 내에 섬유화와 신경유착을 일으키면서 신경근의 긴장도를 높혀 통증이 악화된다. 경피적 경막외강 신경성형술은 약물 전달을 방해하는 경막외 섬유화 등의 장애물을 카테터를 이용하여 뚫고 지나가 목표 지점에 약을 투입하여 통증을 유발하는 염증 및 부종을 없애 주고 증상을 완화시킨다"고 설명되어 있다.

이러한 설명은 앞의 (10)항 경피적 풍선확장 경막외강 신경성형술과 (12)항 내시경적 경막외강 신경근성형술의 설명과 매우 유사하게 설명되어 있고, 건강보험심사평가원의 정보는 일견 그럴듯해 보이고 경피적 경막외강 신경성형술이 척추질환의 증상을 완화시키는 유익한 시술인 것처럼 설명되어 있다. 그렇지만 이 정보에도 불확실하고 검증이 필요한 내용이 많다. 우선 경피적 경막외강 신경성형술의 적응증 병명에 대한 설명이 없다. 추간판탈출증에 효과가 있는 것인지 척추관협착증에 효과가 있는 것인지 명확히 기술되어 있지 않다. 또 카테터가 경막외 섬유화 등의 장애물을 뚫고 지나간다고 설명되어 있으나 경막외 섬유화는 이미 수술을 받은 환자 이외에는 발생이 드물고, 섬유화된 부분을 인위적으로 뚫는 행위는 신경 손상 또는 척수 경막 손상을 일으킬 가능성이 있어 매우 위험한 조작이다. 그리고 목표 지점을 어떻게 확인할 수 있는지도 불확실하다. 따라서 공개된 정보는 검증되지 않은 내용이 많아 신뢰하기 어렵다. 경피적 경막외강 신경성형술이 척추관협착증 치료에 효과가 있다는 의학적 근거는 없으며, 척추관협착증 치료에 추천되고 있지 않다.

(14) 척추인대 재건술 ★★★★★

척추인대 재건술은 무엇인가? 의학적으로 척추인대 재건술에 대한 명확한 정의나 설명은 아직 없다. 그러나 척추관협착증 치료에 있어서 척추인대 재건술이 필요하다고 주장하는 의사들은 극돌기간 연성 고정술 또는 극돌기간 인대성형술을 척추인대 재건술이라고 바꿔 말하고 있다. 척추인대 재건술이라는 수술 이름은 '고정술' 또는 '성형술'이라는 수술 이름보다 일반인들에게 거부감이 적고 막연하게 척추를 이롭게 해줄 것 같은 느낌이 들기 때문이다. 그러나 척추인대 재건술은 척추고정술의 한 가지 방법으로 극돌기간 연성 고정술이다. 즉 척추인대 재건술은 인공 섬유로 만든 끈으로 2개 또는 3개의 척추 극돌기를 '8'자 형태 또는 '0'자 형태로 묶는 척추 고정수술이다.

의학적으로 인대 재건술은 인대가 파열되어 끊어진 경우 인대를 봉합하여 다시 이어주는 수술을 말한다. 예컨대 무릎십자인대가 파열된 경우 십자인대 재건술, 발목인대가 파열된 경우 발목인대 재건술, 아킬레스인대가 파열된 경우 아킬레스 인대재건술, 손목인대가 파열된 경우 손목인대 재건술을 시행하여 치료한다. 그러나 척추인대 재건술은 끊어진 척추 인대를 봉합하여 이어주는 수술이 아니고 척추의 극돌기를 인공 섬유 끈으로 묶는 일종의 척추고정술로서 척추경 나사못을 사용한 고정술이 강성 고정술인 반면에 나사못이 아닌 끈으로 극돌기를 묶는 고정술이기 때문에 비교적 척추 관절의 움직임이 있을 수 있어 척추 연성 고정술이라 한다.

척추인대는 6개의 인대로 이루어져 있다. 6개의 척추인대는 ① 척추체 앞쪽에 위치하며 머리의 후두골의 기저부부터 천추뼈까지 길게 이어져 있는 전종인대, ② 척추체 뒤에 위치하며 제2경추 후면으로부터 천추뼈까지 길게 이어져 있는 후종인대, ③ 척추후궁 사이를 이어주는 황색인대, ④ 극돌기 사이를 이어주는 극간인대, ⑤ 극돌기 끝에 붙어 있으면서 극돌기를 연결해주는 극상인대, ⑥ 횡돌기 사이를 연결하는 횡돌기간인대가 있다. 이 중에서 척추관 안에 있는 인대는 후종인대와 황색인대뿐이며, 그 이외 4개의 인대는 척추관 밖에 위치하고 있다. 척추관협착증은 척추관 안에 있는 황색인대가 두꺼워져 발생되는 병이며, 후종인대가 뼈처럼 딱딱하고 두꺼워져 척수를 압박하는 질병은 후종인대골화증이다.

척추인대 재건술(극돌기간 연성 고정술, 극돌기간 인대성형술)에 사용되는 척추 극돌기를 묶는 끈은 폴리에틸렌 테레프탈레이트 섬유를 엮어서 사슬형태로 만든 원통형의 끈이다. 이 원통형의 인공 섬유 제품(끈)은 우리들생명과학에서 수입하여 2011년 4월 1일 건강보험심사평가원에서 비급여(비보험)의 척추극돌기간 고정용 품목으로 등재되었다. 척추인대 재건술에 사용되는 제품은 비급여의 척추극돌기간 고정용 재료로서 척추인대 재건술을 시행하는 병원마다 재료대는 각각 상이하여 각각 1,980,000원, 2,537,500원, 3,500,000원 등으로 소개되어 있다.

척추인대 재건술의 문제점들은 다음과 같다.

① 이식하는 인공 인대의 장력이 일정하지 않다. 척추인대 재건술의 수술 방법은 극돌기 사이를 이어주는 극간인대의 전체 또는 아래 부분을 제거한 후 상부 극돌기와 하부 극돌기를 '8'자 형태로 묶은 후 극돌기 사이에서 끈을 봉합하여 묶는다. 그러나 극돌기를 묶는 끈의 적정한 정상의 장력을 알 수 없고 또 시술자가 원하는 장력으로 끈을 묶는 것도 불가능하여, 시술자에 의해 극돌기를 묶는 끈의 장력이 일정한 원칙 없이 묶게 되므로 어떤 환자는 단단하게 묶이기도 하고 또 어떤 환자는 느슨하게 묶이기도 한다. 일정한 원칙에 의한 수술 장력으로 끈을 묶을 수 없는 문제점이 제기되고 있다.

② 인공 인대가 자연 인대보다 낫지 않다. 척추인대 재건술은 척추관 안에 있는 황색인대를 제거하고 척추관협착증의 원인과 무관하며 척추관 밖에 위치한 정상적인 극간인대를 부분적으로 제거한 후 그 부위에 인공 섬유 끈을 삽입하여 극돌기를 묶는 수술이다. 척추인대 재건술에 의한 극돌기 사이의 인공 인대가 정상적인 극간인대보다 낫다는 의학적 근거는 없다. 대부분의 의학적 사례를 감안하면 자연적이고 정상적인 조직

보다 우월한 인공 구조물은 없다.

③ 척추인대 재건술만으로 척추관협착증은 절대로 치료되지 않는다. 척추관협착 치료에 있어서 제일 중요한 것은 좁아진 척추관을 확장시키는 것이다. 만약 좁아진 척추관을 확장시키지(넓히지) 않고 척추인대 재건술만 시행하면 100% 증상은 악화되어 위험하다. 그러므로 일차적으로 좁아진 척추관을 충분히 감압하여(넓혀) 척추관이 넓어진 다음 척추인대 재건술이 시행되어야 한다. 즉 척추관협착증 증상은 좁아진 척추관을 넓혀주는 수술(감압수술)만으로 호전되는 것이며 척추인대 재건술은 증상 호전에 도움을 주는 수술이 아니다.

④ 척추인대 재건술 없이도 척추관을 넓히면 증상이 좋아진다. 척추관협착증 증상을 호전시키는 데 척추인대 재건술은 아무런 효과가 없다. 주변에 손상을 최소화하면서 좁아진 척추관을 효과적으로 넓히면 대부분의 척추관협착증 증상은 호전된다.

⑤ 척추인대 재건술은 재건 수술이 아니고 연성 고정술이다. 재건 수술은 끊어진 인대를 봉합하여 이어주는 수술이나, 척추인대 재건술은 끊어지지도 않은 극돌기간 인대를 묶는 수술로서 재건 수술이라 할 수 없고 일종의 고정수술이다. 척추관협착증의 병변은 대부분 황색인대가 두꺼워져 척추관을 압박하므로 두꺼워진 황색인대를 제거해야 한다. 두꺼워진 황색인대를 제거한 후 정상적인 황색인대를 만들어 주는 수술이라면 척추인대 재건술이라 할 수 있겠으나, 제거한 황색인대 부위에 정상적 상태의 황색인대를 재건하는 수술은 현재로서 불가능한 수술이다. 척추인대 재건술은 제거된 황색인대 부위를 재건하는 수술이 아니고 황색인대와 동떨어져 있는 극돌기간 인대 사이에 끈을 삽입하여 극돌기를 묶는 연성

고정수술이다.

⑥ 척추인대 재건술의 예방적 효과는 불확실하다. 일부에서는 척추인대 재건술을 척추관협착증 수술 후 발생할 수 있는 척추 불안정증을 예방하기 위해 시행한다고 주장하고 있으나, 현대적 수술 방법으로 치료하면 척추관협착증 수술 후 척추 불안정증이 발생하지 않아 척추 불안정증 발생에 대한 예방적 수술이 필요 없다. 그리고 척추 불안정증이 척추인대 재건술로 예방된다는 의학적 근거는 아직 없다. 척추 불안정증의 가장 좋은 예방법은 저강도의 근력 강화 운동과 유연성 운동을 꾸준히 하면서 허리에 무리가 되는 생활 습관을 교정하는 것뿐이다. 의학에서 예방적 수술이란 인정되고 있지 않다. 우리 몸의 장기를 떼어 내어 미래에 발생할 수 있는 질병 발생을 예방하는 경우는 매우 드물게 있으나, 이물질을 몸 속에 삽입하여 질병 발생을 예방하는 수술은 없다. 예컨대 맹장염을 예방하기 위해 맹장을 미리 떼어내는 수술은 의학계에서 인정받지 못하고 있다. 유전자 검사 등을 통해 유방암 발생률이 매우 높은 유전자를 지닌 유명 배우 안젤리나 졸리가 미래에 유방암 발생을 예방하기 위해 유방을 절제한 수술이 일전에 언론에 보도된 일이 있다. 그러나 유방암을 예방하기 위해 무작정 유방을 절제하는 것은 아니다. 현대 의학적으로 암 발생 가능성 등을 분석한 근거를 통해 예방적 제거 수술이 매우 드물게 행하여지고 있을 뿐이다. 그러나 장기를 적출하여 암 발생을 예방하는 것이 아니고 이물질을 삽입하여 질병 발생을 예방하는 수술은 아직까지 없다. 척추 불안정증이 발생할지도 확실하지 않은 상태에서 척추 불안정증을 예방하기 위해 극돌기를 끈으로 묶어주는 척추인대 재건술을 시행하는 것은 난센스이다.

⑦ 척추인대 재건술은 비보험의 추가 비용이 더 소요된다. 척추관협착증에 대하여 척추관을 넓히는 수술은 국민건강보험 수가로 수술을 받을 수 있다. 그러나 척추관을 넓히는 수술 이외 척추인대 재건술을 추가로 받으면 척추인대 재건술에 사용되는 인공 섬유 끈의 재료대가 비보험으로 되어 있어 1,980,000~3,500,000원의 재료대와 척추고정술에 따른 추가 수술비, 수술 시간 연장에 따른 마취료 증가 및 추가 약제 사용 등으로 수백만 원 이상이 더 소요된다. 따라서 추가로 지출되는 높은 의료비만큼 증상의 호전이 증가되지 않고 오히려 후유증과 합병증 발생 등에 따른 치료 비용이 상승될 가능성을 감안하면 척추인대 재건술의 비용 대비 효과성은 낮다고 판단된다.

⑧ 최소침습적 수술로 척추가 불안정해지지 않으므로 척추인대 재건술이 필요 없다. 현대적인 최소침습적 방법으로 좁아진 척추관을 넓히는 수술 후에는 척추가 불안정해지지 않는다. 과거 재래식 방법인 육안으로 시행하는 수술인 경우 수술 절개도 크고 수술 후 척추가 불안정해지는 경우가 간혹 있었으나, 현대식 방법인 미세 수술현미경을 사용한 수술은 수술 부위 절개도 적고 수술 후 척추가 불안정해지 않는다. 척추관협착증을 최소침습적 방법으로 수술하면 척추가 불안정해지지 않으므로 척추인대 재건술은 필요하지 않다.

그림 6-11 극돌기간interspinous 신장 밴드Tension band 인대ligament 고정 영상

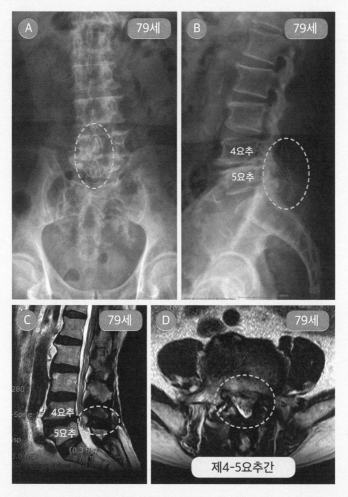

약 1년 전 타 병원에서 척추 수술을 받은 후 지속되는 요통과 양 하지 방사통 등의 증상을 주소로 내원한 79세 남성의 단순 방사선 전후방 영상에서 제4, 5요추 극돌기를 8자 형태로 묶어 있는 2겹의 철사 줄(A, 파란 점선 원)이 관찰된다. 단순 방사선 측면 영상에서 제4, 5요추 극돌기를 감싸고 있는 가느다란 철사 줄((B, 파란 점선 원)이 관찰된다. 가느다란 철사 줄은 폴리에스터로 만든 신장 밴드 인대 안에 있는 것이 단순 방사선 영상에서 관찰되며 두꺼운 폴리에스터 끈은 관찰되지 않는다. 자기공명영상 시상면에서 제4-5요추간 추간판 팽윤과 척추관 후방에 제4-5요추 극돌기간의 철사 끈이 저 신호강도(C, 파란 점선 원)로 관찰되며, 제4-5요추간 횡단면에서 황색인대 비후와 척추관협착증 3기(D, 파란 점선 원) 소견이 관찰된다. 극돌기간 신장 밴드 인대 고정은 극돌기간 신연 장치 삽입과 다르게 극돌기간 신연 기능은 없으며 극돌기간 고정장치와도 다르게 극돌기를 고정하는 기능도 없다. 다만 극돌기가 과도하게 벌어지지 못하게 지지하는 기능만 있다.

7장

척추유합술과
척추고정술

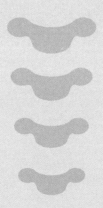

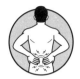

1. 척추유합술과 척추고정술의 차이

척추유합술spinal fusion과 척추고정술spinal fixation은 동일한 수술이 아니다. 척추고정술은 척추뼈에 고정기구를 삽입하여 고정된 부위의 척추 관절을 움직이지 못하게 하는 수술 방식으로 척추기기장치술이라고 한다. 한편 척추유합술은 척추뼈를 고정하는 기구의 사용 유무와 관계없이 뼈(자신의 뼈, 또는 다른 사람의 뼈, 또는 인공적으로 합성한 뼈)를 이식하여 이식한 뼈 주변의 척추뼈들을 하나의 뼈로 유합하는(붙이는) 수술이다. 이식하는 뼈 는 마치 종이를 붙일 때 사용하는 풀과 같은 기능을 한다. 다만 풀은 바르 면 즉시 양면 종이가 서로 붙지만, 이식하는 뼈는 즉시 두 척추뼈가 붙는 것이 아니고 두 척추뼈 사이에 이식한 뼈가 서서히 증식하면서 하나의 뼈로 연결된다.

부러진 뼈가 잘 붙기 위해서는 부러진 뼈가 움직이지 않고 고정되 어 있어야 한다. 예컨대 골절이 발생하였을 때 널리 사용되고 있는 부목 고정이나 석고 고정은 외부에서 부러진 뼈를 움직이지 않게 하여 통증도 줄이고 부러진 뼈가 서로 잘 붙게 한다. 척추고정술은 마치 석고 고정을 하는 것과 같이 뼈를 움직이지 않게 하여 부러진 뼈 또는 유합하려는 뼈 가 잘 붙게 하기 위해 고정해주는 기능을 한다. 다만 석고 고정은 우리 몸 밖에서 뼈를 움직이지 않게 하는 외부고정장치인 반면에 수술로 삽입하 는 고정기구는 우리 몸안에서 부러진 뼈를 움직이지 않게 고정하는 내부 고정장치일 뿐이다.

일반적으로 척추 수술인 경우 거의 대부분 척추고정술과 척추유합술 이 함께 시행되고 있어 척추고정술과 척추유합술이라는 용어가 혼용되고 있다. 척추유합술과 척추고정술은 모두 중요한 수술이지만 이를 굳이 주 요 수술과 부차적인 수술로 구분한다면 척추유합술이 주 수술이고 척추 고정술은 부 수술이다. 척추유합술과 척추고정술을 함께 시행하는 수술의 주요 목적은 대부분 척추뼈와 인접한 척추뼈를 유합하기 위한 수술이므 로 척추유합술이 주된 목적이라 할 수 있다. 척추유합술과 함께 시행되는 척추고정술은 척추가 유합되는 동안(약 3개월~2년) 척추뼈가 잘 유합되도

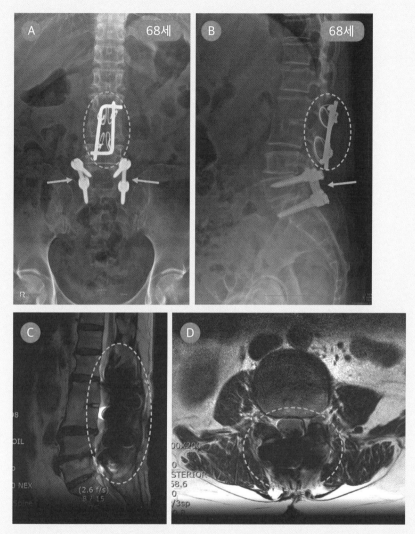

단순 방사선 전후면 영상(A)과 측면 영상(B)에서 척추경 나사못이 개발되기 이전에 주로 사용되었던 척추후방고정기구인 루키 척추고정기구가 제2-3요추 후방을 고정한 소견이 관찰되고, 그 아래 부위 제5요추-1천추간에는 현재도 사용되고 있는 척추경 나사못 고정기구가 관찰된다. 자기공명영상에서는 루키 척추고정기구와 척추경 나사못에 의한 인공음영이 요추부 후방에서 관찰된다(C, D 파란 점선 원). 환자는 과거 척추결핵으로 1988년 루키 고정기구를 사용한 고정술을 받았으며, 2007년 척추관협착증으로 제5요추-1천추간 척추경 나사못 고정술을 시행받았다.

록 움직이지 못하게 척추뼈를 고정하기 위한 수술이므로 보조적인 수술이라 할 수 있다.

따라서 척추고정술을 시행하지 않고 척추유합술만 시행하여도 세월이 지나 척추가 잘 유합되면 수술 후 문제가 발생하지 않고 좋은 수술 결과를 얻을 수 있다. 그러나 반대로 척추유합술을 시행하지 않고 척추고정술만 시행하면 수술 초기에는 척추가 고정되어 별 문제가 발생하지 않지만 세월이 경과하게 되면 척추고정술의 고정력이 떨어지는 반면에 척추가 유합되지 않아 척추의 불유합으로 통증 등 문제가 발생하면서 수술 결과가 나쁘게 된다. 우리 몸에 삽입된 고정기구들은 뼈가 유합되지 않으면 반드시 불유합으로 인한 후유증이 발생해 언젠가는 고정기구의 이완, 이탈, 파절이 발생하고 이로 인해 통증 등 증상이 나타나게 된다. 드물게 유합 수술을 하지 않고 고정기구만 삽입하는 경우도 있으나, 이 경우 어느 일정 기간이 경과한 후 고정하였던 기구를 제거해야 한다.

척추고정술과 척추유합술의 궁극적인 목적은 척추 수술 부위의 뼈가 잘 유합되게 하는 것이며, 척추뼈가 유합된 이후에는 척추고정기구의 기능은 더 이상 없게 된다. 따라서 척추고정기구의 역할은 뼈가 붙는 시기까지이며, 그 이후는 아무런 기능 없이 우리 몸안에 그저 남아 있는 이물질로 존재할 뿐이다.

척추유합술에는 환자 자신의 골반 뼈 등에서 뼈를 채취하여 이식하는 척추유합술이 가장 좋은 표준방법의 수술이다. 그러나 환자 자신의 뼈가 부족한 경우 또는 골반 뼈에서 이식할 뼈를 채취하는 수술을 거부하는 경우 뼈 은행bone bank에 보관되어 있는 다른 사람의 뼈인 동종골 또는 인공적으로 합성하여 만든 합성골을 사용하여 척추유합술이 시행되기도 한다. 한편 척추고정술을 하기 위해서는 고가의 척추고정장치 기구들이 필요하다. 과거에는 수입 의료기구들이 주로 사용되었으나 현재는 국내에서 개발된 고정기구들도 많이 사용되고 있다. 수입 척추고정기구와 국내 생산 척추고정기구의 수가는 거의 비슷하며 고정기구 종류에 따라 척추를 고정하는 기능에 큰 차이가 없이 비슷하다.

척추를 고정시키는 방법은 일반적으로 금속의 척추경 나사못을 척추뼈에 삽입하고 척추뼈에 삽입된 나사못들을 금속 강봉과 결합하여 척추뼈를 고정시킨다. 척추고정술이 처음으로 도입되었을 때는 스테인리스 스틸의 기구들이 주로 사용되었으나, 과학이 발전하면서 요즘에는 티타늄을 기본으로 하는 티타늄 합금의 기구들로 대체되었다. 티타늄은 부식에 강하고 비중에 비해 강도가 높으며, 생리적 거부 현상에 저항성이 낮아 다른 금속에 비해 가장 생체 친화적이고 생체 적합성(우리 몸에 해로움을 끼치지 않고 조직과 조화롭게 존재하는 몸에 삽입된 삽입물의 능력)이 우수한 특성을 갖고 있다. 또한 티타늄은 자기공명영상 검사에서 다른 금속에 비해 금속 인공음영을 가장 적게 만들어 수술 후 가지공명영상 검사에 지장을 적게 주는 장점이 있다.

척추고정술과 척추유합술의 사례가 증가하면서 사회적으로 의료 비용이 증가하는 척추고정술과 척추유합술이 반드시 필요한 수술인지에 대한 문제점들이 검토되기 시작하였다. 즉 의료 비용의 급속한 증가로 사회적으로 보건경제학 측면에서 모든 의료 행위에 대한 비용-효과 평가 즉 가성비 평가가 이루어지고 있다. 동일한 효과를 얻는 데 공연히 과도한 지출을 유발하는 일을 막을 필요가 있기 때문이다. 비용-효과 평가에는 치료를 위해 소요되는 금전적 지출뿐 아니라 건강상의 손실도 고려되고 있다.

현재 우리나라에서 시판되고 있는 흉요추부용 척추경 나사못의 수가는 나사못 1개당 249,400원, 흉요추용 금속봉은 1개당 95,170원, 흉요추용 횡고정기구는 1개당 265,010원, 요추용 케이지는 1개당 596,580원, 2개의 케이지를 사용하는 케이지는 1개당 317,850~353,170원, 골대체제가 포함되어 있는 요추형 케이지는 1개당 1,087,150원, 2개의 케이지를 사용하는 골대체제가 포함되어 있는 요추형 케이지는 1개당 403,080원, 그리고 동종골은 5~10cc에 123,040~175,780원이다.

그러므로 요추 1분절의 척추고정술에 필요한 고정기구 비용은 대략 척추경나사못 4개 997,600원(249,400원×4=997,600원), 금속봉 2개 190,340원(95,170원×2=190,340원), 케이지 2개 635,700원(317,850원×2=635,700원)이 필요하여 대략 1,823,640원의 비용이 소요된다.

2. 척추유합술의 발전과 여러 가지 방법들

척추유합술은 척추에 발생한 결핵을 치료하기 위해 시작되었다.

척추유합술은 언제부터 시작되었을까? 척추유합술은 척추에 발생한 척추결핵을 치료하기 위해 처음으로 시작되었다.

독일 의사 로베르트 코흐Robert Koch가 1882년 결핵균을 발견하기 전까지 세상 사람들은 결핵을 유전병으로 알고 있었다. 또 결핵에 걸리면 각혈, 피로감, 흉통 등의 증상이 지속되면서 서서히 육체적으로 마르고 쇠약해져 가기 때문에 결핵을 다른 용어로 소모성 질환이라고 불렀다. 그리고 결핵 치료약이 나오기 전까지는 공기 좋은 요양원 등에서 요양하는 것이 결핵을 치료하는 전부였다. 과거 19세기까지 미국에서는 전체 사망자의 1/7이 결핵으로 사망하였고, 영국에서는 1/4이 결핵으로 사망할 정도로 결핵이 세계적으로 만연해 있었다. 그러다 코흐가 결핵균을 발견한 이후 사람들은 결핵이 더 이상 유전병이 아니라 사람 간에 옮겨지는 전염병임을 알게 되었다.

결핵은 사람의 영양 상태가 나쁘고 주거 환경이 불결하고 위생 시설이 부족한 경우 잘 번식하는 사실을 알게 되었다. 현재 결핵은 예방 접종과 현대적 치료제 개발로 발병은 상당히 줄었으나 아직도 많이 발생하고 있다. 특히 면역력이 떨어져 있거나 면역력이 결핍된 상태, 영양 상태가 나쁘고 청결하지 못한 환경에 주거하는 경우 발생율이 높다.

세계보건기구WHO의 2016년 조사에 의하면, 전세계적으로 1년에 1,040만 명의 새로운 결핵 환자가 발생한다. 이 중 유럽에서 발병은 3%를 차지하지만, 동남아시아 국가에서 46.5%가 발생한다. 일반적으로 결핵은 약 3%에서 폐 이외 장기에 발생하고, 폐 이외 장기에 발생한 결핵 환자 중 약 10%는 뼈에 발생한다. 뼈에 발생한 결핵 중 약 50%는 척추에 발생하며 척추 부위 중 특히 흉추와 요추가 접하고 있는 흉요추부에 가장 많이 발생하고, 다음으로 흉추, 요추, 경추 순서로 호발한다.

척추에 결핵이 발생하면 척추뼈의 파괴로 인해 등뼈가 굽는 척추 변형이 일어나 꼽추가 되기도 한다. 문학 작품에서 척추결핵에 의해 꼽추가 된 유명한 사례는 빅토르 위고가 1831년 발표한 소설『노트르담의 꼽추』의 주인공 콰시모도이다. 척추에 결핵이 발생한 경우 우리 몸 외부에 착용하는 보조기나 코르셋 등으로 척추의 움직임을 제한시키면 척추

그림 7-2 척추결핵으로 인한 제1-2요추체가 자연 유합된 영상

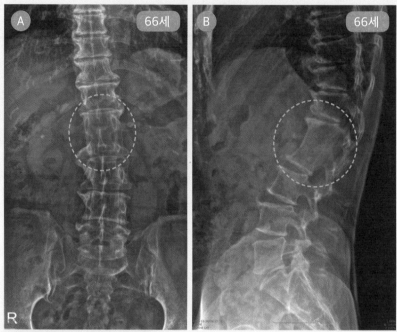

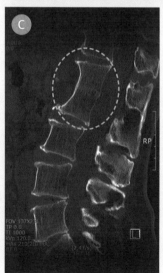

단순 방사선 전후(A), 측면(B) 영상과 전산화단층촬영 CT 시상면 재구성 영상(C)에서 제1-2요추체가 완전히 골유합되어 있는 소견이 관찰된다. 파란 점선 원이 골유합된 부위이다. 환자는 약 55년 전 척추결핵으로 제1-2요추체 사이의 추간판이 완전히 없어지고 제1-2요추체가 하나의 뼈로 완전 유합되었다. 척추결핵으로 척추 후만변형(꼽추)이 일반적으로 흔하게 발생하나 이 사례에서는 후만 변형이 심하지 않은 상태이다.

뼈가 굽어지는 것을 줄일 수 있다는 사실이 경험적으로 알려지게 되면서, 의사들은 수술로서 척추 관절 운동을 없애면 척추결핵을 빨리 낫게 할 수 있고 척추가 꼽추처럼 굽어지는 변형을 예방할 수 있을 것으로 생각하게 되었고, 관절 운동을 없애는 방법으로 관절 사이에 뼈를 이식하여 척추유합술을 시행하면 뼈가 자라게 되어 관절 운동이 완전히 없어질 것이라 믿게 되었다.

(1) 척추 후방유합술이 처음으로 시도되다

척추유합술로는 척추 후방유합술PF; Posterior Fusion이 처음으로 시도된 방법이다.

미국의 정형외과 의사인 프레드 호드렛 알비Fred Houdlette Albee는 척추결핵 환자에게 전기톱을 사용하여 환자의 경골(다리 뼈)에서 뼈를 채취하고 이 뼈를 이식할 부위에 잘 맞게 모양을 만든 후 뼈를 이식하는 척추유합술을 역사상 최초로 1909년 시행하였다. 그리고 비슷한 시기에 독일의 외과 의사 프리츠 랑게Fritz Lange도 척추결핵 환자가 아닌 척추 변형인 측만증 환자에게 유사한 방법으로 척추유합술을 세계 최초로 시행하였다. 그후 미국 정형외과 의사인 러셀 힙스Russel A. Hibbs는 1911년 1월부터 1915년 1월까지 뉴욕정형외과병원에서 210명의 척추결핵 환자를 척추유합술로 치료한 결과, 4명 환자에서 척추의 유합이 일어나지 않아 실패하였으나 나머지 환자들은 척추결핵으로부터 빨리 낫게 되었고 척추 변형을 예방할 수 있었다고 1918년 10월 미국 의학 학술지에 발표하였다 (Treatment of vertebral tuberculosis by fusion operation. JAMA 1918. 10. 26.). 러셀 힙스의 수술 방법은 척추의 후방을 유합하는 후방유합술이었다. 힙스는 프레드 호드렛 알비의 수술 방식과 달리 다리 뼈(프레드 호드렛 알비는 다리 뼈에서 뼈를 채취하였음)에서 뼈를 채취하지 않고 오직 척추뼈만을 사용하여 척추유합술을 시행한 최초의 수술을 시행하였다. 그러나 척추유합술의 사례가 증가하면서 힙스 방법의 척추유합술로 치료받은 척추측만증 환자의 치료 결과가 나쁘다는 보고가 늘어나게 되면서 결국 힙스 방법의 척추 후방유합술은 더 이상 주목을 받지 못하게 되었고, 척추유합술도 많이 시행되지 못하게 되었다.

척추결핵이 아니고 척추전방전위증 환자에게 척추유합술은 1914년 최초로 시행되었다. 미국 시카고병원 정형외과 의사인 에드윈 라이어슨 Edwin W. Ryerson은 반복적으로 하지 마비 증상을 일으키는 15세 여자의 협부 결손형 척추전방전위증 환자를 알비 방법으로 1914년에 척추유합수술을 하여 1915년 의학 학술지에 보고하였다(Recurrent spondylolisthesis, with paralysis; Bone-splint transplantation. JAMA 1915. 1. 3.). 에드윈 라이어슨이 시행하였던 알비 방법에 의한 척추유합술이란 미국 뉴욕의 정형외과 의사 후레드 알비Fred H. Albee가 척추결핵 환자에서 경골 뼈(다리 뼈)를 일부 채취하여 척추에 이식하는 수술 방법을 1911년 발표하였던 것과 같은 방법이었다. 에드윈 라이어슨도 알비 방법과 같이 환자 자신의 좌측 경골 뼈에서 제3요추 극돌기부터 제3천추 극돌기까지 길이의 뼈를 채취하여 요추의 전만곡과 일치하도록 커브 형태로 만든 후 제3요추의 극돌기부터 제2천추의 극돌기까지의 극돌기와 극돌기 사이 인대를 중앙에서 좌우 양쪽으로 자르고 그 사이에 채취한 뼈를 이식하여 부목 기능을 할 수 있게 척추유합술을 시행하였다. 현재는 이러한 방법의 척추 후방유합술은 환자에게 많은 후유증을 입힐 수 있어 더 이상 사용되고 있지 않는다.

미국 뉴욕의 정형외과 의사인 프레드 호드렛 알비도 척추결핵 환자가 아닌 척추전방전위증 환자에게 척추를 고정시키는 수술 방법으로 척추유합술을 시행하여 1927년 보고하였다.

(2) 척추 전방유합술 / 전방 요추체간 유합술이 시작되다

이와 같이 1920년대까지 척추유합술은 모두 후방으로(등쪽으로) 접근하여 수술하는 척추 후방유합술이었으나, 척추 후방유합술의 사례가 증가하면서 후방으로 척추유합수술을 시행할 수 없는 환자들이 나타나게 되었다. 즉 척추 이분증과 같은 상태의 환자에서는 후방으로 척추유합술을 시행할 수 없게 되어 부득이 대안으로 전방으로(배쪽으로) 접근하여 척추유합수술 방법을 찾게 되었다.

미국 미시간대학의 정형외과 의사인 노만 카페너Norman Capener는 척추 이분증과 같이 척추 후방유합술을 시행하기 어려운 경우 전방으로 제5요추의 척추체와 제1천추의 척추체 사이에 기둥 역할을 하는 부벽 기능을 하는 뼈 이식이 이상적이라고 1932년 학술지에 발표하였고, 1933년 미국의 정형외과 의사인 번스Burns BH는 14세 소년의 척추전방전위증 환자에게 환자의 경골 뼈를 채취하여 전방으로 제5요추의 척추체와 제1천추의 척추체를 직접 유합하는 척추 전방유합술ALIF; Anterior Lumbar Interbody Fusion을 세계 최초로 시행하여 학술지에 보고하였다. 그러나 당시 척추전방전위증에 대한 일반적인 수술법은 척추 후방에서 척추를 유합하는 수술이었으며, 척추 후방유합술은 수술 후 통증을 줄여주는 데 성공적이지 못하였다.

(3) H-형 후방유합술이 개발되다

다음으로 시도되었던 방법이 H-형 후방유합술이다. 미국 뉴욕의 정형외과 의사 데이비드 보스워스David M. Bosworth는 새로운 방법으로 척추후방유합술을 시행하였다. 저자는 55명의 환자에게 H-형태 유합술을 실시하여 49명(89%) 환자에서 성공적인 유합이 발생하였다고 1945년 학술지에 발표하였다. H-형태 유합술은 골반의 장골에서 뼈를 채취하여 채취한 뼈를 H자 모양으로 만든 후 제4요추 또는 제3요추의 극돌기부터 천추 극돌기 사이에 끼워 넣어 척추의 후방을 유합하는 척추 후방유합술이다.

(4) 척추 후외측유합술로 발전하다

기존의 척추 후방유합술과 다른 방법의 척추 후외측유합술PLF; Postero-Lateral Fusion은 미국 뉴욕의 정형외과 의사 멜빈 왓킨스Melvin B. Watkins에 의해 최초로 시도되었고, 멜빈 왓킨스는 척추의 후외측유합술의 수술 수기와 치료 결과를 1953년 발표하였다. 후외측유합술은 후관절, 척추 협부, 횡돌기의 뼈를 피질 박리한 후 골반 등에서 채취한 이식뼈를 피질을 박리한 뼈 위에 위치시키는 술식이다. 제4요추의 횡돌기부터 제1천추까지 길이의 이식할 뼈를 골반뼈의 장골 능선에서 한덩어리로 채취하여 이 뼈를 제4요추의 횡돌기, 제5요추의 횡돌기 그리고 제1천추 뼈 위에 위치시킨 후 이식한 뼈를 단단히 고정하기 위해 나사못으로 이식한 뼈를 제5요추의 횡돌기에 고정시킨다. 또한 장골에서 해면골을 채취하여 해면골을 한덩어리로 이식한 뼈 주위로 이식을 추가하여 골유합이 잘 이루어지도록 하였다. 멜빈 왓킨스가 후외측유합술을 세계 최초로 시행하면서 다시 척추유합술이 주목을 받기 시작하였다.

미국 뉴욕대학 정형외과 의사인 조지 트루리George Truchly와 월터 톰슨 Walter A.L. Thompson은 멜빈 왓킨스의 후외측유합술PLF 방법을 변형·발전시 켜 1962년 발표하였다. 조지 트루리와 월터 톰슨은 왓킨스의 방법인 한덩 어리의 이식뼈를 나사못으로 제5요추 횡돌기에 고정시켜도 수술 후 이탈 되는 단점을 보완하기 위하여 수술 방법을 변형하였다. 조지 트루리와 월 터 톰슨의 변형된 후외측유합술은 하나의 이식뼈 덩어리 대신에 얇은 판 형태의 뼈를 여러 겹으로 이식하였고 여러 겹의 이식뼈 주변으로 조각 뼈 로 보강하였으며, 덩어리 뼈를 고정하였던 나사못은 사용하지 않았고, 반 드시 후관절 유합술을 시행하지 않았으며, 수술 부위 감염 전파를 예방하 기 위해 좌우 피부 절개를 따로 시행하였다. 그후 미국의 정형외과 의사 레온 윌체Leon L. Wiltse는 1962년 후외측유합술을 척추후궁까지 확장하여 유합술을 시행함으로 척추유합의 성공률을 높였다.

(5) 후방 요추체간 유합술이 개발되다

후방 요추체간 유합술PLIF; Posterior Lumbar Interbody Fusion은 현재 가장 많이 사 용되고 있는 척추유합술의 한 술식이다. 후방 요추체간 유합술은 전방 (배쪽)으로 접근하지 않고 후방으로 접근하여 요추의 척추체를 직접 유합 하는 방법으로 미국의 헨리 브릭스Henry Briggs와 폴 밀리건Paul R. Milligan이 1944년 처음으로 개발하였다.

미국 뉴저지의 정형외과 의사인 헨리 브릭스와 폴 밀리건은 추간판 탈출증 환자에서 추간판제거술 후 재발을 방지하고 추간판제거로 인해 추간공이 좁아지는 합병증을 예방하기 위해 후방으로 접근하여 추간판 을 제거한 후 그 곳에 3~5mm 크기의 뼈 조각을 채워 넣어 척추체를 유합하는 후방 요추체간 유합술을 시행하여 1944년 학술지에 발표하였다. 저자들은 요추 추간판탈출증 환자에서 추간판탈출이 재발하지 않고, 추간판절제술 후 추간공이 좁아지는 합병증을 줄이기 위해 후방 요추체간 유합술을 실시하였으며, 후방으로 접근하여 뼈 조각을 이용한 후방 요추체간 유합술을 최초로 시행하였다(Briggs H, Milligan PR: Chip fusion of the low back following exploration of the spinal canal. JBJS 26:125~30, 1944).

헨리 브릭스와 폴 밀리건 이외에도 뉴질랜드의 신경외과 의사인 안토니 제임스Anthony James와 정형외과 의사인 노만 니스벳Norman W. Nisbet은 6명의 척추전방전위증 환자와 5명의 추간판탈출증 환자에서 후방으로(등쪽으로) 접근하여 척추뼈의 몸통에 해당하는 척추체와 척추체 사이의 추간판을 제거하고 척추체간 유합을 위해 경골에서 채취한 2개의 뼈를 그 공간에 맞게 재단한 뒤 추간판이 제거된 부위에 삽입하여 척추체와 척추체가 직접 유합하는 후방 요추체간 유합술 방법을 개발하여 1953년 발표하였다(James A, Nisbet NW:Posterior Intervertebral Fusion of the lumbar spine. Preliminary report of a new operation. JBJS 35-B(2):181~187, 1953).

저자들은 불안정한 척추를 안정화시키기 위해 척추체와 척추체를 직접 유합하기 위해 후방을 통해 접근하여 수술하는 방법으로 후방 요추체간유합술을 고안하였으며, 협부 결손형 척추전방전위증 환자와 추간판탈출증 환자에게 후방 요추체간 유합술 방법으로 척추유합술을 시행하여 보고하였다. 헨리 브릭스와 폴 밀리건의 방법은 작은 골편 조직을 추간판 사이에 삽입하는 이식술이었고, 안토니 제임스와 노만 니스벳의 방법은 경골에서 채취한 2개의 뼈 블록을 사용한 이식술이었다.

그후 후방 요추체간 유합술은 미국의 랄프 클로워드Ralph B Cloward에 의해 널리 알려지기 시작하였다. 랄프 클로워드는 1985년 한 논문을 통해 추간판의 퇴행성 변화로 인한 요통이 발생한 경우 요통을 치료하기 위해 후방 요추체간 유합술이 필요하며 그 이외에도 척추관협착증, 척추전방전위증 및 척추 수술 후 증후군에서 후방 요추체간 유합술이 효과가 있다고 주장하였다. 특히 랄프 클로워드는 척추관협착증에서는 후방 요추체간 유합술이 100% 효과가 있으며, 척추전방전위증에서는 95% 효과가 있다고 주장하였다. 또한 여러 번 수술 후에도 증상이 지속되는 척추수술후증후군 환자에게 후방 요추체간 유합술은 구제수술이라고 주장하였다.

후방 요추체간 유합술은 후외측유합술보다 생체역학적으로 척추유합과 척추 안정화 측면에서 우수하여 현재도 후외측유합술보다 후방 요추체간 유합술이 더 많이 이용되고 있다.

이상에서 설명한 것과 같이 척추유합술은 대략 1900년대부터 척추결핵 환자, 척추측만증 또는 척추전방전위증 환자를 대상으로 시행되기 시작하였으며, 당시는 척추고정기구가 개발되지 않았기 때문에 척추고정술 없이 척추유합술만 시행되었다. 그러다 1960년경부터 척추뼈를 고정하는 척추고정기구가 개발되면서, 척추유합술과 동시에 척추고정술을 시행하면, 척추뼈가 빠르고 더 안정적으로 잘 유합되어 수술 후 침상 안정기간도 줄일 수 있고, 수술 후 후유증과 합병증을 줄일 수 있다는 연구결과가 나오면서 척추고정술이 보편화되게 되었다. 현재는 척추고정술을 시행하지 않고 척추유합술만을 시행하는 수술은 거의 시행되지 않고 척추유합술과 동시에 척추고정술이 병용 시행되고 있다. 최근에는 오히려 척추고정술을 과잉으로 시행되고 있는 것이 사회적 문제가 되고 있다.

(6) 추간공 경유 요추체간 유합술, 사측방 경유 추체간 유합술, 최측방 경유 추체간 유합술, 극외측 추체간 유합술, 측방 요추체간 유합술, 캠빈 삼각 요추체간 유합술

척추유합술은 초창기에 척추의 후방 또는 후외측유합술이 주로 시행되었으나, 수술 기구들이 개발됨에 따라 차츰 척추체를 직접 유합하는 수술로 발전하여 현재는 척추유합술의 대부분이 척추체를 유합하는 수술이 되었다.

척추체를 유합하는 척추체간 유합술에는 1933년 처음으로 시행된 전방으로 접근하여 요추체를 유합하는 전방 요추체간 유합술ALIF; Anterior Lumbar Interbody Fusion과 1944년 처음으로 시행된 후방 요추체간 유합술PLIF; Posterior Lumbar Interbody Fusion이 가장 오래된 수술 방법으로 많은 수술 증례들에 의해 검증이 되었다. 그 이외 근래 여러 종류의 요추체간 유합술이 개발되었다.

전방과 후방으로 수술하는 요추체간 유합술 이외 요추체를 유합하는 수술 방법에는 ①추간공을 통해서 요추체를 유합하는 추간공 경유 요추체간 유합술TLIF; Transforaminal Lumbar Interbody Fusion(1982년), ②요추체의 전면과 후면의 한가운데 사이, 즉 요추체의 90도 측방으로 접근하여 요추체를 유합하는 극외측 추체간 유합술XLIF; eXtreme Lateral Interbody Fusion(2001년), ③요추 뼈를 앞쪽에서 약 45도 비스듬히 접근하여 요추체를 유합하는 사측방 경유 요추체간 유합술OLIF; Oblique Lateral Interbody Fusion(2012년), ④캠빈 삼각 부위를 통해 요추체를 유합하는 캠빈 삼각 요추체간 유합술KLIF; trans-Kambin triangle Lumbar Interbody Fusion(2019년)이 있다. 그리고 측방 요추체간 유합술LLIF; Lateral Lumbar Interbody Fusion(2006년)과 최측방 경유 추체간 유합술DILF; Direct Lateral Interbody Fusion (2012년)은 극외측 추체간 유합술XLIF; eXtreme Lateral Interbody Fusion과 동일한 수술 방식이다.

추간공 경유 요추체간 유합술은 독일의 정형외과 의사 위르겐 함스Jürgen Harms와 롤링거H. Rolinger에 의해 1982년 티타늄 케이지를 사용하여 처음으로 시행되었다. 극외측 추체간 유합술은 미국의 신경외과 의사 루이즈 피멘타Luiz Pimenta 등에 의해 2001년 처음 개발되어 소개되었고, 사측방 경유 요추체간 유합술은 프랑스 정형외과 의사 클레멘트 실버스터Clément Silvestre 등에 의해 2012년 처음으로 소개되었다. 사측방 경유 요추체간 유합술은 요근 전방 접근ATP; Anterior-To-Psoas approach 요추체간 유합술로서 요근을 박리하지 않고 요근(허리 양쪽에 위치한 근육) 앞에서 케이지를 삽입하는 수술 방식이다. 최측방 경유 추체간 유합술은 미국의 신경외과 의사 알리 쉬라자디Ali Shirazadi 등에 의해 2012년 처음으로 소개되었다.

이러한 여러 방향으로 요추체를 유합하는 수술은 요추체 사이에 삽입하는 케이지(척추간체 유합 보형재)가 개발되어 가능하게 되었다. 척추체간 유합술을 위해서 과거에는 뼈를 블록으로 만들어 단독으로 사용되었으나, 케이지가 개발되면서 케이지 안에 뼈 조각을 이식한 후 이 케이지를 척추체간(디스크, 추간판)에 삽입하는 척추체간 유합술로 발전되었고 케이지를 사용한 척추체간 유합술은 현재 가장 많이 사용되고 있는 척추체간 유합술 방법이 되었다. 케이지가 개발되기 이전에 케이지를 사용하지 않고 뼈만 이식하는 방법으로는 수술 후 후유증과 합병증 발생이 높아 요추체간 유합술이 많이 시행되지 않았다.

척추체간 유합술을 위해 사용되는 케이지 사용은 1970년대 말horse의 목뼈를 치료하기 위해 경추의 골유합을 위해 처음으로 사용되었고,

미국의 정형외과 의사 스테판 쿠스리히Stephen D. Kuslich는 정형외과 의사 조지 백비George William Bagby와 함께 사람에게 사용할 수 있는 원통형의 BAKBagby And Kuslich 케이지를 개발하여 전방으로 접근하여 BAK 케이지를 삽입하여 수술 2년 후 유합률이 91%라고 1998년 처음으로 발표하였다. 그후 원통형뿐 아니라 사각형 등의 여러 형태와 여러 재질로 만들어진 케이지가 개발되어 상품화되었다. 대표적으로 케이지의 재질이 척추뼈의 피질골cortical bone과 물리적으로 가장 가까운 피크PEEK; PolyEtherEtherKetone 케이지가 1990년대 후반 개발되어 현재까지 사용되고 있다. 다만 티타늄 케이지와 달리 피크 케이지는 소수성으로 뼈의 성장을 방해할 수 있는 단점이 있다. 현재 우리나라 건강보험심사평가원에 치료재료로 등록되어 사용 가능한 요추 추간판 내에 삽입하는 케이지 기구는 187종류(국내 생산 또는 수입제품)가 있다.

척추체를 중심으로 앞에서 뒤에서 그리고 옆으로 또는 비스듬히 접근하여 시행되는 여러 방식의 척추체간 유합술의 궁극적인 목표는 척추체를 안전하게 유합하는 것이다. 각각 방법에 따른 장단점은 다 있으며 특히 어떤 방법이 가장 우수하다는 평가는 아직 없다.

3. 척추고정술의 발전

(1) 고정수술은 뼈의 골절 치료에 사용되기 시작하였다

외과적으로 우리 몸의 뼈를 고정하는 것은 골절에 대한 치료부터 시작되었다. 외상으로 인해 우리 몸의 뼈가 골절되었을 때 일반적인 치료 방법은 어긋난 뼈를 정상적인 위치로 정복한 후 석고 붕대를 이용하여 외부에서 고정하거나 또는 골절 부위 양쪽 끝을 견인하여 부러진 뼈가 스스로 붙을 때까지 고정시켜 치료한다. 그러나 골절 부위가 손으로 정복하기 어려운 경우는 수술을 하여 골절 부위를 정복한 후 이를 고정하는 방법으로 치료를 한다.

골절에 대한 수술적 치료로는 외고정과 내고정이 있다. 외고정은 골절 부위의 위와 아래 뼈에 핀을 삽입한 후 석고 붕대 고정이나 금속 기기를 이용하여 고정하는 방법이며, 내고정은 골절 부위를 정복하고 여러 종류의 내고정기구를 이용하여 골절된 부위를 고정하는 방법이다.

골절 환자에 대한 최초 기록은 기원전 2600년경 고대 이집트에서 발견되었으나, 골절 치료를 위한 고정에 대한 최초 기록은 18세기부터이며, 1900년대 급속한 산업화로 인해 교통사고 환자의 발생과 제1차 세계대전으로 부상자가 늘어나면서 전세계적으로 골절 치료에 대한 수요가 급증하게 되었다. 그러나 19세기 전반까지는 보존적 치료가 주로 사용되었다. 그 이유는 수술 후 통증에 대한 마땅한 치료 방법이 부족하였고, 또 수술 후 세균 감염의 문제를 적절히 해결할 방법이 없어 많은 환자에게 생명을 위협하는 치명적인 결과를 발생시켰기 때문이다.

골절 치료에 있어서 수술적 치료가 아닌 보존적 치료의 선구자는 오스트리아 의사 로렌즈 뵐러Lorenz Böhler였다. 로렌즈 뵐러 치료법은 ①탈구된 뼈를 정복하고, ②석고 또는 골견인 장치를 이용하여 치료하였으며, 치료 후 관절이 강직되고 근육이 위축되는 합병증을 방지하기 위하여 ③조기에 운동을 시키는 일련의 보존적 치료법이었다.

골절을 보존적 치료법에서 외과적으로 수술하는 치료법으로 발전하게 된 것은 여러 분야에서 의학이 발전하였기 때문이다. 즉 골절 치료가 외과적 수술이 가능하게 된 것은 ①마취의 발전(1846), ②수술 부위 소독과 무균 치료법의 발견(1865), ③방사선 검사의 발견(1895), ④항생제의 개발(1936, 1944) 등의 덕분이었다. 또한 골절 치료에 이용되는 고정판 기구, 외고정기구, 골수강내 금속정 고정기구 등이 개발되면서 골절에 대한 외과적 수술이 점차 증가하게 되었다.

(2) 골절에 대한 내고정술

외과적으로 골절된 부위를 철사로 묶는 치료법은 1770년 프랑스 의사인 라퓨드Lapujode와 시커Sicre에 의해 처음으로 시도되었고, 고정판을 이용한 골절 부위의 내고정은 독일의 외과의사 한스만Hansmann에 의해 1886년 최초로 시도되었다.

골절에 대한 내고정술의 선구자는 벨기에 외과 의사인 알빈 람보트Albin Lambotte이다. 알빈 람보트는 1905년 고정판 기구를 사용하여 골절을 치료하기 시작하였고, 1908년 35명의 대퇴골 골절 환자를 내고정하여 치료 결과를 보고하였다. 그 이외 스코트랜드 외과 의사인 윌리엄 아뷧노트 래인Sir William Arbuthnot Lane은 1915년 『골절의 외과적 치료』를 저술하여 발표하였고, 여기서 윌리엄 아뷧노트 래인은 골절 수술의 기본적인 수술 수기는 수술 후 감염을 예방하기 위해 골절 부위를 절대 손대지 않는 것이라고 강조하였다.

벨기에 외과 의사인 로버트 대니스Robert Danis는 '골접합술'이라는 단어를 처음으로 사용하였다. 당시 골절 치료의 외과적 수술에 있어서 선구자는 알빈 람보트, 로버트 대니스Robert Danis, 프릿츠 쾌니히Fritz König, 윌리엄 아붓노트 래인, 게하르트 퀸쳐Gehard Küntscher 등이었다.

그리고 독일계 스위스 의사들이 1950년에 조직한 에이오교실은 골절 치료에 체계적 방법들을 제시하였다. 특히 에이오교실의 스위스 정형외과 의사인 모리스 에드몬드 뮐러Maurice Edmond Müller는 내고정 기술을 발전시켰다. 그의 기본적인 치료 원칙은 ①골절된 부위를 해부학적으로 정상적으로 위치시키고, ②혈액 순환을 보존하면서 안정적으로 내부고정을 하고, ③조기에 운동시키는 것이었다. 인체 내부에 고정기구를 삽입하여 유합 수술을 시행함으로 외부 고정과 침상안정의 필요성이 줄어들게 되었고, 유합률이 향상되었다.

(3) 관절 나사못 삽입이 척추고정술의 시작이다

고정기구를 이용하여 척추를 고정하려는 시도는 지금으로부터 약 70여 년 전부터 시작되었다. 즉 척추 후관절에 나사못을 삽입한 것이 척추뼈에 나사못screw을 삽입한 수술의 시초이다.

미국의 정형외과 의사인 도널드 킹Donald E. King(1903-1987)이 1944년 요천추 후관절과 요천추 극돌기에 3/4~1인치의 나사못을 사용하여 처음으로 척추 나사못 고정술을 시행하였다. 킹은 척추유합술 후 장기간의 침상 안정과 수술 후 외부고정장치를 줄이기 위해 나사못 고정술을 시행하였으나 척추 나사못 고정술을 시행 받은 환자들도 여전히 수술 후 3주일간 침상 안정을 하였으며, 가관절은 10%에서 발생하였다. 그리고 한 환자는 나사못이 잘못 고정되어 신경근을 자극하여 나사못을 제거하는 사례도 있었다.

(4) 해링턴 강봉 또는 루키 강봉을 분절 강선으로 고정하다

미국의 정형외과 의사 인 폴 해링턴Paul R. Harrinton은 1953년 스테인리스 스틸로 제조한 해링턴 강봉Harrington rod을 고안하였으며, 척추측만증 환자를 교정하여 치료하기 위해 측만 부위의 오목한 부위에는 해링턴 신연 강봉을 그리고 볼록한 부위에는 해링턴 압박 강봉을 위치시키고 양쪽 끝에 고리를 장착하여 고정하는 내고정술 수술법을 1962년 학술지에 발표하였다. 차츰 경험이 쌓이면서 해링턴 압박 강봉 없이 척추측만증의 오목한 부위에 해링턴 신연 강봉만으로 척추측만증을 치료하게 되었다. 해링턴 강봉은 척추가 유합되기까지 측만된 척추를 단단하게 고정시키는 기능을 하는 목적이 있었다. 이러한 해링턴 강봉을 이용한 척추고정수술은 1980년대 후반까지 척추측만증 치료에 대한 기본적 수술이 되었다. 해링턴 강봉을 이용한 내고정술은 수술 후 약 6개월 동안 체간부 석고붕대를 착용해야 하는 단점이 있으며 해링턴 강봉에 의한 내고정술의 합병증으로 평편등 증후군이 발생하게 되는 문제가 있었다.

수술 후 장기간 체간부 석고붕대 착용의 단점과 편평등 증후군의 단점을 해결하기 위해 멕시코 정형외과 의사 에드와드 루키Eduardo Luque는 직선형 또는 L자 형 루키 강봉을 척추 굴곡에 맞추어 고정이 필요한 척추의 모든 분절의 척추후궁에 강선을 이용하여 고정하는 새로운 척추고정기구를 개발하여 1982년 발표하였다. 이러한 강봉을 이용한 고정술은 우리나라에서도 1990년대 척추결핵 환자를 대상으로 한때 사용되기도 하였으나 현재는 사용되고 있지 않은 척추고정술이 되었다.

그림 7-3 루키 척추고정기구Luque instrumentation의 영상

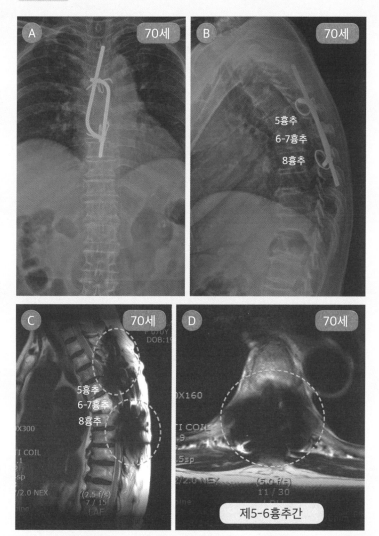

과거 30년 전에 흉추부에 발생한 척추결핵으로 척추 수술을 받았던 70세 여성의 단순 방사선 영상 전후면(A)과 측면(B) 영상에서 척추경 나사못이 개발되기 이전에 사용되었던 척추후방고정기구인 루키 척추고정기구가 제5-6-7-8 흉추 후방에 고정된 소견이 관찰되고, 단순 방사선 측면 영상에서는 제6-7 흉추체가 척추결핵으로 인해 하나로 유합된 소견이 관찰된다. 자기공명영상에서는 루키 척추고정기구와 이를 고정하는 강선에 의한 인공음영이 흉추부 후방에서 관찰되며(C,D 파란 점선 원), 인공음영으로 인해 척추관의 상태를 관찰할 수 없다. 환자는 과거 척추결핵으로 1990년 루크고정기구를 사용한 고정술을 받았었다.

(5) 척추경 나사못이 사용되기 시작하다

현재 척추고정술에서 가장 많이 사용되고 있는 척추경vertebral pedicle에 나사못을 처음으로 삽입한 사람은 캐나다의 정형외과 의사 보우쳐H. H. Boucher이다. 보우쳐는 도널드 킹이 사용하였던 나사못보다 조금 더 긴 1.5~2인치 스테인리스 스틸의 나사못을 척추후궁과 후관절을 통해 척추경과 척추체에 삽입시키는 방법으로 수술하여 그 결과를 1959년 의학 학술지에 발표하였다.

보우쳐는 척추경을 통해 나사못을 고정하는 수술 방법의 장점은 척추고정력이 높아지는 것이라고 하였다. 즉 보우쳐가 수술한 사례에서 한 분절을 고정한 경우 나사못의 파절은 전혀 없었으나, 다분절에서 고정을 시행한 14명의 환자에서 2개의 나사못이 파절되었을 뿐이었다. 그리고 2명의 환자에서 나사못 삽입이 잘못되어 신경근 손상이 있었고, 49명의 척추전방전위증 환자 중 4명(8.2%)에서 가관절이 발생하였다. 그러나 에반스M.J. Evans는 보우쳐 방법으로 190명 환자에게 나사못 고정 수술을 하였으나 제4-5요추간 유합술의 실패율이 33%이었다고 보우쳐의 수술 방식의 부정적인 결과를 1977년 보고하였다.

척추를 전주, 중주, 후주의 3주으로 나누는데, 척추경 나사못 고정은 척추의 3주를 모두 고정할 수 있는 장점이 있고, 또 척추 중에서 가장 강한 부분으로 알려져 있는 척추경을 직접 고정하는 장점이 있다.

(6) 척추경 나사못과 금속봉을 병용하여 사용하기 시작하다

미국의 정형외과 의사 인 폴 해링턴Paul R. Harrington과 튤로스Tullos는 1967년 2명의 척추전방전위증 환자에게 미국에서 처음으로 제5요추에 척추경 나사못을 고정한 후 나사못을 해링턴 금속봉Harrington rod에 고정하여 이를 1969년 의학 학술지에 보고하였다.

(7) 척추전방전위증 협부 결손 부위에 직접 나사못 고정술

영국의 벅J.E. Buck은 16명의 협부 결손형 척추전방전위증 환자에서 협부 결손 부위를 직접 나사못으로 고정하여 1명만 실패하고 나머지는 모두 성공하였다는 좋은 결과를 1970년 발표하였다. 우리나라에서도 벅의 방법으로 수술이 한동안 시도되었으나, 현재는 협부 결손 부위를 직접 고정하는 수술은 거의 시행되고 있지 않다.

(8) 척추경 나사못과 고정판시스템을 사용한 척추고정술이 시도되다

한편 유럽에서는 금속봉을 사용하지 않고 고정판을 사용하는 방법으로 척추고정술이 시도되었다. 프랑스의 정형외과 의사인 레이몬드 로이카밀 Raymond Roy-Camille은 1963년부터 15명의 흉추 또는 요추 골절환자에게 척추를 고정할 수 있는 즉 나사못이 들어갈 수 있고 여러 개의 구멍이 뚫려 있는 금속의 척추 후고정판을 척추 후관절 부위에 위치시키고 척추경 나사못을 후고정판의 구멍을 통해 척추경과 척추체에 삽입하는 방법으로 세계 최초로 수술하여 1970년에 발표하였다. 이때 사용되는 척추 후고정 판과 척추경 나사못을 합쳐 척추경 나사못 고정판 시스템pedicle screw plate system이라고 한다. 레이몬드 로이카밀은 자신의 방법으로 100% 유합 성 공률을 보였다고 보고하였다. 당시는 현재 거의 사용되고 있지 않는 후 posterior 금속판을 척추경 나사못으로 척추뼈에 고정하였다.

그 후 여러 종류의 금속판을 사용하거나 강봉을 사용한 척추고정기구들이 개발되어 소개되었다.

금속판을 사용한 척추고정기구로는 ①미국 정형외과의사 아서 스테피Arthur D. Steffee의 가변 척추경 나사못 시스템VSP; variable screw placement(1982), ②미국 정형외과의사 탈고트J.S. Thalgott 등의 금속판 고정기구AO DCP plate internal fixation(1989), ③프랑스 신경외과의사 길 페랑Gilles Perrin의 아이소락 시스템Isolock spinal system(Scient'x-Alphatec,France, 1993) 등이 있었다. 현재는 금속판에 나사못 고정하는 방법은 거의 사용되고 있지 않다. 즉 금속판에 나사못을 고정하는 방법에서 척추경 나사못을 기본으로 하여 척추경 나사못을 강봉에 고정하는 방법으로 발전하였다.

4. 척추고정술의 여러 가지 방법들

(1) 추간판 케이지를 사용한 척추유합술과 척추경 나사못을 사용한 척추고정술의 병용 사용 ✪✪✪✪✪

미국 정형외과 의사 아서 스테피Arthur Steffee는 1988년 척추경 나사못을 사용한 척추고정술과 추간판 부위(디스크 부위, 척추체간)에 케이지를 사용하여 척추체간 유합술(척추유합술 중 하나로서 척추체끼리 유합시키는 이상적인 유합술)을 최초로 병용하여 시행하였다.

척추경 고정술의 장점은 ①즉각적으로 척추를 안정화시키고, ②고정 부위를 최소화하며, ③척추고정 부위를 단단히 고정시키는 것이다. 척추경 나사못을 사용하기 이전에는 해링턴 강봉 또는 루키 강봉에 강선을 사용하여 고정하였으며, 이러한 강봉과 강선을 사용한 내부 고정은 병변 이외에 추가적으로 위아래의 정상적인 척추분절까지 포함하는 장분절 고정을 해야 하는 단점이 있었다.

척추를 고정하는 데 척추경 나사못과 강봉을 이용한 척추고정술의 우수성이 입증되면서 무수히 많은 척추경 나사못과 강봉 시스템이 상품화되어 시판되고 있다. 이러한 척추경 나사못과 강봉을 사용한 척추고정 기구들로는 ① 미국의 마틴 한스 크랙Martin Hans Krag의 1986년 버몬트 척추고정기구VSF; Vermont Spinal Fixator(1986)라고 하는 척추경 나사와 강봉 시스템, ② 스위스 외과의사 딕W. Dick의 내부고정 시스템fixaturer interne(1987), ③ 멕시코 정형외과 의사 에드워드 루키의 1986년 루키 강봉을 척추경 나사못과 철사를 이용하여 고정하는 새로운 방법, ④ 1989년 미국 정형외과 의사 레온 윌체Leon L. Wiltse의 척추경 나사못 시스템, ⑤ 프랑스의 정형외과 의사인 입스 꼬트렐Yves Cotrel과 쟝 드붓세Jean Dubousset 씨디 시스템CD system; Cotrel-Dubousset system(1983), ⑥ 티에스알에치 시스템Texas Scottish Rite Hospital(TSRH) Spine Instrumentation(Medtronic Sofamor Danek Product, 1985), ⑦ 아이솔라 시스템ISOLA Spine System(Johnson & Johnson DePuy, 1989), ⑧ 프랑스 신경외과의사 길 페랑Gilles Perrin의 아이소바SOBAR TTL(Scient'x- Alphatec, France, 1997) 등이 있었다. 그 이외 모스마이애미 시스템Moss Miami Spine System(DePuy Spine, 1992), 엑스페디움시스템Expedium spine system(DePuy Synthes), 바이퍼 시스템VIPER system(DePuy Synthes), 티아이엠엑스 시스템TIMX Low Back System(DePuy Synthes), 모나흐 시스템Mornarch spine system(DePuy Synthes), 디아파손 시스템Diapason spinal system(Stryker Spine), 오푸스 시스템Opus Spinal System(Stryker Spine), 지아 시스템Xia Low profile spinal system(Stryker Spine), 트리오 시스템Trio system(Stryker Spine), 콜로라도 시스템Colorado Spinal

System(Medtronic Sofamor Danek), 씨디 호라이즌 레가시 시스템CD Horizon Legacy Spinal System(Medtronic Sofamor Danek), 씨디 호라이즌 솔레라 시스템 CD Horizon Solera Spinal System(Medtronic Sofamor Danek), 다이네시스 시스템 DYNESYS;Dynamic Neutralization SYStem(Zimmer Spine) 등이 척추고정기구 상품으로 상품화되어 출시되었다. 또한 우리나라에서 자체 생산된 강봉과 척추경나사못도 생산되어 시판되기 시작하였다.

수많은 종류의 척추경 나사못과 강봉 시스템이 생산되고 있으나 각각의 장단점은 있으며 치료 성적에는 큰 차이가 없고 대개 비슷한 치료 결과를 보인다.

우리나라에서 현재 건강보험심사평가원에 치료재료로 등록되어 사용 가능한 제품은 흉요추용 강봉이 120종류(국내 생산 또는 수입제품)이며, 흉요추용 척추경 나사못이 124종류(국내 생산 또는 수입제품)이고, 요추 추간판 내에 삽입하는 케이지 고정기구는 187종류(국내 생산 또는 수입제품)가 있다. 이렇게 무수히 많은 제품 중에 어떤 고정기구를 사용하는지 결정은 환자가 선택할 능력이 없고 수술하는 의사의 결정에 전적으로 달렸다.

척추관협착증 치료에 있어서 현재 사용되고 있는 척추유합술과 척추고정술은 대부분 케이지를 이용한 요추체간 유합술과 척추경 나사못과 강봉을 이용한 척추고정술을 병용하는 것이다. 즉 케이지와 척추경 나사못 시스템을 병용으로 사용하여 척추유합술을 한다.

(2) 바이오플렉스 후방 역동적 고정술 ✪✪✪✪✪

후방 역동적 고정술은 척추 관절의 운동을 완전히 없애는 척추유합술과 달리 척추 관절 운동을 줄이지만 어느 정도 운동을 보존하는 척추고정술의 하나이다.

척추 관절 운동을 보존하는 방법에는 ① 추간판 전치환술^{TDR: Total Disk} ^{Replacement}(인공 디스크 치환술^{ADR: Artificial Disk Replacement}), ② 추간판 부분 치환술^{Partial Disk Replacement}, ③ 후관절 전치환술^{Total Facet Replacemnet}, ④ 후방 역동적 고정술이 있다. 척추 관절 운동을 보존하는 수술 중에서 추간판 전치환술(인공 디스크 치환술)은 경추부에서 일부 시행되고 있지만 요추부에서는 유용성이 낮고 후유증과 합병증이 높아 과거에 잠시 사용되었으나 현재 시행되고 있지 않는 수술이며, 추간판 부분 치환술과 후관절 전치환술도 현재 시행되고 있지 않는 수술이다. 따라서 척추 운동을 보존하는 수술로서 후방 역동적 고정술이 있으나 이 방법 역시 치료 효과가 검증되어 있는 수술은 아니다.

척추 관절 운동을 보존하는 후방 역동적 고정술에는 척추경 나사못을 사용하는 ① 반견고^{半堅固, semi-rigid} 후방 역동적 고정술과 ② 연성(후방 역동적) 고정술이 있으며(298쪽 (4)항목), 척추경 나사못을 사용하지 않고 극돌기 사이에 신연(벌림) 장치를 삽입하는 극돌기간 신연(벌림) 장치 삽입술(306쪽 (7)항목)이 있다.

반견고 후방 역동적 고정술은 척추경 나사못을 사용하나 강봉 대신에 미세 움직임이 있는 특수 형태의 금속봉을 연결하여 척추 분절이 미세하게 움직임을 유지시킨다. 미세 움직임이 있는 금속봉에는 ① 아이소바^{ISOBAR TTL}(Scient'x, France), ② 다이네시스^{DYNESYS}(DYnamic NEutralization SYStem, Zimmer Spine, USA), ③ 씨디 호라이즌 레가시^{CD Horizon LEGACY PEEK} ^{rod}(Medtronic Sofamor Danek, USA), ④ 바이오플렉스^{Bioflex}(BioSpine, Korea) 이외 15종류 이상의 특수 금속봉이 있다.

그림 7-4 바이오플렉스Bioflex **연성 고정기구 영상**

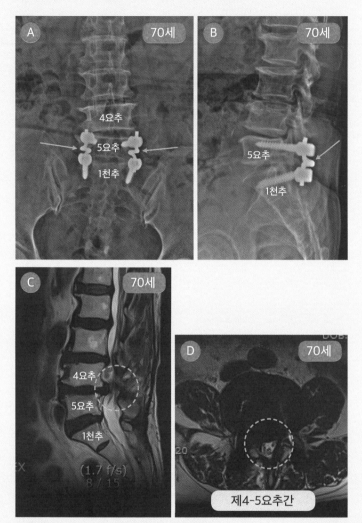

약 11년 전 타 병원에서 척추 수술을 받은 70세 여성의 단순 방사선 전후방 영상에서 제5요추와 제1천추에 척추경 나사못이 삽입되어 있고 척추경 나사못이 1개의 고리를 형성한 스프링 형태의 금속봉 바이오플렉스(A, 파란 화살표)로 연결되어 있는 것이 관찰된다. 단순 방사선 측면 영상에서도 제5요추와 제1천추에 척추경 나사못이 삽입되어 있고 척추경 나사못이 스프링 형태의 바이오플렉스(B, 파란 화살표)로 연결되어 있다. 자기공명영상 시상면에서는 바이오플렉스 연성 고정술이 되어 있는 분절의 한 분절 위, 제4-5요추간, 추간판 팽윤과 척추관협착증이 관찰되며(C, 파란 점선 원) 제4-5요추간 횡단면 영상에서 황색인대의 비후와 척추관협착증 2기 소견 및 우측 함요부와 추간공 부위에 심한 협착 소견이 관찰된다(D, 파란 점선 원).

바이오플렉스는 형상기억 합금인 니티놀로 한 개 또는 두 개의 고리 형태로 만든 4mm의 스프링 강봉이다. 바이오플렉스를 이용한 후방 고정술은 후방 역동적 고정술이며, 반견고 후방 역동적 고정술에 해당된다.

또한 그라프 고정술(298쪽 (4)항목)은 특수한 금속봉을 사용하는 것이 아니고 폴리에스터 밴드를 사용하기 때문에 연성 고정술로 볼 수 있지만 바이오플렉스 고정술은 니티놀 금속을 사용하기 때문에 연성 고정술이라기보다 반견고 고정술이라고 보는 것이 적정하다.

미세 움직임이 있는 특수 금속봉을 사용하는 후방 역동적 고정술은 척추유합술을 시행하는 것이 아니고 단지 척추 분절의 움직임을 줄이는 기능만 있기 때문에 척추 불안정에 의한 증상에 대하여 초기에 효과가 있을 수 있으나 시간이 경과함에 따라 고정력이 감소하여 후유증과 합병증이 예상되고, 척추관협착증 치료에 있어서 후방 역동적 고정술의 유용성에 대한 의학적 근거가 없어 추천되지 못한다.

(3) 척추 외부고정 시스템 ✪✪✪✪✪

척추경 나사못을 우리 몸안에 고정하는 기구들이 주로 발전하였으나 과거에는 척추경 나사못을 우리 몸밖에서 고정하는 수술도 시행되었다.

독일의 정형외과 의사인 프릿츠 마절Fritz Margerl은 1977년 길이가 긴 2쌍의 샨즈 척추경 나사못Schanz screw을 척추경을 통해 척추뼈에 삽입한 후 외부고정 시스템fixateur externe에 고정하는 기구를 개발하여, 52명의 환자를 수술한 후 그 결과를 1984년 발표하였다. 그러나 마절은 퇴행성 척추 질환에는 자신의 기구 사용을 추천하지 않았다. 샨즈 나사못은 신테스 Synthes 의료기기 회사에서 개발한 나사못으로 나사못 자체가 척추뼈를 뚫고 삽입이 가능하게 만든 특수형태 나사못이다.

또한 스웨덴 정형외과 의사 올레루드S. Olerud도 1986년 심한 요통을 치료하기 위해 18명의 환자에게 외부 고정을 하여 보고하였다. 즉 올레루드는 샨즈 나사못을 척추경을 통해 척추체에 고정한 후 호프만 고정기구Hoffman fixator에 고정하는 수술적 치료를 시행하여, 16명(89%) 환자에서 증상 호전이 있었다는 결과를 발표하였다. 프릿츠 마젤 또는 올레루드의 수술 방법인 척추경 나사못을 신체 외부 고정 시스템에 고정하는 수술은 주로 척추에 심한 염증이 발생한 경우와 같이 특수한 상황 이외에는 현재 거의 사용되고 있지 않다.

(4) 그라프 연성延性고정술 ✪✪✪✪✪

현재는 주로 척추경 나사못과 금속봉을 사용한 강성 고정술이 척추고정술에서 주로 사용되고 있는 수술 방법이나, 금속봉 대신에 폴리에스터 케이블로 비탄력성 장력 밴드의 고리를 만들어 척추경 나사못을 이어주는 고정술을 연성 고정술soft stabilization이라고 한다.

1988년 프랑스의 앙리 그라프Henri Graf는 8mm 폴리에스터 비탄력성 장력 밴드의 고리를 금속봉을 대신하여 척추경 나사못을 이어주는 기구를 개발하였다. 불안정성이 있는 척추체에 척추경 나사못을 고정한 후 장력 측정기로 적절한 장력을 측정하여 이에 맞은 장력 밴드 고리를 선택하여 척추경 나사못을 고정시켜 불안정성을 치료 또는 예방하기 위하여 고안되었다. 이 장력 밴드는 생체 역학적으로 생체의 인대 역할을 보조하여 요추를 전만곡 상태로 유지 또는 회복시키고 후관절을 이완시켜 불안정한 척추 분절의 불안정한 상태를 회복시킬 수 있다고 이론적으로 주장

그림 7-5 그라프Graf 척추 후방 연성고정술

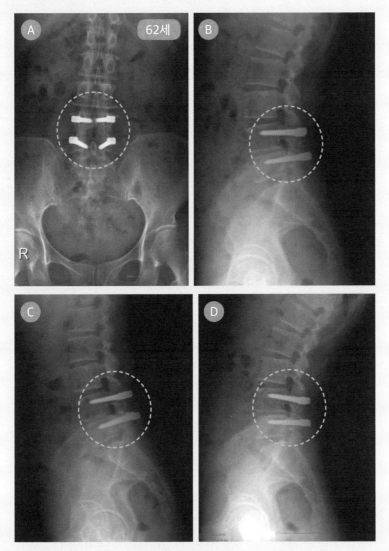

62세 여성의 단순 방사선 영상에서 제4-5요추간 그라프 척추고정기구가 관찰된다. 그라프 척추고정기구는 척추경 나사못을 척추 후방으로 척추체에 삽입한 후 강봉을 사용하지 않고 섬유조직인 8mm 폴리에스터 밴드로 척추경 나사못을 고정하는 연성 고정술이다. 그라프 척추 연성고정술에는 척추유합술을 시행하지 않는다. 폴리에스터 밴드는 방사선 투과성 물체이므로 단순 방사선 영상에서 관찰되지 않고 척추경 나사못만 관찰된다. 단순 방사선 굴곡(C)-신전(D) 영상에서 그라프 고정 부위의 경미한 움직임이 관찰된다.

되어지고 있다.

그러나 금속 강봉을 이용한 강성 고정술인 경우 고정된 척추 분절의 굴곡운동과 신전운동 및 회전운동을 제한시키는 기능과 중력의 부하 분산 기능이 있으나, 장력 밴드를 이용한 연성 고정술인 경우 주로 굴곡 운동을 제한시키는 기능은 있으나, 신전 운동과 회전 운동을 제한시키는 기능이 없고 중력의 부하 분산 기능이 없다. 따라서 연성 고정술의 유용성은 아직까지 의학적으로 입증되어 있지 못한 상태로 척추관협착증 치료 수술에 있어서 추천되지 못한다.

(5) 형상기억 합금고리 고정술 ✪✪✪✪✪

형상기억 합금고리shape memory alloy loop(Davydov)는 니켈과 티타늄 합금인 니티놀nitinol로 만들어져 있다. 니티놀은 섭씨 10도 이하에서는 금속이 잘 구부러지고 유연해지는 성질이 있어 단단한 고리 형태에서 부드럽고 유연한 임의의 형태로 만들 수 있으나, 섭씨 30도 이상에서는 제작 당시의 형상대로 고리 형태를 취하면서 단단해지는 특성을 갖는다. 따라서 척추 후방고정을 위해 형상기억 합금고리를 얼음물에 담가 부드럽게 만든 후 척추 후방 극돌기에 용이하게 위치시키면 사람의 체온이 섭씨 36도이므로 유연하였던 금속이 단단한 고리 형태로 되돌아가면서 척추 극돌기를 강하게 고정한다. 국내에서도 형상기억 합금고리인 스프링 형태의 금속봉을 사용한 바이오플렉스가 생산되고 있다.

척추관협착증 치료에 있어서 니티놀 형상기억 합금고리를 단독으로 사용하는 수술법은 전혀 추천되지 못하며, 척추체간 유합술과 병행하는 형상기억 합금고리를 이용한 고정술도 의학적 유용성과 비용-효과성에

그림 7-6 형상기억 합금고리를 제거하기 전후 영상

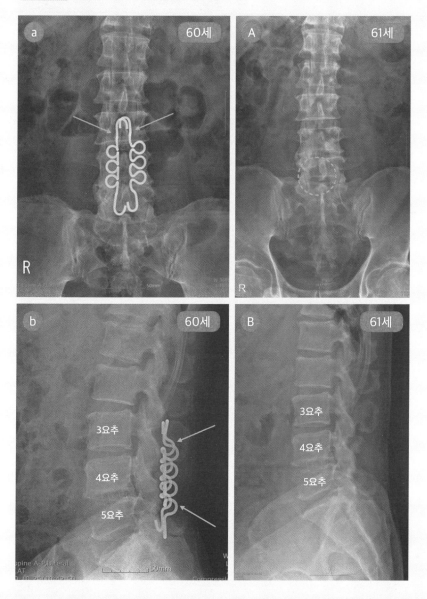

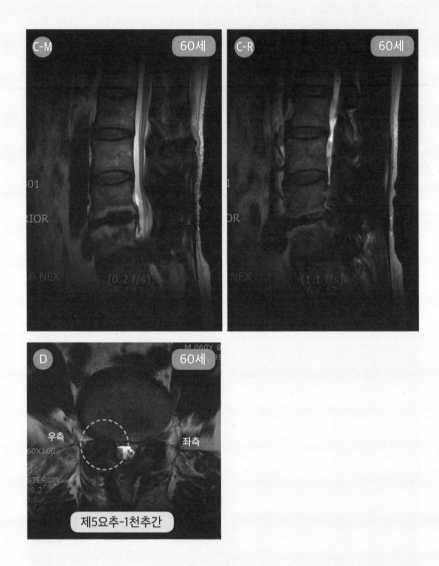

약 7년 전 타 병원에서 제4-5요추간 척추체간 케이지 유합술과 제3-4-5요추 극돌기에 형상기억 합금고리를 이용한 척추후방고정기구(a,b, 파란 화살표)가 단순 방사선 전후방 영상(a)과 측면 영상(b)에서 관찰된다. 형상기억 합금고리 제거와 제5요추-1천추간 척추관협착증에 대한 미세현미경 감압술 후 단순 방사선 전후방 영상(A)과 측면 영상(B)에서 형상기억 합금고리가 제거되어 관찰되지 않고 제5요추-1천추간 우측 감압술이 시행된 소견(A, 파란 점선 원)이 관찰된다. 척추관협착증 수술 전 자기공명영상 시상면에서 제5요추-1천추간 척추관협착증 소견이 관찰되고, 우측 추간공 위치의 시상옆면 영상에서 우측 제5요추-1천추간 추간공이 심하게 협착된 소견이 관찰된다.

그림 7-7 형상기억 합금고리를 이용한 척추고정술 영상

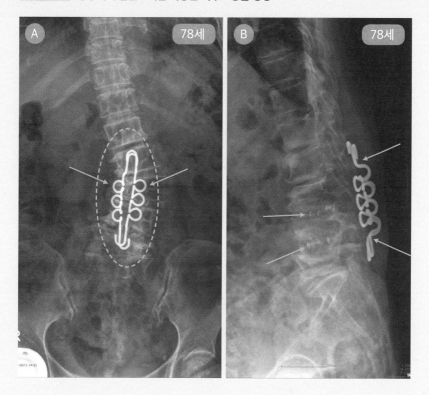

약 8년 전 타 병원에서 척추 수술을 받은 78세 여성의 단순 방사선 전후방 영상에서 제2-3-4-5요추간 형상기억 합금고리(A, 파란 화살표)가 양측으로 삽입되어 있으며, 제2-3요추간과 제3-4요추간을 중심으로 좌측으로 심한 척추측만증(A, 파란 점선 원)이 관찰된다. 좌측과 우측으로 삽입되어 있는 형상기억 합금고리의 압축력과 인장력이 동일하지 않을 수도 있고, 척추의 퇴행성 변화도 좌우 동일한 수준으로 진행되지 않기 때문에 척추 측만증이 발생된 것으로 추정된다. 단순 방사선 측면 영상에서는 제3-4요추체간 관 제4-5요추체간 사이에 척추유합술을 위해 삽입한 케이지(B, 파란 화살표)가 관찰되고 제2-3-4-5요추 극돌기에 형상기억 합금고리(B, 파란 화살표)가 고정되어 있다.

대한 근거 부족으로 추천되지 못한다. 아직까지 니티놀 형상기억 합금고리는 미국 식품의약국의 승인을 받지 못한 상태이다.

(6) 극돌기간 고정술 ★★★★★

척추 극돌기spinous process 사이를 고정하는 장치IFD; Interspinous Fixation(Fusion) Devices는 불안정한 척추 분절을 고정시키는 목적으로 개발되었으며, 척추체 사이에 케이지를 이용한 척추체간 유합술과 함께 사용되는 척추경 나사못과 강봉을 이용한 강고정장치를 대신하기 위해 개발되었다. 주로 척추전방전위증과 척추관협착증에서 사용된다.

초기 극돌기간 고정은 극돌기 사이에 이식골을 삽입한 후 철사로 고정하는 방법이 이용되었다. 근래 새로 개발된 극돌기간 고정장치들은 대부분 한쪽 면에 돌기가 나와 있어 극돌기 옆면을 고정시키는 금속판이 한쌍으로 이루어져 있는 고정장치와 U-자 형태의 고정장치들이다. 극돌기간 고정장치는 척추체간 유합술을 하는 경우 척추경 나사못과 강봉을 대신하기 위해 개발되었으나, 편측 척추경 나사못 고정술과 함께 사용되기도 한다. 그러나 극돌기간 고정장치는 단독으로 사용되는 것은 권장되지 않는다. 극돌기간 고정장치는 극돌기 사이를 벌려주기 위해 간격자로 사용되는 극돌기간 신연(벌림)장치와 다른 장치이다. 극돌기간 신연(벌림)장치는 척추관 감압을 위해 단독으로 사용되기도 하지만 척추 극돌기를 고정하지 않는다. (306쪽 (7)항목)

그림 7-8 극돌기간 고정장치 영상

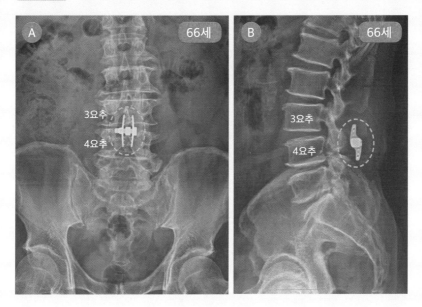

66세 여성이 1년 전 타 병원에서 수술을 받은 후 양측 엉덩이 통증과 터질듯한 종아리 통증이 심해 외래를 내원하여 검사한 단순 방사선 전후방 영상(A)과 측면 영상(B)에서 극돌기간 고정장치가 관찰된다(파란 점선 원). 극돌기간 고정장치는 극돌기간 신연(벌림)장치와 달리 극돌기간 고정장치 단독으로 사용되어서는 안 된다. 일반적으로 극돌기간 고정장치는 케이지를 이용한 척추체간 유합술과 함께 사용된다. 그러나 극돌기간 신연(벌림)장치는 척추체간 유합술 없이 단독으로 사용되기도 한다.

(7) 디암 극돌기간 신연(벌림) 장치 삽입술 ★★★★★

디암DIAM: Device for Intervertebral Assisted Motion은 미국 의료기기 제조회사 메드
트로닉Medtronic, Memphis, TN, USA에서 개발하여 판매하고 있는 제품으로 요
추 극돌기 사이에 디암 장치를 끼워 놓아 극돌기를 벌려주고 또 극돌기
사이가 좁아지지 않게 하는 장치이다. 디암은 2006년 미국의 임상시험
승인제도인 임상시험용 의료기기 적용면제IDE; Investigational Device Exemptions
에 승인되었으나, 2016년 미국 식품의약국의 승인을 받지 못한 상태이다.

　　디암은 중앙에 H형태의 실리콘을 폴리에스터(폴리에틸렌 테레프탈레이
트) 메쉬가 덮고 있다. 그리고 H형태의 쿠션 역할을 하는 본체 양쪽 끝에
폴리에스터 끈이 달려 있으며 위쪽 끈은 위 척추 극돌기에 또 아래 끈은
아래 척추 극돌기에 묶어 본체에 티타늄 고리로 고정시킨다. 디암을 판매
하는 회사는 디암이 극돌기 사이에 위치하여 척추에 전달되는 충격을 흡
수하고 척추에 전달되는 힘을 줄여주며, 척추의 굴곡 운동과 신전 운동을
보조하여 퇴행성 변화에 의한 척추를 안정화하는 데 도움을 준다고 주장
한다. 그리고 디암은 척추유합술을 대신할 수 있다고 한다.

　　디암 장치를 극돌기 사이에 끼우기 위해 극돌기 사이의 인대를 제거
해야 하며 척추후궁과 황색인대 그리고 후관절의 내측 및 골극을 제거한
후 디암 장치를 삽입한다. 따라서 증상은 디암에 의해 극돌기가 벌어져
호전되는 것이 아니라 디암을 삽입하기 이전에 척추후궁절제술, 황색인
대 절제술 또는 부분적 후관절 절제술에 의한 척추관이 감압되기 때문에
증상이 호전된다는 주장도 있다.

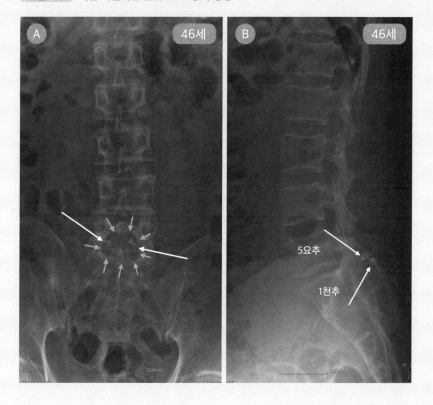

5요추

1천추

약 9개월 전에 타 병원에서 척추 수술을 시행받고 요통과 좌측 발가락 감각 저하 및 앉아 있기가 힘들다는 증상을 호소하며 내원한 45세 남성의 단순 방사선 전후방 영상에서 제5요추-1천추간 척추후궁절제술이 시행되어진 소견(A, 파란 화살표)과 디암 극돌기간 신연장치를 고정하기 위해 사용된 티타늄 크림프 2개(B, 흰 화살표)가 관찰된다. 단순 방사선 측면 영상에서도 제5요추-1천추간 극돌기 사이에 디암을 고정하기 위해 사용한 크림프 2개(B, 흰 화살표)가 관찰된다. 디암은 실리콘과 폴리에스터 메쉬로 구성되어 있어 단순 방사선 영상에서 관찰되지 않으나, 디암을 고정하기 위해 달려 있는 폴리에스터 끈을 고정하기 위해 사용되는 티타늄 크림프만 관찰된다.

그림 7-10 디암 극돌기간 신연(벌림) 장치 영상

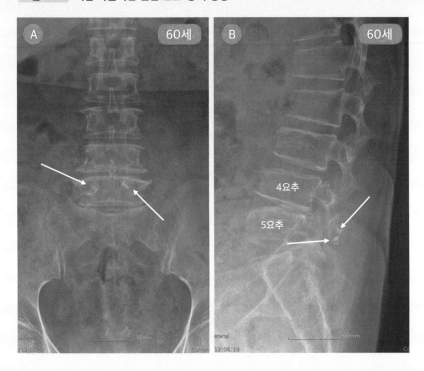

약 10년 전 타 병원에서 척추 수술을 시행 받은 60세 여성이 요통과 우측 하지 통증과 저림증 및 우측 하지 감각 저하 등의 증상을 주소로 내원하여 검사한 단순 방사선 전후방 영상에서 디암 극돌기간 신연장치를 고정하기 위해 사용된 티타늄 크림프 2개(A, 흰 화살표)가 관찰된다. 단순 방사선 측면 영상에서도 제5요추-1천추간 극돌기 사이에 디암을 고정하기 위해 사용한 크림프 2개(B, 흰 화살표)가 관찰된다. 디암은 실리콘과 폴리에스터 메쉬로 구성되어 있어 단순 방사선 영상에서 관찰되지 않으나, 디암을 고정하기 위해 달려 있는 폴리에스터 끈을 고정하기 위해 사용되는 티타늄 크림프만 관찰된다.

우리나라에서는 디암이 비급여(비보험)로 되어 있다. 즉 환자가 들어가는 비용을 모두 지불해야 한다. 추간판탈출증 수술 또는 척추관협착증 수술에 있어서 국민건강보험으로 인정되는 추간판제거술 또는 척추후궁절제술을 시행받고 비보험인 디암 장치 삽입술을 권유받아 추가로 시행받는 경우가 있다. 국민건강보험으로 인정되는 수술 비용보다 비싼 비보험 수술인 디암 삽입술에 대한 의학적 유용성과 비용효과성은 입증되어 있지 않으며, 대부분의 추간판탈출증 또는 척추관협착증에서 디암 장치 삽입술이 필요한 경우는 거의 없다.

디암과 유사한 극돌기간과 척추후궁간 안정화/신연 장치Interspinous and Interlaminar Stabilization/Distraction Devices 또는 간격자(스페이서)로 처음으로 개발된 것은 1986년 왈리스Wallis 장치이다. 그 이후 엑스 스톱X-stop, 디암DIAM, 코플렉스CoFlex 등이 개발되었으며, 그 이외 유사한 극돌기간 신연 장치로는 프로미스Promise, 로커Rocker, 바이오리그 Biolig, 헬리픽스HeliFix, 슈페리온Superion, 인스페이스In-Space, 아페리우스Aperius, 인스윙InSWing, 박작BacJac, 아이맥스 I-MAXX, 바이킹Viking, 플렉수스Flexus, 스피노스Spinos, 왈렉스Wellex(Eden Spine) 등이 있다.

5. 척추유합술과 척추고정술은 필요하지 않다

우리나라에서는 척추관협착증으로 수술받는 환자 중 척추감압술(척추후궁절제술 또는 척추후궁절개술)과 척추유합술 및 척추고정술을 병행하여 수술받는 환자가 척추감압술만 단독으로 수술받는 환자보다 약 2배 정도 많은 것으로 판단된다.

우리나라의 2006년도 전체 척추 수술 중 추간판절제술이 43.4%로 가장 많이 차지하고, 그 다음으로 척추고정술이 24.6%, 후궁절제술이 13.7%를 차지하였다. 추간판절제술은 추간판탈출증을 치료하기 위한 수술이며, 척추고정술은 척추골절 또는 척추관협착증 등에 대한 수술이지만 대부분은 척추관협착증에 대한 수술로 추정되며, 척추후궁절제술도 전적으로 척추관협착증에 대한 수술은 아니지만 대부분의 경우 척추관협착증 치료로서 시행한 수술로 추정된다.

또한 우리나라 건강보험심사평가원이 2015년 11월 26일 발표한 보도자료에 의하면 2014년도 우리나라의 척추 수술은 155,000건이었으며, 이중 추간판절제술이 66,000건(42.5%), 감압술과 고정술을 병행하여 시행한 수술이 37,000건(23.8%), 경피적척추성형술이 32,000건(20.6%), 그리고 그 이외 수술이 13.1%이었다.

우리나라 척추 수술 전체 진료비는 감압술과 고정술을 병행한 수술이 1,760억 원(38%), 추간판제거술이 1,380억 원(29.7%), 경피적척추성형술이 530억 원(11.4%)이었다. 추간판탈출증과 골다공증성 척추압박골절을 제외하고 척추관협착증에 대한 수술만 분석하면 척추고정술을 시행하는 수술이 약 65%를 차지하고 척추감압술(척추후궁절제술 또는 척추후궁절개술)이 약 35%를 차지한다.

미국의 경우 2007년 65세 이상의 척추관협착증 32,152명 메디케어 medicare 환자(98.2% 척추관협착증, 11.8% 척추전방전위증) 중 척추감압술로 치료받은 환자가 67%(21,474명)이었으며, 척추유합술로 치료 받은 환자가 33%(10,678명)를 차지하여 척추유합술을 시행한 것보다 척추감압술만 시행 받은 환자가 2배 많았다.

그러나 2013년에 발표된 연구 논문에 의하면 2004년부터 2009년까지 미국내 요추부 척추관협착증 수술을 받은 환자는 94,011명에서 102,107명으로 증가하였고, 이중 척추감압술은 58.5%에서 49.2%로 감소한 반면 척추유합술은 28.2%에서 37.9%로 증가하였다. 척추 불안정증이 없는 척추관협착증 환자 중에는 26.2%가 척추유합술을 시행받았으나, 척추전방전위증이 있는 경우는 82.7%가 척추유합술을 받고, 척추측만증이 있는 경우는 67.6%가 척추고정술을 시행받았다.

근래 미국의 경우 척추관협착증 수술받는 환자의 약 절반가량이 척추고정술과 척추유합술을 시행받고 있으며, 퇴행성 척추전방전위증 환자에서는 약 96%가량이 척추고정술과 척추유합술을 시행받는다. 대부분의 의사들은 척추전방전위증을 척추의 불안정으로 판단하여 척추고정술과 척추유합술이 반드시 필요하다고 믿고 있다.

그러나 스웨덴의 한 연구팀에 의한 연구에서는 척추고정술과 척추유합술이 환자에게 아무런 도움이 되지 않는다고 보고하고 있다. 즉 척추감압수술만 시행한 수술결과는 척추고정술과 척추유합술을 시행한 수술결과와 거의 차이가 없었으며, 척추감압수술만 시행하면 수술 후 세균 감염의 가능성도 낮고(4%:10%), 수술 비용도 저렴하고, 수술 시간도 줄일 수 있고, 입원 기간도 짧고, 척추고정기구의 추가 비용이 들지도 않는 장점이 있는 것으로 밝혀졌다.

우리나라와 미국에서 척추관협착증 치료에 척추감압수술보다 척추고정술과 척추유합술이 증가하는 이유는 환자의 척추 건강을 위한 측면보다 병원의 수입 증대가 고려된 측면이 많으며, 척추고정기구 제조 회사가 의료를 상업화하고 있는 측면이 많다.

우리나라 국민건강보험의 의료 제도는 행위별 수가제이다. 의료기관에서 의료인이 제공한 의료서비스(치료행위, 수술, 약제, 치료재료)에 대하여 서비스별로 가격(수가)을 정하여 사용량과 가격에 의해 국민건강 보험의 진료비를 지불하는 제도이다. 행위에 대한 비용을 산정할 때에는 상대가치 점수에 단가를 곱하여 정한다. 의료 행위를 시행한 의료기관이 병원, 요양병원 및 종합병원인 경우 점수당 단가가 76.2원이고, 의원인 경우 점수당 단가가 85.8원으로 정해져 있다.

또 우리나라 국민건강보험의 행위별 수가제의 행위 목록에는 척추유합술의 행위는 행위 목록에 등재되어 있지 않고 수가도 정해져 있지 않으며, 다만 척추고정술에 대한 행위가 요추 전방고정술과 요추 후방고정술의 행위로 분류되어 있고 수가(상대점수×단가)가 정해져 있다. 한편 척추후궁절제술(요추 상대점수 6,507.59 / 복합 점수 7,559.09)과 추간판제거술(척추후궁 절제술 포함, 요추 상대점수 7,618.58)의 행위는 분류되어 있고 수가도 정해져 있으며, 척추유합술에 사용되는 골편을 채취하는 수술도 골편절채술(상대점수 2,117.38)로서 행위가 분류되어 있고 수가도 산정되어 있다.

즉 우리나라 국민건강보험에서 척추에 뼈를 이식하여 유합하는 척추유합술의 행위는 현재 분류되어 있지 않은 상태로 수가도 별도로 산정되어 있지 않아 의료기관이 척추유합술을 시행하여도 국민건강보험에서 수가를 인정받지 못해 국민건강보험공단으로부터 수기료를 전혀 받지 못한다. 그러므로 척추유합술만 시행하면 수기료를 받지 못하고 척추고정술을 병행해야 척추고정술의 수기료를 받을 수 있다. 아이러니하게도 척추 수술의 주목적인 척추를 유합하는 척추유합술의 수기료는 인정되지 않고 척추가 유합이 잘 되게 하기 위하여 보조적으로 시행하는 척추고정술의 수기료만 인정되고 있는 샘이다. 이러한 제도적 모순이 우리나라에서 척추고정술이 늘어나고 있는 원인의 하나일 수 있다.

척추관협착증은 신경이 통과하는 척추관이 좁아져(협착되어) 발생되는 질병이므로 그 치료는 협착된 척추관을 넓히는 것이며, 좁아져 있는 척추관을 제대로 정확하게 넓히면 척추관협착증의 증상(요통, 다리 통증, 저림증, 신경인성 파행 등)은 호전된다. 즉 척추관협착증을 치료하기 위해서는 좁아져(협착되어) 있는 척추관을 물리적으로 넓히는(감압하면) 수술 방법으로 충분하다. 굳이 수술 중 또는 수술 후 후유증과 합병증이 발생할 수 있는 금속 고정기구를 사용한 척추고정술 또는 자신의 뼈 또는 다른 사람의 뼈 또는 인공뼈를 이식하는 척추유합술은 추가적으로 필요하지 않다.

미국뿐 아니라 우리나라에서는 현재 척추전방전위증을 포함한 척추관협착증 치료에 척추관을 협착하고 있는 부분을 감압하는 척추감압술(척추후궁절제술)이외에 추가로 척추고정술과 척추유합술이 많이 시행되고 있는 실정이다. 이에 척추질환 관련 의학계에서는 척추관협착증 치료에 척추감압수술(척추후궁절제술)만 시행하는 것이 좋은 것인지 척추감압수술에 척추유합술과 척추고정술을 추가로 시행하는 것이 좋은 것인지 아직까지 논란이 계속 되고 있다. 그러나 대체적으로 현재까지 나온 연구 논문들을 종합하면 척추관협착증에서 척추감압수술(척추후궁절제술)만 시행하는 것이 척추감압수술에 척추유합술과 척추고정술을 병행하여 시행하는 것보다 낫다는 결론이다.

그렇다면 척추관협착증 치료에서 척추유합술과 척추고정술을 왜 시행하게 되었나? 척추관협착증 치료에서 척추유합술을 가장 먼저 시행하게 된 것은 척추관협착증의 원인 질환의 하나인 척추전방전위증을 척추유합술로 치료한 것이 시작이 되었다.

6. 척추유합술이 시행되는 이유

(1) 척추전방전위증을 골절-탈구로 인지하여 척추유합술을 시행하였다

척추유합술은 척추전방전위증 치료에 처음으로 시행되었다. 척추전방전위증을 발견한 초기에는 척추전방전위증이 척추뼈의 골절과 탈구로 인해 발생되는 질환으로 이해하였다. 따라서 척추전방전위증에서 요추 뼈의 탈구된 척추를 바로잡기(정복하기) 위해 상체와 하체를 견인하기도 하고(1912년, 랄프 피치Ralph R. Fitch), 환자의 몸 외부에서 석고 재킷 등으로 고정하여 치료하였다.

수술적 치료는 미국의 정형외과 의사인 에드윈 라이어슨Edwin W. Ryerson에 의해 척추유합술이 최초로 시도되었고, 럿셀 힙스Russell A. Hibbs도 다른 방법으로 척추유합술을 시행하여 1922년 발표하였다. 수술을 통한 적극적인 방법으로 척추전방전위증을 치료하기 위해 척추유합술이 시행되었으며, 척추유합술의 방법은 발전하였으나 현재까지도 척추전방전위증을 척추유합술로 치료해야 한다는 개념은 지속되어 오고 있다(1915년 에드윈 라이어슨Edwin W. Ryerson, 1922년 럿셀 힙스Russell A. Hibbs, 1927년 후레드 알비Fred Houdlette Albee, 1931년 헨리 메여딩Henry W. Meyerding, 1933년 번스B.H. Burns, 1945년 데이비드 보스워드David M. Bosworth, 1953년 앤토니 제임스Anthony James와 노만 니스벳Norman W. Nisbet).

그러나 척추전방전위증을 척추유합술로 치료하지 않고 척추감압수술(분리된 후궁 절제술)만으로 치료하려는 시도가 1955년 시작되었다(1955년 제럴드 길Gerald G. Gill). 그 이후 척추감압수술만 시행하는 것이 옳은 것인지 척추감압수술 이외 척추유합술을 함께 시행해야 옳은 것인지에 대한 논란은 계속되고 있다.

(2) 퇴행성 척추전방전위증을 불안정한 척추로 인지하여 척추유합술을 하였다

퇴행성 척추전방전위증이 1931년 알려진(허버트 융한스Herbert Junghanns) 후 최초로 시행된 수술은 척추후궁절제술이었으나(1941년 쇼비스트Docent Olof Sjöqvist) 많은 학자들은 퇴행성 척추전방전위증은 기계적으로 "불안정한 척추unstable vertebrae"이기 때문에 척추후궁절제술만으로 해결할 수 없고 척추유합술을 함께 시행해야 한다고 주장하였다(1950년 이안 맥납Ian Macnab, 1957년 프란시스 모르간Francis P. Morgan과 토마스 킹Thomas King, 1976년 레온 윌츠Leon L. Wiltse와 커칼디 윌리스William H. Kirkaldy-Willis).

영국의 정형외과 의사 이안 맥납Ian Macnab은 퇴행성 척추전방전위증 치료를 위해서는 척추후궁절제술뿐 아니라 척추유합술을 병행해서 실시해야 한다고 1950년 논문을 통해 주장하였다. 이안 맥납은 1950년 발표한 「협부 결손이 없는 척추전방전위증-소위 가성 척추전방전위증

Spondylolisthesis with an Intact Neural Arch - The so-called Pseudo-spondylolisthesis」논문에서 가성 척추전방전위증은 기계적으로 "불안정한 척추"이기 때문에 척추유합술을 병행 실시해야 한다고 주장하면서 22명의 환자(남자 7명, 여자 15명)를 척추후궁절제술과 척추유합술로 치료하여 보고하였다.

그리고 호주의 정형외과 의사 프란시스 모르간Francis P. Morgan과 토마스 킹Thomas King은 1957년 발표한 논문「요통의 흔한 원인으로 요추의 원발성 불안정성Primary Instability of Lumbar Vertebrae as a Common Cause of Low Back Pain」에서 퇴행성 척추전방전위증을 불안정 척추라고 하였으며, 척추유합술을 시행하였던 40명 환자 중 불안정 척추가 17명(28.6%)으로 가장 많았다고 보고하였다.

프랑스 정형외과의사 코쇼아J. Cauchoix 등은 1976년 발표한 논문「퇴행성 척추전방전위증Degenerative spondylolisthesis」에서 50세에서 84세까지 26명(여자 18명, 남자 8명)의 퇴행성 척추전방전위증 환자 중 4명의 환자에서 척추후궁절제술(척추감압술) 후 요추의 전방 전위가 증가하여, 이 중 3명에게 척추유합술의 2차 수술을 시행하였다고 보고하여, 퇴행성 척추전방전위증 환자에게 척추감압술만 시행하면 2차적으로 척추전방전위가 진행되어 추가 척추유합술이 필요할 수 있다고 생각하게 되었다.

영남대학교 의과대학 정형외과학교실(안면환)은 2007년 대한척추외과학회지에 발표한「요추부 퇴행성 불안정성Degenerative Instability of the Lumbar Spine」에서 "척추관협착증은 일반적으로 안정화되어서 대부분 단순 감압술로 충분한 반면에 퇴행성 척추전방전위증에서는 불안정하여서 유합술을 동시에 시도하는 것이 바람직하다"고 주장하였으며 "척추전방전위증이라도 노인의 경우에는 단순 감압을 고려해야 한다"고 발표하였다.

그러나 아주대학교 의과대학 정형외과학교실(정남수, 전창훈)은 2009년 대한척추외과학회지에 발표한 「퇴행성 및 협부형 척추전방전위증의 치료」의 논문에서 "퇴행성 척추전방전위증에 대한 대부분의 수술적 치료에서 척추고정기구를 사용한 고정술은 맹목적으로 사용하고 있다"고 주장하고 있다.

(3) 척추감압술(척추후궁절제술) 후 요추의 전방 전위가 악화될 수 있어 척추 유합술을 하였다

척추관협착증을 치료하기 위한 궁극적인 목표는 당연히 압박되어 있는 신경을 압박으로부터 풀어주는(감압해주는) 것이다. 그러나 척추전방전위증에 의한 척추관협착증을 치료하기 위해 척추감압술(척추후궁절제술 또는 척추후궁절개술)만 시행하면 척추전방전위증의 내재된 척추 불안정으로 척추전방전위가 더 진행되고, 척추의 배열이 더 나쁜 상태가 되어 오히려 통증과 신경학적 이상이 재발할 수 있으므로 척추를 안정화하고 시간이 경과하면서 악화되는 것을 예방하기 위한 목적으로 척추유합술을 추가로 시행하게 되었다.

미국의 신경외과 의사 헨리 쉔킨Henry A. Shenkin과 세실 해쉬Cecil Hash도 1979년 발표한 「요추 척추증에서 다발성 양측 척추후궁절제술과 후관절제거술 후 발생한 척추전방전위증Spondylolisthesis after multiple bilateral laminectomies and facetectomies for lumbar spondylosis」 논문에서 여러 부위에 양측으로 척추후궁절제술과 후관절 절제술을 시행한 59명의 환자 중 6명이 수술 후 척추전방전위증이 발생하여 이 중 2명에게 척추유합술의 재수술을 시행하였다고 보고하였다.

스웨덴의 정형외과 의사인 칼-에릭 존슨Karl-Erik Johnsson 등은 1986년 발표한 「요추부 척추관협착증에서 감압술 후 발생한 수술 후 척추 불안정 Postoperative Instability after Decompression for Lumbar Spinal Stenosis」 논문에서 척추전방전위증이 없는 퇴행성 척추관협착증 환자 25명 중 5명(20%)에서 그리고 퇴행성 척추전방전위증 환자 20명 중 13명(65%)에서 수술 후(평균 46개월 후) 척추뼈가 전방으로 전위되었다고(앞으로 밀려나갔다고) 보고하였다.

그러나 미국의 정형외과 의사 케이시 리Casey K. Lee는 1983년에 발표한 「광범위한 후방 감압술 후 발생한 요추 불안정증Lumbar Spinal Instability(Olisthesis) after Extensive Posterior Spinal Decompression」 논문에서 광범위한 척추 후방감압술 후 새로이 척추가 전방으로 전위되는 빈도는 3.7%(1명/27명)이므로, 모든 환자에게 척추유합술을 일관되게 시행할 것이 아니라 특별한 경우에 척추유합술이 시행되어야 한다고 주장하고 있다.

(4) 척추감압술(척추후궁절제술) 후 척추가 불안정해질 수 있어 척추유합술을 하였다

서울대학교 의과대학 정형외과학교실(석세일, 이춘기, 이춘성, 김응하, 허민강)은 1990년 발표한 「척추관협착증에 있어서 요추부 후방감압술 후 C-D 척추경 나사를 이용한 고정술」의 연구 논문에서 "척추관협착증 치료에 있어서 신경근과 신경총의 완전한 감압이 중요하지만 수술 후 발생하는 척추의 불안정성이 큰 문제가 되어 왔다. 후방 감압술 후 발생하는 척추의 불안정성에 대하여 안정화시키는 작업은 사실상 감압술 자체만큼 매우 중요한 과정이다. 감압술 후 척추의 안정을 위해 후측방유합술을 실시하지만 유합체의 완전한 경착을 위해서는 석고 고정 등으로 장기간 고정을 유지해야 했다. 그러나 장기간 고정에 따르는 여러 가지 합병증이 심각하고 그로 인한 이환율을 줄일 수가 없었다. 이에 대하여 견고한 안정성을 부여하고 조기에 보행을 가능케하는 내고정술의 사용이 시도되었다"고 주장하고 있다.

이 연구 논문에서 저자들은 1987년 3월부터 1988년 12월까지 요추부의 후방 감압술과 C-D 척추경 나사를 이용한 척추고정술을 받은 102명의 척추관협착증 환자의 수술 결과를 발표하였다. 102명 중 50명(49%)은 퇴행성 척추관협착증 환자였으며, 39명(38%)은 척추전방전위증 환자, 9명은 의인성 척추관협착증, 4명은 척추측만증 환자였다. 수술 결과는 우수 64.7%, 양호 28.4%로 93%에서 만족스러운 결과를 보였다.

서울대학교 의과대학 정형외과학교실(석세일, 이춘기, 김기택, 김원중, 김한수)은 1980년 1월부터 1989년 12월까지 10년간 척추전방전위증으로 수술적 치료를 시행한 192명의 환자를 분석하여 1991년 대한정형외과학회지에 발표한 「척추전방전위증의 수술적 치료」의 논문에서 "척추 전방전위증의 수술적 적응증은 주로 척추관협착증이었으며, 따라서 수술의 주목적은 완전한 감압이었다. 임상적 결과는 척추관협착증의 증세를 동반한 경우, 감압술이 충분히 이루어지면, 사용한 내고정물이나 정복의 정도와는 큰 관계가 없었다"고 결과를 발표하였다.

또한 연세대학교 의과대학 정형외과학교실(김남현, 이환모, 강용호)도 1990년 대한정형외과학회지에 발표한 「요추부 후방감압술 후 척추경 나사 고정술을 이용한 요추부 척추관협착증 치료」 논문에서 "척추관협착증에서 수술적 치료는 동통의 회복과 신경기능의 회복 및 보존에 그 목표를 두고 있다. 하지만 광범위한 후방 감압술은 수술 후 불안정을 유발하며,

이로 인해 동통, 운동장애, 신경압박 증상과 함께 척추체의 아탈구가 발생한다. 그러므로, 수술 후 불안정을 방지하기 위해, 후측방유합술이 필요한 경우, 견고한 안정성을 부여하고 조기보행을 가능케하는 내고정물의 사용이 시도되어 왔다."라고 주장하고 있다. 저자들은 1988년 2월부터 1988년 10월까지 만 9개월 동안 요추부 척추관협착증 환자 중 36명을 대상으로 요추부 후방감압술 및 척추경나사못 척추고정술을 시행하여 23명(64%)에서 임상증상이 완전히 소실되었다고 발표하였으며, "광범위한 후방 감압술 후 척추의 불안정을 방지하기 위해 후측방유합술이 필요한 경우, 척추경 나사를 이용한 고정술은 유합의 극소화, 조기 보행 및 회복기간을 단축하며, 척추의 안정성을 부여하는 우수하고 믿을 만한 방법"이라고 하였다.

척추관협착증에 대한 과거의 척추감압술은 피부 절개도 크고 척추의 후방 구조물을 광범위하게 제거하는 고식적 척추후궁절제술이었다. 육안으로 수술하던 시대의 고식적 척추감압술은 척추의 안정화에 중요한 기능을 하는 척추의 후방인대복합체PLC; Posterior Ligament Complex와 척추극돌기 및 척추 후관절이 제거되어 수술 후 척추의 불안정이 발생할 수 있었다. 그러나 근래에는 최소침습척추 수술이 시행되고 있어 척추의 후방인대복합체 또는 척추 극돌기에 손상을 전혀 주지 않고 척추 후관절도 부분적으로 제거하여 감압하므로 수술 후 척추 불안정 발생은 없다. 그러므로 척추관협착증에 대하여 최소침습적 척추감압술 후에 척추고정술과 척추유합술을 추가로 시행하는 것은 난센스이다.

(5) 척추고정기구 제조 회사의 경쟁과 이해충돌

우리나라는 척추고정술을 할 때 사용되는 고정기구를 국민건강보험으로 인정하고 있어, 척추고정술을 시행 받는 환자는 고정기구 비용의 일부만 자신이 지불하고 나머지 비용은 우리나라 국민건강보험 공단에서 지불하고 있다. 물론 모든 환자에서 척추고정술의 고정기구 사용이 국민건강보험으로 인정되는 것은 아니며, 건강보험심사평가원은 척추고정술에서 사용되는 고정기구의 인정 기준을 보건복지부 고시로 정하고 있다. 보건복지부 고시 이외의 경우에 고정기구를 사용하면 고정기구를 과잉으로 사용하였거나 또는 부적절하게 사용한 것으로 판단하여 국민건강보험에서 수술료와 고정기구의 재료대를 인정받지 못한다.

척추고정술에 사용되는 흉요추용 척추경 나사못의 수가는 나사못 1개당 249,400원, 흉요추용 금속봉는 1개당 95,170원, 흉요추용 횡고정기구는 1개당 265,010원, 요추용 케이지는 1개당 596,580원, 2개의 케이지를 사용하는 케이지는 1개당 317,850~353,170원, 골대체제가 포함되어 있는 요추형 케이지는 1개당 1,087,150원, 2개의 케이지를 사용하는 골대체제가 포함되어 있는 요추형 케이지는 1개당 403,080원, 그리고 동종골은 5~10cc가 123,040~175,780원이다.

척추후궁절제술만 시행한 경우 수술료는 495,878원(상대가치점수 6,507.59점×76.2원 =495,878원)이며, 그 이외 척추고정기구의 비용이 더 추가되지 않는다. 그러나 1분절(예컨대 제4-5요추간 고정 유합술 경우) 후궁절제술과 척추고정술을 병행하여 시행하면 수술료는 요추 후방고정술의 수술료 724,792원(상대가치점수 9,511.7×76.2원=724,792원)에 추체간유합술을 시행하기 위해 추간판절제술을 시행하므로 추간판절제술의 수술료 495,878원의 50%(병원) 또는 70%(종합병원, 상급종합병원) 247,939원(병원) 또는 347,115원(종합병원, 상급종합병원) 추가되어 972,731원(병원) 또는 1,071,907원(종합병원, 상급종합병원)이 된다. 그러나 수술료만 증가되는 것이 아니라 척추고정술에 소요되는 척추고정기구 비용이 추가되어 척추 1분절에 소요되는 척추고정기구 비용은 척추경나사못 4개 997,600원 (249,400원×4=997,600원), 금속봉 2개 190,340원 (95,170원×2=190,340원), 케이지 2개 635,700원 (317,850원×2=635,700원) 그리고 동종골 최소 123,040원을 합하면 1,946,680원이 수술료 이외 추가된다.

따라서 척추감압술(척추후궁절제술 또는 척추후궁절개술)로 치료하는 경우 수술료는 495,878원이나, 척추감압술과 척추고정술을 병행하면 2,919,411원(병원) 또는 3,018,587원이 된다. 단순히 수술료만 비교하여도 척추감압술과 척추고정술을 병행하면 척추감압술만 시행한 경우보다 약 6배가 된다. 그 이외 척추고정술을 시행하기 위해 수술 시간이 약 1시간 가량 추가로 늘어나면서 마취료의 증가와 약제 사용의 증가 및 출혈 등 금액으로 환산하기 어려운 비용이 추가된다.

한편 척추고정기구 생산은 1980년대부터 늘어나기 시작하여 2000년대에는 국산화하여 현재는 다국적 의료기기 생산회사 제품과 국내 생산 제품이 다양하게 출시되고 있다. 이 중에서 어떤 척추고정기구를 사용하는지는 거의 대부분 수술을 집도하는 의사의 결정에 따라 달라진다. 그러나 수술 결과는 사용되는 척추고정기구에 크게 영향을 받지 않고 대부분 거의 동일한 결과를 보인다.

우리나라 국민건강보험 심사평가원에 등록되어 있는 척추고정기구는 경추후방고정용 금속봉이 24종류, 경추용 나사못 세트 17종류, 경추용 후크세트 5종류, 경추용 횡고정 세트 15종류, 경추용 연결장치 23종류, 흉요추용 금속봉 120종류, 흉요추용 나사못 세트 124종류, 흉요추용 후크 세트 13종류, 흉요추용 횡고정 세트 75종류, 흉요추용 연결장치 54종류, 경추용 전방 금속판 세트 26종류, 경추용 전방 나사못 25종류, 흉요추용 전방 금속판 2종류, 흉요추용 전방 나사못 세트 3종류, 흉요추용 금속판-조합형 4종류, 흉요추용 나사못-조합형 1종류, 흉요추용 금속봉-조합형 1종류, 흉요추용 횡고정 세트-조합형 1종류 등이다. 다양한 국내 국외의 회사들에서 다양한 제품들이 생산되고 있으며, 이러한 제품들의 판매를 위해 고정기구 사용의 장점들이 지나치게 과장되게 홍보되고 있다.

미국의 제프리 카츠Jeffrey N. Katz 등은 1997년 발표한 「퇴행성 요추부 척추관협착증에서 단독 요추 후궁절제술 또는 척추고정술을 병행한 척추유합술 또는 척추고정술을 병행하지 않은 척추유합술Lumbar Laminectomy Alone or with Instrumented or Noninstrumented Arthrodesis in Degenerative Lumbar Spinal Stenosis: Patient Selection, Costs, and Surgical Outcomes」에서 퇴행성 척추관협착증 환자에서 척추감압술(척추후궁절제술)만 할 것인지 또는 척추고정술과 척추유합술을 병행하여 척추감압술을 시행할 것인지 또는 척추고정술없이 척추유합술과 척추감압술을 시행할 것인지 결정하는 가장 중요한 요인은 수술자의 결정이라고 보고하였다.

저자들은 수술자에 따라 척추감압술만 할지 또는 척추유합술과 척추감합술을 병행 시행할지 또는 척추고정술과 척추유합술 및 척추감압술을 모두 병행 시행할지 수술 방법이 결정된다는 것이다. 그리고 수술 결과는 큰 차이는 없었으나, 척추감압술만 한 경우 가장 비용이 적었으며($12,615), 다음으로 척추유합술과 척추감압술을 한 경우($18,495)이며 척추고정술과 척추유합술과 척추감압술을 모두 시행한 경우는 척추감압술만 시행한 경우의 2배 이상 비용($25,914)이 들었다고 보고하였다.

그러나 미국의 신경외과 의사 에리카 비손Erica F. Bisson 등은 2021년 의학 학술지(JNS Spine)에 발표한 「1단계 퇴행성 척추전방전위증 환자에서 척추감압술에 척추유합술을 추가 시행한 24개월 후 증상의 호전 결과Patient-reported outcome improvements at 24-month follow-up after fusion added to decompression for grade I degenerative lumbar spondylolisthesis: a multicenter study using the Quality Outcome Database」 논문에서 140명의 척추감압술만 시행받은 환자군과 468명의 척추감압술과 척추유합술을 동시에 시행 받은 군의 수술 후 24개월 지나 수술 결과를 조사한 결과 감압수술만 받은 환자들의 오스웨스트리 장애지수는 −15점 정도이나, 척추감압수술과 척추유합술을 동시에 시행 받은 군의 오스웨스트리 장애지수는 −25.8점으로 척추감압수술과 척추유합술을 동시에 시행 받은 군에서 호전이 더 되었으며, 요통의 수치평가척도도 −1.8과 −3.8 감소로 척추감압수술과 척추유합술을 동시에 시행 받은 군에서 요통이 더 호전되었다는 결과를 보고하며 1등급의 퇴행성 척추전방전위증에서 척추감압수술과 척추유합술을 동시에 시행하는 것이 낫다고 보고하였다.

그러나 이 논문은 저자들의 대부분은 척추고정기구 제조회사의 주주 또는 자문의사 또는 연구비 등을 수주한 연구자들로서 이해 충돌이 있음을 천명하였다. 따라서 이해 충돌의 연구자들이 발표한 연구 결과는 편견이 개입할 수 있어 해석하는 데 각별한 주의가 필요하다.

(6) 건강보험심사평가원의 척추고정술의 광범위한 인정기준으로 인해

우리나라 현행 국민건강보험 제도에서는 척추전방전위증 또는 척추관협착증이 있으면 척추유합술과 척추고정술이 인정되고 있다. 그러나 이러한 척추유합술 시 사용하는 척추고정기기 인정 기준은 불필요한 수술을 방지하고 수술 중 또는 수술 후 크고 작은 후유증과 합병증 발생을 예방하기 위해 반드시 지켜야 할 최소한의 필요 조건이지, 인정 기준에 맞기만 하면 척추고정기구를 사용하여 척추고정술과 척추유합술을 시행하여도 좋다는 충분 조건이 아니다.

*우리나라 현행 국민건강보험 제도에서 척추고정술은 다음과 같은 경우 건강보험으로 인정되고 있다.

척추유합술 시 사용하는 고정기기 인정기준(고시 제 2015-139호, 2015.8.1. 시행)에서 고정기기(케이지 단독 사용 또는 케이지와 척추경나사못 시스템 병용사용)를 이용한 척추유합술은 적절한 보존적 요법에도 불구하고 임상증상의 호전이 없는 다음의 경우에 인정한다.

-다음-

가. 적응증
  1) 척추전방전위증
  2) 임상증상이 동반된 중등도(MRI 상 신경공의 신경근 주변 지방조직의 소실이 확인된 경우)이상의 추간공협착증
  3) 광범위한 후방감압술(편측 후관절의 전절제 및 양측 후관절의 각 1/2 이상 절제)이 불가피한 다음의 질환
    ① 척추관협착증
    ② 관혈적 수술 후 재발한 추간판탈출증
  4) 3개월 이상의 적절한 보존적 요법에도 불구하고 심한 요통이 지속되는 퇴행성 추간판질환 중
    ① MRI 상 퇴행성 변화가 1~2개 분절에만 국한되어 있으며, 뚜렷한 추간 간격 협소가 동반되고 추간판조영술(discography) 상 병변이 확인된 경우
    ② 분절간 불안정성이 확인된 경우

즉 척추관협착증이 있다고 모두 다 척추고정기구를 사용하여 척추유합술이 필요다는 것은 아니다. 일반적으로 척추전방전위증 또는 척추관협착증 환자에는 무증상의 환자도 많고 일시적으로 증상이 악화되었다 호전되는 환자가 많으며, 수술이 반드시 필요한 척추전방전위증 또는 척추관협착증 환자는 그리 많지 않다. 척추관협착증이 호발하기 시작하는 50세 이상 사람이 여러 이유로 해서 자기공명영상 검사 또는 단순 방사선영상 검사를 받는다면 50% 이상은 정도에 차이가 있지만 척추관협착증 또는 척추전방전위증 소견이 관찰될 수 있다.

우리나라 국민건강보험 심사평가원의 고정기기 인정기준이 너무 넓게 확대 해석되어 많은 환자들이 단순 방사선영상 또는 자기공명영상에서 척추전방전위증 또는 척추관협착증이 관찰되어 척추고정술과 척추유합술을 권유받고 반드시 수술이 필요한지 여부를 알기 위한 2차 의견을 듣기 위해 타 병원을 재방문하는 경우가 흔하게 있다.

척추고정술과 척추유합술은 수술로 얻게 되는 건강상의 이득과 수술로 인해 잃게 되는 건강상의 손해를 잘 저울질하여 신중하게 판단하고 받아야 하는 수술이다. 한 번 받은 수술은 다시 원상 회복이 불가능하고 재수술 또는 반복 수술로 이어질 수도 있으므로 주의해야 한다. 척추 수술은 반복될수록 결과는 나빠진다.

8장

척추전방전위증

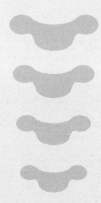

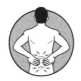

척추전방전위증은 척추관협착증과 연관성이 없는 별도의 척추 질환인 것 같지만 대부분의 척추전방전위증은 2차적으로 척추관협착증을 일으키는 여러 원인 질환중 하나로 척추관협착증과 밀접한 인과 관계가 있다. 척추전방전위증은 척추관협착증이 세상에 알려지기 훨씬 전부터 알려진 질환이며, 척추 질환 중 비교적 흔하게 발견되는 질병이다.

척추전방전위증脊椎前方轉位症, spondylolisthesis은 정상적인 척추 배열 상태 즉 상부에 위치한 척추체와 하부에 위치한 척추체가 동일한 위치에 있지 못하고 상부 척추체가 하부 척추체보다 앞으로(전방으로) 밀려나가 척추체의 위치가 바뀐 상태 곧 전위(위치가 변함)되어 여러 증상들이 발생되는 질환이다.

척추전방전위증이 발생하면 부수적으로(2차적으로) 척추관협착증이 발생하게 된다. 척추전방전위증이 발생하면 해부학적으로 신경 다발(마미총)이 위치하고 있는 척추관이 좁아지거나 또는 척추관의 가장자리에 위치한 외측 함요부 또는 신경근이 척추관으로부터 나오는 추간공이 좁아져 척추관이 협착되어 신경인성파행, 신경근 병변, 요통 등의 임상 증상이 나타나게 된다.

척추관협착증은 크게 3가지 발생 원인이 있다. 첫째 선천성 또는 발육성 척추관협착증, 둘째 후천성 척추관협착증, 셋째 선천성과 후천성 원인이 혼합되어 있는 혼합형 척추관협착증 형태가 있다.

후천성 척추관협착증은 원인에 따라 ①퇴행성 척추관협착증, ②혼합형 척추관협착증, ③척추전방전위증 또는 협부 결손형(분리형) 척추관협착증, ④의인성 척추관협착증, ⑤외상성 척추관협착증, ⑥대사성 척추관협착증으로 분류되고 있다. 즉 척추전방전위증은 후천적으로 척추관협착증을 발생시키는 여러 원인 중 하나의 원인 질환이다.

1. 척추전방전위증이란?

척추전방전위증은 7개의 경추(목) 뼈, 12개의 흉추(등) 뼈, 그리고 5개의 요추(허리) 뼈로 구성되어 있는 척추의 모든 부위에서 발생할 수 있지만, 주로 요추에서 발생한다. 일반적으로 척추전방전위증이라고 하면 요추부에 발생한 척추전방전위증을 말하며, 발생 부위를 지정하여 요추 전방전위증이라고 특정하지는 않는다. 척추전방전위증은 특히 요추의 제일 아래 부위인 제4요추 또는 제5요추에 가장 흔하게 발생한다.

척추전방전위증은 정중 시상면상 정상적으로 나란히 배열되어 있는 척추뼈에서 상부에 위치한 요추 뼈가 아래에 위치한 요추 또는 천추 뼈와 동일한 위치에 있지 못하고 앞으로 미끄러져 위치가 바뀌어 있는 상태를

그림 8-1   협부(결손)형 척추전방전위증 영상

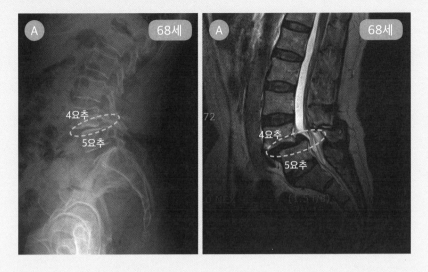

68세 여성의 단순 방사선 측면 영상(A, 68세)에서 제4요추 협부(결손)형 척추전방전위증이 관찰되며 제4요추의 전방 전위는 28%(A, 파란 점선 원)로 측정된다. 자기공명영상 시상면 영상(B, 68세) 영상에서 제4-5요추간 척추전방전위증과 척추관협착증이 관찰된다.

말한다. '척추전방전위증'이라는 병명은 '척추'(가) '전방'(으로) '전위'(위치가 바뀜)되어 '증상'(증세)을 보이는 질환을 하나의 단어로 합성하여 표현한 것이다. 예를 들어 제4요추와 제5요추는 그 사이에 추간판(디스크)을 중심으로 서로 동일한 위치에 나란히 있으면서 관절 운동(앞뒤 또는 좌우로 굽히기 또는 회전 운동 등)을 한다. 그러나 퇴행성 변화(노화)가 발생하여 위아래 척추뼈를 단단히 고정하는 추간판의 고정력이 떨어지면 위에 있는 척추뼈가 앞으로(전방으로) 미끄러지게 되어(우리 몸의 중심이 척추의 앞쪽에 위치하고 있기 때문) 척추전방전위증이 발생하게 된다. 이렇게 척추의 퇴행성 변화에 의해 발생한 척추전방전위증을 퇴행성 척추전방전위증이라 한다.

　퇴행성 척추전방전위증이 발생하면 반드시 척추관이 좁아지게 되어 척추관협착증이 이차적으로 발생하게 된다. 즉 척추관협착증의 원인 중 하나가 퇴행성 척추전방전위증이며 퇴행성 척추전방전위증이 발생하면 척추관협착증의 증상이 발생하게 된다. 다만 척추가 전방으로 전위된 것을 강조하기 위해 퇴행성 척추전방전위증이라 부르기도 하고 척추전방전위성 척추관협착증이라고도 부른다. 그러나 척추의 전방 전위가 애매한 상태이거나 척추의 전방 전위가 없는 상태에서 척추관이 좁아져 있다면 퇴행성 척추관협착증이라고 한다.

　척추전방전위증에는 퇴행성 척추전방전위증보다 더 흔하게 발생되는 형태의 협부 결손형 척추전방전위증 또는 척추분리형 척추전방전위증이 있다. 퇴행성 척추전방전위증은 척추뼈의 골절이나 척추뼈의 결손 또는 분리가 없으면서 척추의 후관절에 아탈구subluxation가 발생하여 상부의 척추뼈가 전방으로 전위되어 발생되는 질환이지만, 협부 결손형 척추전방전위증 또는 척추분리형 척추전방전위증은 척추뼈의 척추협부가 결손되거나 또는 분리(골절)되어 척추뼈의 전반부인 척추체가 전방으로 전위되는 질환이다.

　해부학적으로 요추 뼈는 앞쪽의 척추체와 뒤쪽의 신경궁으로 이루어져 있다. 척추체는 척추뼈의 앞쪽에 위치하며 척추뼈의 몸통에 해당되어 사람의 몸통이 반듯이 서 있게 하는 기둥과 같은 매우 중요한 기능을 하고, 신경궁은 척추체 뒤에서 활 모양(또는 C자 형) 형태를 하고 있으며 신경이 지나가는 척추관을 형성하며 신경을 보호하는 기능을 한다. 협부 결손형 척추전방전위증 또는 척추분리형 척추전방전위증은 신경궁의 가장 약한 부위인 척추 협부가 피로 골절로 부러져 척추체와 신경궁이 분리되어 척추체가 정상적 위치에 있지 못하고 앞으로 밀려나가게 되어 발생되는 척추전방전위증이다.

　신경궁은 좌우 1쌍의 척추경(목덜미의 앞부분을 의미하는 頸)과 척추후궁으로 이루어졌고, 척추경과 척추후궁이 만나는 곳을 척추협부라고 하는데 이곳은 선천적으로 약한 부위이다. 즉 신경궁 중에서 가장 약한 부위인 척추협부에 골절 또는 결손이 발생하여 척추체가 앞으로 밀려나가 발생한 척추전방전위증을 협부 결손형 척추전방전위증 또는 척추분리형 척추전방전위증이라고 한다.

　척추뼈가 앞으로 전위되지 않고 즉 척추전방전위증이 발생되지 않은 상태의 척추협부 결손은 아무 임상 증상도 없는 일반인들 중에서도 드물지 않게 관찰되고 있다. 의학적으로 한쪽의 척추협부만 결손이 있는 경우는 척추전방전위증이 드물게 발생한다. 그리고 양측 척추협부의 결손이 있는 사람 중에서도 약 40~66%만이 척추전방전위증이 발생되는 것으로 알려져 있다. 협부 결손형 척추전방전위증은 남자에서 더 많이 발생하고,

제5요추가 가장 많이 발생하며 그 다음으로 제4요추가 많이 발생한다.

협부 결손형 척추전방전위증에서도 척추관협착증 증상이 발생하며, 특히 중심성 척추관협착증보다 추간공이 좁아지는 추간공협착증이 주로 발생한다. 척추전방전위증으로 진단받은 후 진료 방법에 대하여 상담하기 위해 내원하는 환자들 중에는 협부 결손형 척추전방전위증 환자가 많으나, 수술적 치료가 반드시 필요한 환자는 드물다.

퇴행성 척추전방전위증과 협부 결손형 척추전방전위증 이외에도 척추전방전위증을 일으키는 병변들이 관찰됨에 따라, 진단 의학이 발달하면서 많은 의학자들(윌체Wiltse, 뉴만Newman, 맥납Macnab, 마체티-바톨로지Marchetti-Bartolozzi)은 척추전방전위증을 여러 형태로 분류하였다. ① 척추전방전위증이 최초로 발견된 협부 결손형 척추전방전위증, ② 퇴행성 척추전방전위증, ③ 선천성으로 척추 후관절이 발달되지 않아 발생되는 이형성 척추전방전위증 또는 선천성 척추전방전위증, ④ 사고로 인해 척추 골절이 발생하여 발생하는 외상성 척추전방전위증, ⑤ 척추 감염 또는 종양 등의 원인으로 인해 발생하는 병리적 척추전방전위증, ⑥ 척추 수술 후 후유증으로 발생되는 수술 후 척추전방전위증으로 분류하였다. 이중 가장 흔한 형태가 협부 결손형 척추전방전위증으로 전체 척추전방전위증의 약 50%를 차지한다. 다음으로 퇴행성 척추전방전위증이 약 25% 차지하며, 선천성의 이형성 척추전방전위증이 약20%를 차지하고 나머지 형태의 척추전방전위증은 드물게 관찰된다. 여기서는 척추전방전위증에 의해 2차적으로 발생되는 척추협착증 병변을 다루기 때문에 주로 퇴행성 척추전방전위증과 협부 결손형 척추전방전위증을 중심으로 설명하기로 한다.

2. 척추전방전위증의 발견

의학사 기록에 의하면 척추전방전위증은 벨기에 산부인과 허비니오 Herbiniaux에 의해 1782년 세계 최초로 발견되었지만, 척추전방전위증이라는 질환은 1854년 독일의 허만 킬리안 Hermann Fredrich Killian에 의해 알려지게 되었다.

(1) 진성眞性 척추전방전위증 true spondylolisthesis의 발견

벨기에 산부인과 의사인 허비니오는 1782년 처음으로 척추전방전위증에 대하여 기술하였다. 당시 척추전방전위증이 임산부에서 태아 출산에 방해가 되는 원인으로 발견되었기 때문에 요즘과 같이 신경외과 또는 정형외과의 척추 전문 의사가 아니라 주로 태아 출산을 도와주는 산부인과 의사들이 척추전방전위증을 발견하여 보고하였다. 그 당시에는 척추전방전위증은 산모가 분만 중 출산에 문제를 일으킬 수 있는 질병으로 알고 있었다.

골반은 사람 신체의 몸통과 하지를 연결하는 부위의 뼈이며, 골반 뒤쪽으로 천골과 미골이 위치하고 앞쪽과 옆에는 좌우로 엉치뼈hip bone(장골ilium, 좌골schium, 치골pubis)가 위치하여 3부위에서 관절을 형성하고 있다. 골반은 위에 넓은 부분의 대골반(가골반)과 아래 좁은 부분의 소골반(진골반)으로 구분되고 대골반과 소골반의 경계에 있는 테두리를 골반테두리라 하며 골반테두리의 뒤에는 천골곶(융기)이 있다. 따라서 천골 위에 있는 제5요추가 전방으로 전위되어 척추전방전위증이 발생하면, 골반테두리의 후면이 좁아져 태아 출산의 산로가 좁아지게 되어 출산이 힘들어지게 된다. 그러므로 척추전방전위증의 존재를 태아 출산을 돕는 산부인과 의사가 처음으로 알아내게 되었다.

　그후 1800년대 초반 해부학자들은 척추전방전위증을 선천적 기형 또는 요추와 천추를 이어주는 추간판의 어떤 질환에 의해 발생하는 것으로 생각하여, 척추전방전위증을 "요-천추 관절의 탈구"로 이해하였다. 그러나 1854년 독일의 허만 킬리안Hermann Fredrich Kilian은 척추전방전위증은 제5요추가 서서히 앞으로 전위되어 발생하는 질환임을 알아내고, 척추전방전위증을 "요-천추 관절의 탈구"라고 하는 것은 옳지 않다고 하며, "척추전방전위증"이라는 용어를 처음으로 사용하였다.

　1855년 독일의 로버트Robert K는 제5요추의 신경궁에 손상이 없는 상태에서는 척추체가 전방으로 전위될 수 없다는 것을 알아내고 척추전방전위증을 발생시키는 원인 병소가 신경궁임을 처음으로 밝혀냈으며, 같은 해 독일의 람블DL Lambl은 척추전방전위증 환자에서 척추후궁의 협부가 결손된 것을 처음으로 관찰하였다. 그후 1865년 독일의 하트만Hartmann G.은 척추전방전위증 환자에서 척추의 극돌기는 앞으로 이동되지 않고 원래 제 위치에 있으면서 척추체만 전방으로 전위된 것을 관찰하였다. 람블이 관찰한 척추후궁의 협부 결손이나 하트만이 관찰한 척추의 극돌기가 전방으로 전위되지 않은 상태의 척추전방전위증은 모두 협부 결손형 척추전방전위증에서 볼 수 있는 소견들이다.

　척추전방전위증의 또 다른 형태인 선천적으로 후관절이 형성되지 않은 선천성 후관절 결손의 척추전방전위증은 1882년 노이게바우어Neugebauer가 처음으로 요-천추 아탈구에 의한 척추하수증으로 발표하였다.

　과학이 발달하지 못하여 영상학적으로 진단이 불가능하였던 19세기 후반의 의학자들은 마치 봉사가 코끼리를 제각각 달리 표현한 것과 같이 척추전방전위증의 단편적인 소견을 부분적으로 각기 알아냈었다. 현재의 지식으로 판단하면 그리 대단할 것도 없는 발견들이지만 그 당시의 과학과 진단 의학 수준을 감안하면 모두 다 역사에 남을 위대한 발견들이었다.

척추전방전위증은 1900년까지 전 세계적으로 125사례가 보고되었으며, 6사례를 제외하고 모두 산부인과 의사에 의해 보고되었다. 따라서 당시까지만 해도 척추전방전위증은 여성에게 발생되는 질병으로 알고 있었다. 척추전방전위증이 1782년 세상에 처음 알려지고 뢴트겐이 1895년 방사선X-ray을 발견하기 전까지 약 100년 이상 동안은 영상학적 진단 기술이 개발되지 않은 시기로 척추전방전위증은 영상학적으로 진단이 가능하지 않았고 오로지 외부로 나타난 환자의 신체 변화를 관찰하는 시진視診과 촉진觸診만으로 진단이 이루어졌다. 영상학적으로 촬영하여 우리 눈으로 직접 환자 척추의 탈구, 아탈구 또는 척추전방전위증을 관찰할 수 있게 된 것은 뢴트겐이 방사선을 발견한 이후부터이다.

방사선은 1895년 독일의 빌헬름 뢴트겐Wilhelm Conrad Röntgen에 의해 발견되었고, 방사선을 통해 살아있는 사람의 내부를 촬영하여 관찰할 수 있게 되어 의학이 획기적으로 발전하는 데 크게 기여하였다. 그러나 뢴트겐이 발견한 방사선을 이용한 단순 방사선 사진은 초기에는 전후 방향 사진만 가능하여 척추전방전위증을 명확히 관찰할 수 없었다. 차츰 단순 방사선 사진 기술이 발전하면서 척추의 측면 사진이 가능해짐에 따라 전후 방사선 영상에서는 판별이 어려웠던 척추전방전위증을 정확히 진단할 수 있게 되었고 척추전방전위증에서 협부 결손 부위까지 관찰할 수 있게 발전하였다.

미국 메이요 클리닉 정형외과 의사인 헨리 메여딩Henry W. Meyerding은 1918년부터 1930년까지 121명의 척추전방전위증 환자를 관찰한 결과를

1931년에 보고하였다. 메여딩은 121명 환자 중 62%(85명)는 남성이고 나머지 36명이 여성으로 척추전방전위증이 여성에만 발생하는 질환이 아님을 알아내었다. 그리고 환자들의 나이는 11세부터 67세까지였으며, 남성의 평균 연령은 34세, 여성의 평균 연령은 39세였다. 121명의 척추전방전위증 환자 중 107명은 제5요추의 협부 결손형 척추전방전위증이었으며, 13명은 제4요추의 협부 결손형 척추전방전위증, 그리고 나머지 1명은 제3요추의 협부 결손형 척추전방전위증이었다.

(2) 가성假性 척추전방전위증pseudospondylolisthesis의 발견

척추전방전위증이 처음 발견된 후 1930년대까지 협부 결손형 척추전방전위증만 존재하는 것으로 알았다. 그러나 독일의 허버트 융한스Herbert Junghans는 협부 결손이 없는 척추전방전위증의 특이한 형태를 가성척추전방전위증이라고 1931년 발표하였으며, 가성척추전방전위증이 오늘날의 퇴행성 척추전방전위증으로 알려지게 된 것이다. 즉 허버트 융한스는 척추 협부가 결손되지 않고 척추가 전방으로 전위되는 퇴행성 척추전방전위증의 존재를 처음으로 확인하고 보고하였다.

그후 미국 미시간대학의 노만 카페너Norman Carpener는 34명의 척추전방전위증 환자를 해부학적 그리고 영상학적으로 분석하여 척추전방전위증에는 두 가지 형태가 있음을 1932년 의학 학술지에 발표하였다. 카페너는 첫 번째 형태는 제5요추의 전체(척추체와 신경궁)가 전방으로 전위되는 척추전방전위증(현재 분류에 의하면 퇴행성 척추전방전위증에 해당됨)으로 비교적 드물게 관찰되고, 두 번째 형태는 흔히 관찰되고 과거부터 알려지고 있는 형태로서 척추체와 신경궁이 분리되어 척추체만 앞으로 전위되는 척추전방전위증(현재 분류에 의하면 협부 결손형 척추전방전위증에 해당됨)으로 분류하였다.

　또한 미국의 맥납Macnab은 협부 결손형 척추전방전위증은 진성척추전방전위증이며, 신경궁에 손상 없는 척추전방전위증은 가성척추전방전위증이라고 1950년 발표하였다. 그러나 가성척추전방전위증이 퇴행성 척추전방전위증이라는 현대적 개념은 1955년이 되어서 뉴만PH Newman에 의해 밝혀졌다. 뢴트겐이 1895년 방사선을 발견한 이후 전산화단층촬영CT이 개발되어 척추질환 진단에 이용되기 시작한 1974년까지 약 80년 동안 척추전방전위증은 오직 이학적 검사와 단순 방사선 검사만으로 진단되었다.

　현대적 진단 검사인 전산화단층촬영(1974년)과 자기공명영상(1983년)을 이용한 척추질환 진단 검사는 지금으로부터 불과 40~50년 전부터 가능하게 되었다. 현재 추간판탈출증, 척추관협착증, 또는 척추전방전위증 진단에 많이 사용되고 있는 자기공명영상 검사는 1988년에 우리나라에 처음 도입되었고, 전산화단층촬영 검사는 1977년에 도입되었다. 따라서 우리나라에서 척추관협착증과 척추전방전위증을 현대적으로 진단할 수 있게 된 것은 불과 30여 년 전부터이다. 그러므로 전산화단층촬영과 자기공명영상이 개발되기 전까지는 척추관협착증과 척추전방전위증을 정확하게 진단할 수 없었다고 하여도 과언이 아니다.

　우리나라에서는 가톨릭의과대학 정형외과학교실(김익제, 장홍주)이 1967년 대한정형외과학회지에 발표한 「소위 가성 척추골 전위증 2예 Report of 2 cases of So-Called Pseudospondylolisthesis」 논문을 통해 협부 결손형 척추전방전위증이 아닌 퇴행성 척추전방전위증을 국내 최초로 소개하였

다. 그후 한양대학교 신경외과학교실(정종훈, 오석전, 조해동, 유영락, 김남규,
정환영)은 1983년 대한신경외과학회지에 「가성척추전위증(22예 분석보고)
Pseudospondylolisthesis(Review of 22 cases)」 논문에서 퇴행성 척추전방전위증 환
자 22명을 임상 분석하여 발표하였다.

3. 척추전방전위증 치료의 발전

척추전방전위증은 산모가 출산 과정에 문제를 일으키는 질환으로 산부인
과 의사에 의해 1782년 세계 최초로 발견된 후 요-천추 관절의 탈구로 알
게 되었다. 따라서 초기의 치료법은 탈구된 뼈를 바로잡기(정복하기) 위해
상체와 하체를 견인하는 방법이 동원되었고, 척추를 외부(몸통 밖)에서 움
직이지 못하게 하는 보조기 또는 석고재킷 등으로 치료하였다. 척추전방
전위증이라는 질병이 세상에 알려진 후 의학이 발달하지 못한 초기에는
주로 비수술적 방법으로 치료하였으나 비수술적 치료인 안정 요법 또는
보조기 착용 등으로 증상 호전이 없는 경우 수술적 치료가 시도되었다.

(1) 비수술적 방법인 견인과 보조기로 치료하다

미국 뉴욕 로체스터종합병원(Rochester General Hospital)의 랄프 피치Ralph
R. Fitch는 척추전방전위증으로 인해 하지 마비가 발생한 30세 여성 환자를
수술 방법이 아니고 견인하는 방법 즉 세 사람이 상체를 견인하고 두 사
람이 하체를 견인함으로 하지 마비를 호전시킨 사례를 1912년 미국 의학
학술지에 보고하였다.

(2) 수술로 치료를 시작하다

척추전방전위증에 대한 최초의 수술은 약 130년 전인 1893년이다. 영국의 외과의사인 윌리엄 래인William Arbuthnot Lane은 35세 여자가 척추전방전위증에 의해 하지 마비가 진행하여 척추후궁절제술(척추감압술)을 시행하여 호전된 사례를 1893년 세계 최초로 의학 학술지(Lancet 1893.4.29.)에 보고하였다.

(3) 척추후방유합술로 치료하다

척추전방전위증이 조금씩 세상에 알려지면서 척추전방전위증은 척추가 전방으로(앞쪽으로) 미끄러져 발생하는 것이므로 척추전방전위증의 척추를 불안정하다고 판단하여 척추전방전위증의 불안정한 척추를 안정화시키기 위해 척추유합술이 시행되기 시작하였다.

척추전방전위증을 치료하기 위한 척추유합술을 시행한 수술은 1914년 미국 시카고병원 정형외과 의사인 에드윈 라이어슨Edwin W. Ryerson에 의해 최초로 시도되었다. 에드윈 라이어슨은 반복적으로 하지 마비 증상을 발생시키는 협부 결손형 척추전방전위증의 15세 여자 환자를 알비 방법Albee's method으로 척추유합수술로 치료하여 1915년에 의학 학술지에 보고하였다.

에드윈 라이어슨이 시행하였던 알비 방법에 의한 척추유합술이란 미국 뉴욕의 정형외과 의사 후레드 알비Fred H. Albee가 척추결핵 환자에서 경골(다리)의 뼈를 일부 채취하여 척추에 이식하는 치료법으로 1911년 발표하였던 방법이다. 에드윈 라이어슨도 알비 방법과 같이 환자의 좌측 경골 뼈에서 제3요추 극돌기부터 제3천추 극돌기까지 길이의 뼈를 채취하여 요추의 전만곡과 일치하도록 곡선 형태로 만든 후 제3요추의 극돌기부터 제2천추의 극돌기까지의 극돌기와 극돌기 사이 인대를 중앙에서 좌우 양쪽으로 자르고 그 사이에 채취한 뼈를 이식하여 부목 기능을 할 수 있게 척추유합술을 시행하였다. 그러나 이러한 방법의 척추유합술은 환자에게 많은 조직 손상과 후유증을 일으킬 수 있어 현재는 더 이상 사용되고 있지 않게 되었다.

또한 척추유합술의 태두인 미국 뉴욕의 정형외과 의사인 럿셀 힙스 Russell A. Hibbs는 1922년 발표한 「척추의 골절-탈구(Frature-Dislocation of the Spine)」에서 척추전방전위증을 척추의 골절-탈구로 진단하였다. 럿셀 힙스는 척추전방전위증 발생은 어린 시절에 발생한 골절-탈구가 성인이 될 때까지 증상을 일으키지 않고 성인이 된 후 증상이 발생하는 것이며, 증상은 척추 협부의 골절이 불유합되어 움직임 때문에 발생하므로 불유합 부위의 움직임을 없애면 증상이 완전하게 영구히 회복된다고 주장하면서, 척추뼈를 유합하는 것이 완전히 치료하는 방법이라고 주장하였다.

럿셀 힙스는 22명의 척추 골절-탈구 환자를 후레드 알비 방법이 아닌 또 다른 방법의 척추유합술로 치료하였다. 당시에는 척추전방전위증의 발생 기전이 잘 알려져 있지 않아 골절-탈구로 잘못 이해하였으며, 럿셀 힙스가 보고한 사례 22명 중 12명(case 1, 4, 5, 6, 7, 8, 10, 11, 14, 16, 17, 22)은 척추전방전위증 환자였다. 럿셀 힙스는 제3요추부터 제2천추까지 극돌기, 척추후궁, 후관절, 횡돌기 기시부의 골막을 벗긴 조각과 극돌기 조각의 뼈를 극돌기, 척추후궁, 후관절 및 횡돌기 기시부에 이식하는 방법으로 척추유합수술을 시행하였다. 럿셀 힙스는 엉덩이 뼈에서 뼈를 채취하여 뼈 이식을 하지 않았고 오직 요추부에 있는 극돌기, 척추후궁, 후관절, 그리고 횡돌기의 뼈를 일부 떼어낸 후 다시 이식하는 방법이었다. 이러한 척추유합술 방법도 수술 부위 조직 손상이 크고 출혈이 많으며 수술 후 후유증 발생 등으로 현재는 더 이상 사용되고 있지 않는다.

그리고 미국 뉴욕의 정형외과 의사인 후레드 알비Fred Houdlette Albee도 척추결핵 환자가 아닌 척추전방전위증 환자에서 척추를 고정시키는 수술 방법으로 척추유합술을 시행하여 1927년 보고하였다. 그후 미국 메이요 클리닉 정형외과 의사인 헨리 메여딩Henry W. Meyerding은 1918년부터 1930년까지 121명의 척추전방전위증 환자에게 제3-4-5요추와 천추의 극돌기와 척추후궁에 여러 조각의 뼈를 이식하여 척추후방유합술을 시행하여 1931년에 보고하였다. 헨리 메여딩의 환자에는 퇴행성 척추전방전위증 환자는 없었고, 모두 협부 결손형 척추전방전위증 환자만 있었다. 또 헨리 메여딩은 1922년부터 1940년까지 876명의 척추전방전위증 환자 중 143명(16.3%)에게 척추 후방을 유합하는 수술을 시행하여 1943년 의학 학술지에 다시 보고하였다. 수술은 자가골을 이식하여 제3-4-5요추와 제1-2천추 후방에 걸쳐 장분절을 골유합하는 후방유합술을 시행하였다. 그러나 헨리 메여딩의 장분절에 걸쳐 유합수술을 하는 척추후방유합술은 현재는 사용되고 있지 않다. 또 미국 정형외과 의사인 데이비드 보스워드David M. Bosworth는 척추전방전위증 환자에서 척추후궁절제술로 척추후궁이 없는 경우 골반의 장골에서 H형태의 뼈를 채취하여 제4요추 극돌기와 제1천추 극돌기 사이에 H-형태의 뼈를 이식하는 수술 방법을 1945년 발표하였다.

그러나 척추유합술을 시행하는 일부 의사들을 제외하고 대부분의 의사들은 수술의 후유증과 합병증 발생으로 협부 결손형 척추전방전위증을 수술보다는 척추를 외부(몸통 밖)에서 움직이지 못하게 하는 보조기 또는 석고재킷 착용 등의 비수술적 방법으로 치료하였다.

우리나라에서는 가톨릭의과대학 정형외과학교실(김익제, 장홍주)은 국내 최초로 퇴행성 척추전방전위증 환자(54세 여자) 2명을 제3요추부터 천추까지 자가골 이식으로 척추 후방유합술을 시행하고 3개월간 석고고정으로 치료하여 1967년 대한정형외과학회지에 발표하였다.

(4) 척추전방유합술로 치료하다

척추전방전위증이 알려지기 시작한 초기에는 척추변형의 진행을 방지하기 위해 척추 후방에 뼈를 이식하는 척추후방유합술이 시행되었으나, 치료 결과가 좋지 않았고 척추의 전방 전위 진행을 예방하지도 못하였으며, 척추 이분증이 있는 경우 척추 후방으로 뼈 이식이 불가능한 것이 단점으로 지적되었다.

미국 미시간대학의 정형외과 의사인 노만 카펜너는 척추 이분증과 같이 후방 척추유합술을 시행하기 어려운 경우에는 전방으로 제5요추의 척추체와 제1천추의 척추체 사이에 척추 전방에 기둥 역할을 하는 부벽 기능을 하는 뼈를 이식 수술하거나 또는 분리되어 있는 척추체와 신경궁을 고정하는 수술이 이상적이지만 이러한 수술법은 기술적으로 상당히 어려워 시도되지 못한다고 1932년 학술지에 발표하였다. 그후 1933년 미국의 정형외과 의사인 번스Burns BH가 14세 소년의 척추전방전위증 환자에게 전방으로 유합하는 척추전방유합술을 세계 최초로 시행하여 학술지에 보고하였다.

우리나라에서는 국립의료원 정형외과 의사 안병훈이 3명의 척추전방전위증 환자에게 척추 전방유합술을 시행하여 1969년 국내 처음으로 보고하였다.

(5) 후외측유합술로 치료하다

척추후방유합술이 늘어나면서 목적하였던 대로 척추가 잘 유합되지 않아 척추의 가관절증이 발생하는 문제도 늘어나게 되었다. 특히 요천추부위에 발생되는 척추 가관절증 발생은 지속적으로 척추후방유합술의 단점이 되었으며, 이러한 가관절증 발생의 단점을 줄이기 위해 척추의 후외측유합술PLF; Postero-Lateral Fusion이 시도되었다.

미국 정형외과 의사 멜빈 왓킨스Melvin B. Watkins는 처음으로 척추의 후외측유합술의 수술 수기와 치료 결과를 1953년 발표하였다. 후외측유합술은 후관절, 척추 협부, 횡돌기의 뼈를 피질박리하여 채취한 이식뼈를 피질박리된 뼈위에 위치시키는 술식이다. 왓킨스가 척추고정기구를 사용하지 않는 후외측유합술을 처음으로 시행하면서 다시 척추유합술이 주목을 받기 시작하였으며, 조지 트루리George Truchly와 월터 톰슨Walter A.L. Thompson은 이식한 뼈의 이동을 방지하기 위한 수술 기법으로 발전시켰으며, 윌체Wiltse는 1962년 후외측유합술을 척추후궁까지 확장하여 유합술을 시행함으로 척추유합의 성공률을 높였다.

우리나라에서는 연세대학교 의과대학 정형외과학교실(오학윤, 박병문, 정인희)이 55명의 척추전방전위증 환자에 대하여 임상분석을 하고 33명을 수술로 치료하여 「척추전방전위증에 관한 임상적 연구」를 1976년 대한정형외과학회지에 발표하였다. 저자들은 1969년까지는 주로 척추후방유합술을, 그후부터 1973년까지는 척추후궁절제술과 H-형 골이식술을 많이 시행하였으며, 1973년말부터는 후외측유합술을 시행하였다고 하였다.

(6) 후방 요추체간 유합술로 치료하다

1910년대부터 1940년대 사이의 에드윈 라이어슨, 럿셀 힙스, 후레드 알비, 헨리 메여딩, 데이비드 보스워드에 의한 척추유합술은 척추전방전위증이 있는 부위를 포함하여 상부의 제3요추와 하부의 천추까지 광범위한 부위를 유합시키므로 수술 시간이 길고 출혈량도 많으며, 수술 후 후유증과 합병증 발생이 많아 척추유합술 초기의 이러한 방법들은 널리 보급되지 못하였으며, 현재는 사용되고 있지 않은 방법들이 되었다. 또한 1933년 번스Burns BH에 의한 척추전방유합술도 수술 후 후유증과 합병증으로 계속하여 시도되지 못하였다. 척추전방전위증에서 기존의 척추 후방으로 유합하는 척추 후방유합술은 너무 많은 척추의 분절을 유합하는 단점이 있으므로 척추유합 범위를 줄이기 위해 후방으로 척추체를 직접 유합하는 방법이 개발되었다.

뉴질랜드 신경외과 의사 앤토니 제임스Anthony James와 정형외과 의사 노만 니스벳Norman W. Nisbet은 1953년 척추를 후방으로 접근하여 척추체를 유합하는 새로운 수술법 즉 후방 요추체간 유합술PLIF; Posterior Lumbar Interbody Fusion을 의학 학술지에 발표하였다. 저자들은 6명의 협부 결손형 척추전방전위증 환자와 5명의 추간판탈출증으로 추간관절제술을 시행받았으나 요통이 지속되는 환자에게 후방 요추체간 유합술을 시행하였다. 한편 저자들은 협부 결손형 척추전방전위증 환자에게 처음으로 유합술 없이 분리된 척추후궁을 제거하는 수술을 시행하기도 하였다.

그러나 역사적으로 보면 앤토니 제임스와 노만 니스벳이 후방 요추체간 유합술을 처음으로 시행한 것은 아니었다. 미국 뉴저지의 정형외과 의사 브릭H. Briggs과 밀리건P. Milligan은 후방으로 접근하여 척추체를 유합하는 후방 요추체간 유합술을 세계 최초로 시행하여 1944년 학술지에 이미 발표하였었다. 다만 이들은 요추 추간판탈출증 환자에게 추간판탈출이 재발되지 않고, 추간판절제술 후 추간공이 좁아지는 합병증을 줄이기 위해 후방 요추체간 유합술을 실시하였던 것이다.

또한 미국의 신경외과 의사 랄프 클로워드도 1953년 추간판탈출증 환자에게 브릭과 밀리건의 후방 요추체간 유합술을 발전시킨 방법의 후방 요추체간 유합술을 시행하여 보고하였다. 랄프 클로워드는 한 개의 자가골 뼈 조각을 이식하는 대신 여러 개의 뼈 조각을 이식하여 뼈를 이식하기 쉽게 하였고, 다른 사람의 사체 뼈에서 채취한 뼈 조각을 이식하여 수술 시간을 줄이고 자가골 채취 부위의 합병증 발생을 줄이는 시도를 하였다. 또한 랄프 클로워드는 협부 결손형 척추전방전위증 또는 척추관 협착증 또는 척추 수술후증후군 환자에도 후방 요추체간 유합술의 수술 결과가 좋다고 1985년 발표하였다.

척추전방전위증에 대한 수술적 치료로서 초기에는 주로 척추의 후방을 유합하는 척추후방유합술(1915년) 수술이 시행되었으나 이에 대한 부작용과 수술 결과가 좋지 않아 척추의 앞에서(전방에서) 척추체를 유합하는 전방 요추체간 유합술(1933년)이 시도되었으며, 이 수술 방법 역시 부작용이 많이 발생하여 보편화되지 못하였다. 그 후 척추후방유합술에서 발전하여 척추 후외측유합술이 시도되어 오랜 기간동안 이용되었다. 초창기에 시도되었던 전방 요추체간 유합술에서 발전한 수술 방법으로 척추의 앞쪽에서 접근하는 수술이 아니고 뒤쪽(後方)으로(등쪽으로) 접근하여 척추체를 유합하는 수술 방법인 후방 요추체간 유합술(1944년, 1953년)이 개발되어 현재까지 요추 유합술에 주로 이용되고 있다.

우리나라에서는 국립의료원 신경외과팀(신해철, 최종현, 도종웅)이 국내 처음으로 척추전방전위증 또는 척추 불안정으로 요통을 호소하는 3명의 환자에게 후방 요추체간 유합술을 시행하여 「후방 요추체간 유합술(Posterior Lumbar interbody Fusion)」의 논문을 1984년 대한신경외과학회지에 발표하였고, 조선대학교 의과대학 신경외과학교실(김윤모, 도성신, 박승규, 신호)은 척추전방전위증 환자 4명을 포함하여 7명 환자에게 후방 요추체간 유합술을 시행하여 「후방 경유 요추체간 유합술(Posterior Lumbar interbody Fusion)」의 제목으로 1986년 대한신경외과학회지에 발표하였다.

(7) 척추유합수술 없이 섬유연골조직을 제거하여 치료하다

협부 결손형 척추전방전위증에 대한 수술적 치료 개념은 1955년 미국 정형외과의사 제럴드 길Gerald G. Gill 등이 1955년 연구 논문을 발표하면서 완전히 바뀌게 되었다. 제럴드 길의 논문이 발표되기 전까지는 척추전방전위증은 척추 협부의 결손으로 요추와 천추 사이가 불안정해져 증상이 발생하고 척추체가 전방으로 지속적으로 전위된다는 이론이 지배적이었다. 그러므로 척추전방전위증의 치료는 당연히 척추유합술을 시행해야 하는 것으로 받아들여졌으나 제럴드 길 이후 척추유합술 없이 척추 협부 결손부위에 있는 섬유연골조직을 제거하면 증상이 호전되는 사실을 알게되었다.

미국 샌프란시스코 성누가병원의 정형외과 의사인 제럴드 길 등은 1955년 발표한 「척추유합술을 시행하지 않는 척추전방전위증의 외과적 치료(Surgical treatment of spondylolisthesis without spine fusion)」 논문에서 협부 결손형 척추전방전위증은 협부 결손 부위에 발생한 섬유연골조직이 종괴를 형성하여 신경근을 압박하여 증상을 발생시키고 또한 협부 결손으로 인해 척추체로부터 분리된 척추후궁이 고정되지 않고 움직여 짐에 따라 신경근 또는 척수 경막을 압박하거나 자극하여 증상을 일으킨다는 새로운 개념을 발표하였다. 따라서 저자들은 20명의 협부 결손형 척추전방전위증 환자를 척추유합술을 시행하지 않고 협부 결손 부위에서 발생한 섬유연골조직의 종괴를 제거하고 분리된 척추후궁을 제거하는 수술로 치료하여 과거 수술을 받지 않았던 첫 수술인 환자(14명)는 93%에서 만족스러운 결과를 얻었고, 척추유합술 후 증상 호전되지 않아 재수술한 환자(4명)에서는 50%에서 만족스러운 결과를 얻었다.

제럴드 길 등은 기존의 척추 불안정의 개념으로는 척추전방전위증 환자의 임상 증상에 대한 설명이 불가능하다고 주장하였다. 즉 척추 불안정이 심한 2단계 또는 3단계의 심한 척추전방전위증 환자에서 요통과 하지 동통이 없는 현상을 척추의 불안정의 개념으로 설명할 수 없으며, 또 척추전방전위증은 일반적으로 소아에서 주로 진행하고 성인에서는 드물게 진행하므로 척추 불안정에 의해 증상이 발생된다면 소아에서 증상이 주로 발생되어야 하고 성인에서는 증상이 드물게 발생되어야 하나 실제로는 소아에서는 척추전방전위증의 증상이 드물게 나타나고 성인에서 오히려 증상이 많이 나타나는 현상을 척추 불안정의 개념으로 설명할 수 없다고 주장하였다. 그리고 1939년 스턴 프라이버그는 척추전방전위증의 정도와 증상은 서로 상관관계가 없다고 이미 보고한 바도 있다.

제럴드 길 등은 척추전방전위증에서 증상 발생을 척추 불안정에 의한 것이 아니고 섬유연골 조직의 신경근 압박에 의한 것으로 설명하고 있다. 즉 협부 결손형 척추전방전위증에서 척추 협부에 결손이 발생하면 처음 수년 동안은 증상이 없이 지속되다 협부 결손 부위에 섬유연골조직이 종괴 형태로 성장하게 되면 이것이 신경근을 압박하게 되어 증상이 나타나는 것이라고 설명한다. 따라서 소아에서는 증상이 적고 성인이 되어서 증상이 나타나게 되는 것이라고 주장하고 있다. 또 협부 결손형 척추전방전위증에서 외상 후 증상이 갑자기 나타나는 현상은 섬유연골 종괴와 신경근이 유착되어 있다 외상으로 섬유연골 종괴가 신경근을 당기기 때문에 나타난다고 설명하고 있다. 그리고 꼬리뼈 통증도 분리된 척추후궁과 황색인대가 척수 경막에 유착되어 있는 상태에서 척추후궁이 유착되어 있는 경막을 당기기 때문에 발생한다고 설명하고 있다. 그러므로 제럴드 길 등은 척추전방전위증에서 증상을 호전시키기 위해 척추유합술이 필요한 것이 아니고 섬유연골조직의 종괴와 분리된 척추후궁을 제거하는 수술이 필요하다고 주장하고 있다.

미국 미시간대학의 스테판 데이비스I. Stephen Davis와 로버트 베일리 Robert W. Bailey는 1952년부터 1967년까지 39명의 협부 결손형 척추전방전위증 환자에서 제럴드 길 치료법과 동일하게 완전후궁절제술과 하관절돌기를 제거하는 수술을 시행하여 77개월 동안 추적 관찰을 통해서 74%의 만족스러운 결과를 보였으며 단 6명(6/39,15%)에서만 미끄러짐이 진행되었다고 1972년 학술지에 보고하였다.

네덜란드 라이든대학병원 신경외과 마크 아츠Mark Arts 교수 등도 42명 환자의 협부 결손형 척추전방전위증 환자에게 유합술을 시행하지 않고 압박하고 있는 신경근을 감압해주는 길 수술Gill's procedure 방법으로 수술하여 10년 후 71%의 환자가 만족하는 좋은 결과를 얻었다고 2006년 의학 학술지에 발표하였다. 미국 제럴드 길의 길 수술 방법은 소개된지 현재까지 약 65년 이상 경과되었으나, 척추전방전위증 수술에 중요한 방법으로 이용되고 있으며, 수술의 비용-효과 측면에서도 우수한 치료법으로 자리잡고 있다.

이와 같이 척추전방전위증에 대한 수술은 크게 두 가지 방법에 대한 학설이 아직까지 논란이 되고 있다. 한 가지 방법은 척추전방전위증이 척추가 불안정해서 발생된다는 학설에 근거하여 불안정한 척추를 안정화시키기 위해 척추를 붙히는 수술 즉 척추유합술로 치료하는 수술 방법과 다른 방법은 척추전방전위증으로 발생되는 증상은 섬유연골조직의 종괴와 분리된 척추후궁이 신경근과 척수 경막을 압박하여 증상이 발생되므로 신경을 압박하는 부분을 감압하면 치료된다는 학설(제럴드 길의 섬유연골조직의 압박설)에 근거하여 척추유합수술을 시행하지 않고 증상을 일으키는 협착된 부분의 병변을 감압하는 수술방법이 있다. 그러나 대체로 척추유합술의 이점이 없고 척추감압술로 치료가 충분하다는 연구 결과가 지배적이다.

우리나라에서는 서울대학교 의과대학 정형외과교실(강세윤, 이기린, 정우구, 이덕용)은 1968년 대한정형외과학회지에 「횡돌기간유합술에 의한 척추전방전위증의 치험 1예(Intertransverse Fusion in Spondylolisthesis-Report of a Case-)」 논문에서 우리나라 최초로 제4요추의 협부 결손형 척추전방전위증 1례에 대하여 척추유합술로 치료하여 보고하였다. 저자들은 "척추전방전위증 치료의 목적은 주로 동통의 제거에 있으며 이를 대체로 세 가지로 나눌수 있는데 첫째는 척추 불안정으로 인한 요통 제거, 둘째는 신경근의 압박 내지 자극증상 제거, 셋째는 마미총 신경 내지 경막의 압박제거"라고 하였다. 그러므로 척추 불안정으로 인한 요통을 제거하기 위하여 척추를 안정화시키는 척추유합술을 하는 것이며, 신경근의 압박 또는 자극증상을 치료하기 위하여 압박 부위를 감압시키고, 마미 신경총을 압박하는 것을 없애는 것이라고 하였다.

영남대학교 의과대학 정형외과학교실 안면환 교수는 2007년 대한 척추외과학회지에 "척추관협착증은 일반적으로 안정화되어서 대부분 단순 감압술로 충분한 반면에 퇴행성 척추전방전위증에서는 불안정하여서 유합술을 동시에 시도하는 것이 바람직하다"고 하였으며 "척추전방전위증이라도 노인의 경우에는 단순 감압을 고려해야 한다"고 발표하였다.

『척추외과학』(석세일, 제3판 최신의학사 2011)에는 척추전방전위증에 대한 수술적 치료가 시대적으로 변화되고 있다고 기록하고 있다. 즉 "요추의 불안정의 가장 대표적인 질환인 척추전방전위증에서 꼭 척추유합술이 필요한가에 대하여도 논란이 있어 왔다. 척추전방전위증에 대한 수술적 치료는 1970년대에는 척추후궁절제술에 의한 감압술이 주종을 이루었고 이의 수술 결과는 60~96%에서 만족할 만한 결과들이 보고되었으나 요통이나 하지의 방사통이 남거나 재발되는 경우도 73%까지 보고된 경우도 있으며 수술 후 전위의 증가가 많이 보고됨에 따라 1980년대에 들어와서는 척추유합술을 겸하는 의사들이 늘고 있으나 1990년대 초반까지도 일치된 의견이 없었다. 그러나 1991년 피쉬그룬드Fischgrund 등이 50명의 퇴행성 척추전방전위증 환자에서 전향적 연구를 하여 척추유합술을 병행하는 경우 요통과 하지통의 호전이 의미있게 증가한다는 사실을 발표한 이후 이에 동조하는 보고들이 많이 발표되고 있어 더 이상 논란의 대상이 되지는 못하는 것 같다"고 하여 척추전방전위증에 대한 수술적 치료는 척추유합술을 시행하는 것이 의학적 근거가 있는 것처럼 결론을 내렸다. 그러나 더 이상 논란이 없는 것은 아니며 드물지만 지속적으로 척추전방전위증 치료에 있어서 척추유합술의 효과에 대한 연구 결과가 보고되고 있으며, 척추유합술을 추가 시행해서 얻을 수 있는 이점이 없다는 보고가 우세하다.

4. 자연 경과와 안정화된 척추전방전위증

과거에는 척추전방전위증은 모두 불안정한 척추이므로 치료하기 위해서는 척추고정술을 시행하여 척추를 안정화시켜야 하는 질병으로 알았으나, 척추전방전위증에 대한 정밀 진단이 가능하여지고 많은 사례를 경험하게 되면서 척추전방전위증은 모두 불안정한 척추 상태가 아님을 알게 되었다. 즉 척추전방전위증으로 진단된 후에 척추전방 전위가 진행되지 않거나 진행이 멈춘 척추전방전위증이 있음을 알게 되었다. 이렇게 척추가 전방으로 더 이상 전위되지 않고 멈춘 상태의 척추전방전위증을 안정화된 척추전방전위증stable spondylolisthesis이라고 하며, 간단히 안정 척추전방전위증이라고 한다.

안정 척추전방전위증은 척추가 전방으로 전위되는 진행을 멈춰 더 이상 척추뼈가 전위되지 않는 척추전방전위증이다. 협부 결손형 또는 퇴행성 척추전방전위증은 발생 초기에는 세월이 지나면서 서서히 척추뼈의 전위가 진행된다. 그러나 끊임없이 계속 척추뼈의 전위가 진행되는 것은 아니다. 마치 나무가 한없이 자라는 것이 아니라 어느 정도 자라면 성장을 멈추듯이 척추전방전위증도 어느 정도 전위가 발생하면 전위가 멈춰진다. 이렇게 더 이상 전위되지 않는 형태의 척추전방전위증은 안정(화된) 척추전방전위증이며 전위가 지속되는 기간의 척추전방전위증은 불안정 척추전방전위증이다. 척추전방전위증의 진행을 확인하려면 1년 또는 그 이상의 일정 기간 동안 척추뼈가 얼마나 전위되었는지 관찰하면 된다. 일반적으로 척추전방전위증의 진행은 매우 서서히 진행되고 어느 때부터는 더 이상 척추뼈의 전위가 진행되지 않고 진행이 멈춘다. 척추전방전위증은 안정 척추전방전위증과 불안정 척추전방전위증에 따라 수술적 치료가 다를 수 있다. 안정 척추전방전위증의 수술적 치료는 척추유합술과 척추고정술은 필요 없고 척추감압술로 충분할 수 있으나, 불안정 척추전방전위증에서는 척추감압술 이외에 척추유합술과 척추고정술이 필요할 수도 있다. 그러나 일반적으로 척추전방전위가 진행되는 초기에는 대부분 수술적 치료가 필요하지 않고, 척추전방전위가 멈추는 시기 즉 안정화된 척추전방전위증 시기에 수술이 필요한 경우가 많다. 안정화된 척추전방전위증의 수술적 치료에서는 이미 척추가 안정화된 상태이므로 척추유합술이 필요하지 않다.

척추전방전위증이 진행되면 다리 마비가 발생할 수 있으므로 언젠가는 수술이 필요하다고 주장하는 사람도 있다. 그러나 척추전방전위증이 진행되어 다리 마비가 발생하는 경우는 매우 드물다. 또한 언젠가는 수술이 필요하니 한 살이라도 젊었을 때 수술받는 것이 좋다고 수술을 권유하는 경우도 있으나 이러한 주장도 매우 근거 없는 주장이므로 조기에 수술을 결정할 필요가 없다.

현재 우리나라 또는 미국에서 척추전방전위증을 치료하는 방법으로 척추경 나사못을 척추뼈에 삽입하는 척추고정술이 많이 시행되고 있으나, 특히 안정 척추전방전위증인 경우 척추고정술이 필요가 없고 척추감압술만으로 충분히 증상이 호전될 수 있으며 불안정 척추전방전위증인 경우에도 척추고정술없이 척추감압술만으로 충분히 치료될 수 있으므로 수술적 치료를 선택할 때는 세심한 주의가 필요하다.

• 안정화된 척추전방전위증 사례들(그림 8-2~4)

그림 8-2 안정화된 제4요추 퇴행성 척추전방전위증 stable degenerative spondylolisthesis

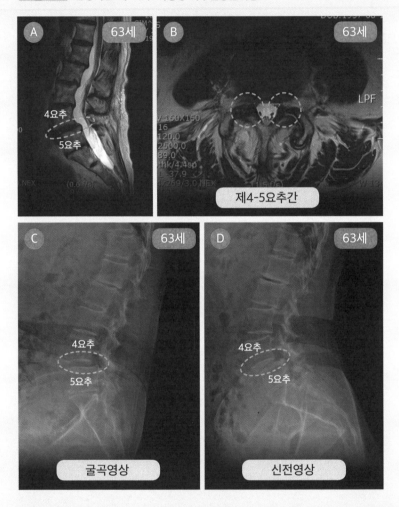

63세 여성의 자기공명영상 시상면 영상(A)에서 제4요추의 퇴행성 척추전방전위증이 관찰되고(A, 파란 점선 원), 제4-5요추간 횡단면 자기공명영상(B)에서 양측 함요부 협착(B, 파란 점선 원)이 관찰된다. 단순 방사선 굴곡(C)-신전(D) 영상에서 시상면 전위가 0.7mm(4mm 이상이면 불안정), 그리고 시상면 굴곡도가 6.1도(L4-5 20도 이상이면 불안정)로 측정되어 제4-5요추간 분절의 불안정증은 없다. 이 사례의 척추전방전위증은 안정화된 척추전방전위이며 수술적 치료가 필요한 경우 척추유합술은 필요 없다. 파란 점선 원(C, D, 파란 점선 원)이 퇴행성 척추전방전위증 부위이다.

그림 8-3 안정화된 제3요추 퇴행성 척추전방전위증

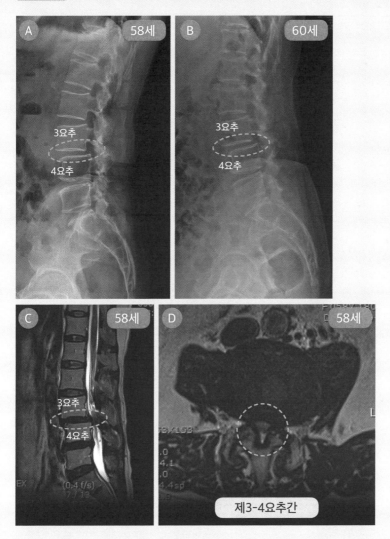

58세 여성의 단순 방사선 측면 영상(A)에서 제3요추 퇴행성 척추전방전위증과 제3요추의 전방 전위가 15%(메여딩 1기)로 측정된다. 2년 4개월 경과 후 단순 방사선 영상(B)에서 제3요추의 전방 전위는 20%로 증가되었으나(B), 단순 방사선 굴곡-신전 영상에서 시상면 전위가 1.4mm(4mm 이상이면 불안정), 그리고 시상면 굴곡도가 10도(L3-4; 15도 이상이면 불안정)로 측정되어 안정화된 척추전방전위증이며 수술적 치료가 필요한 경우 척추유합술은 필요하지 않다. 자기공명영상 시상면 영상(C)에서 제3요추 퇴행성 척추전방전위증이 관찰되고, 제3-4요추간 횡단면(D)에서 중심부 의 척추관협착증 3기(D, 파란 점선 원) 소견이 관찰된다. 파란 점선 원(A,B,C)이 퇴행성 척추전방전위증 부위이다.

그림 8-4 협부(결손)형 척추전방전위증이 분절간 불안정성이 없는 척추관협착증 영상

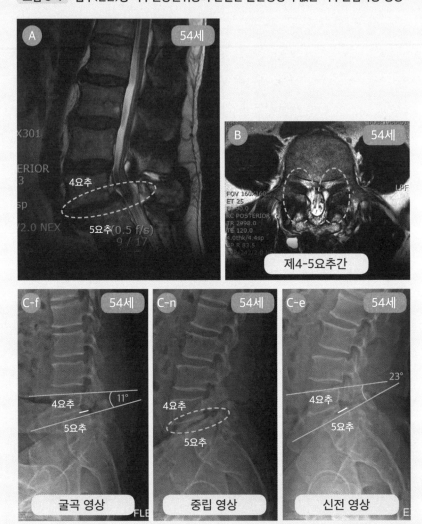

54세 여성의 자기공명영상 시상면 영상(A, 54세)에서 제4요추 협부(결손)형 척추전방전위증이 관찰되고(A, 파란 점 선 원), 제4-5요추간 횡단면 자기공명영상(B, 54세)에서 협부형 척추전방전위증에 의한 중심성 척추관협착증 2기 소 견과 척추관 외측의 함요부 및 추간공 협착이 관찰된다(B, 파란 점선 원). 단순 방사선 중립 측면 영상(C-n)에서 제 4요추의 전방 전위는 20%로 측정되고, 굴곡(C-f)~신전(C-e) 영상에서 시상면 전위는 1mm(C-f 흰 실선 과 C-e 흰 실선의 차이; 12mm-11mm=1mm. 제4-5요추간 시상면 전위가 4mm 이상이면 분절간 불안정성으로 인정)로 측정 되고, 시상면 굴곡도는 12도(-11°-(-23°)=12°. 제4-5요추간 시상면 굴곡도가 20도 이상이면 분절간 불안정성으로 인 정)로 측정되어 제4-5요추간 분절간 불안정성은 없다.

- 협부(결손)형 척추전방전위증의 자연 경과 후 호전 또는 경미한 변화 사례들 (그림 8-5~16)

제5요추 협부(결손)형 척추전방전위증이 11년 자연 경과 후 경미하게 진행된 영상

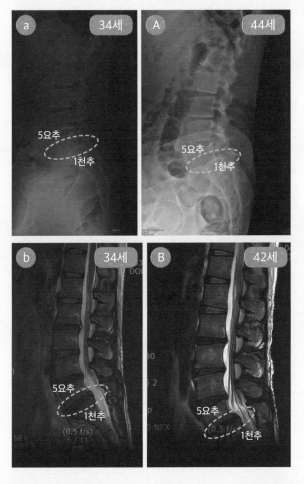

34세 여성의 단순 방사선영상 측면 영상(a, 34세)에서 제5요추 협부(결손)형 척추전방전위증이 관찰되고 제5요추의 전방 전위는 16%로 측정되며(a, 파란 점선 원), 11년 경과 후 단순 방사선영상 측면 영상(A, 44세)에서 제5요추의 전방 전위는 24%로 측정되어(A, 파란 점선 원) 제5요추 협부(결손)형 척추전방전위증이 11년 동안 경미하게 진행되었다. 전방으로 전위가 진행된 것이 관찰된다(16% 전방 전위→24% 전방 전위). 자기공명영상 시상면 영상의 8년 전후 영상(b, B)에서도 제5요추-1천추간 척추전방전위증이 경미하게 진행된 소견이 관찰된다. 파란 점선 원(a,A,b,B)이 협부(결손)형 척추전방전위증 부위이다.

그림 8-6 협부(결손)형 척추전방전위증이 10년4개월 경과 후 경미하게 변화된 영상

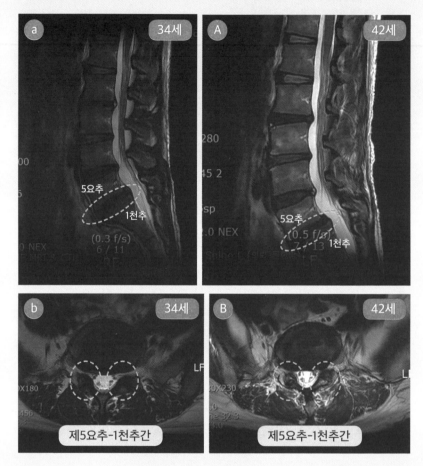

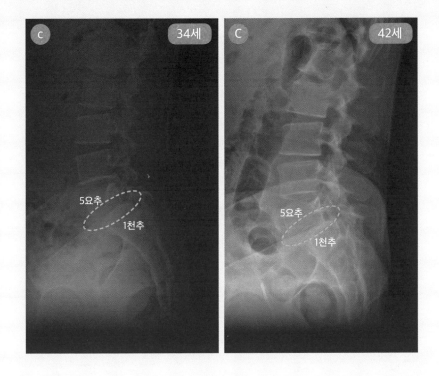

34세 여성의 자기공명영상 시상면 영상(a, 34세)에서 제5요추 척추전방전위증과 제5요추-1천추간경미한 척추관협착증이 관찰되고(a, 파란 점선 원), 8년 7개월 경과 후 자기공명영상 시상면 영상(A, 42세)에서 제5요추의 전방 전위가 경미하게 진행된 소견과 제5요추-1천추간 척추관협착증이 거의 유사하게 관찰된다(A, 파란 점선 원). 제5요추-1천추간 횡단면 자기공명영상(b, 34세)에서 중심성 척추관협착증은 관찰되지 않으나 함요부와 추간공의 협착증이 경미하게 관찰되며(b, 파란 점선 원), 8년 7개월 경과 후 자기공명영상(B, 42세)에서도 중심성 척추관협착증은 관찰되지 않으나 함요부와 추간공의 협착증이 경미하게 관찰되어(B, 파란 점선 원) 척추관협착증은 진행되지 않은 것으로 판단된다. 단순 방사선영상에서는 제5요추 협부(결손)형 척추전방전위증의 전방 전위가 18%로 측정되며, 10년 4개월 경과 후 전방 전위는 28%로 측정되어 제5요추의 전방 전위가 경미하게 진행된 것으로 관찰된다(c, C, 파란 점선 원).

그림 8-7 제4요추 협부(결손)형 척추전방전위증이 9년 자연 경과 후 경미하게 변화된 영상

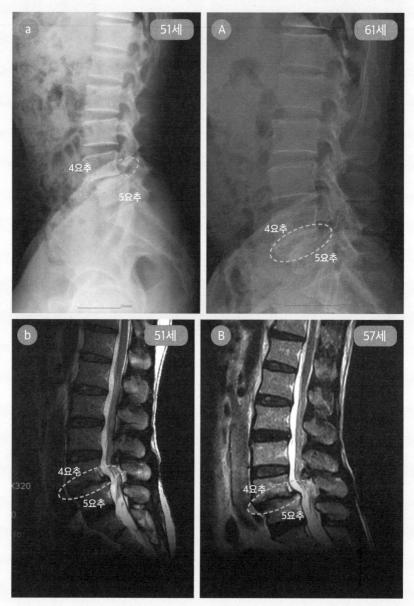

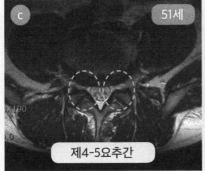
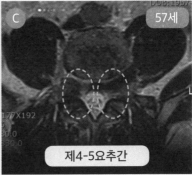

제4-5요추간

제4-5요추간

51세 남성의 단순 방사선 측면 영상(a, 51세)에서 제4요추 협부(결손)형 척추전방전위증이 관찰되고 제4요추의 전방 전위는 23%로 측정된다(a, 파란 점선 원). 9년 경과 후 단순 방사선 측면 영상(A, 61세)에서 제4요추의 전방 전위는 25%로 측정되어 제4요추 협부(결손)형 척추전방전위증이 9년 동안 경미하게 진행되었다. 자기공명영상 시상면 영상(b, 51세)에서 제4요추의 척추전방전위증과 척추관협착증이 관찰되고(b, 51세) 제4-5요추간 횡단면 영상(c, 51세)에서 양측 추간공의 경미한 협착이 관찰된다(c, 파란 점선 원). 6년 경과 후 자기공명영상 시상면 영상(B, 57세)에서 제4-5요추간 척추전방전위증의 저명한 악화 소견은 관찰되지 않으나 추간격이 좁아져(B, 57세) 오히려 안정화된 소견이 관찰되고, 제4-5요추간 횡단면(D)에서 양측 추간공의 경미한 협착(C 파란 점선 원)이 관찰되나 저명한 악화 소견은 관찰되지 않는다.

그림 8-8 **제4요추 협부(결손)형 척추전방전위증이 8년 자연 경과 후 경미하게 진행된 영상**

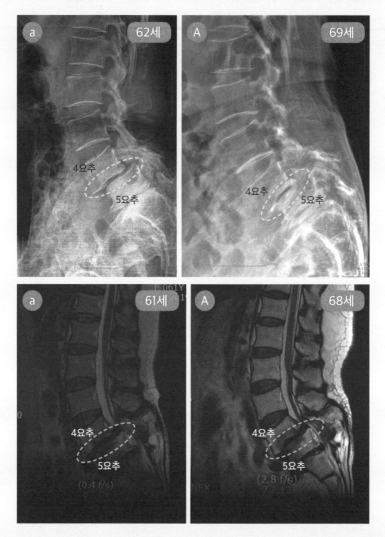

62세 여성의 단순 방사선 측면 영상(a, 62세)에서 제4요추 협부(결손)형 척추전방전위증이 관찰되고 제4요추의 전방 전위는 26%로 측정된다(a, 파란 점선 원). 8년 3개월 경과 후 단순 방사선 측면 영상(A, 69세)에서 제4요추의 전방 전위는 36%로 측정되어 제4요추 협부(결손)형 척추전방전위증이 경미하게 진행된 것으로 판단된다. 자기공명영상 시상면의 7년 전 영상(b, 61세)과 7년 후 영상(B, 68세)에서도 제4-5요추간 척추전방전위증이 경미하게 진행된 소견이 관찰된다. 파란 점선 원(a,A,b,B)이 협부(결손)형 척추전방전위증 부위이다.

그림 8-9 협부(결손)형 척추전방전위증의 전방 전위가 8년 경과 후 오히려 호전된 영상

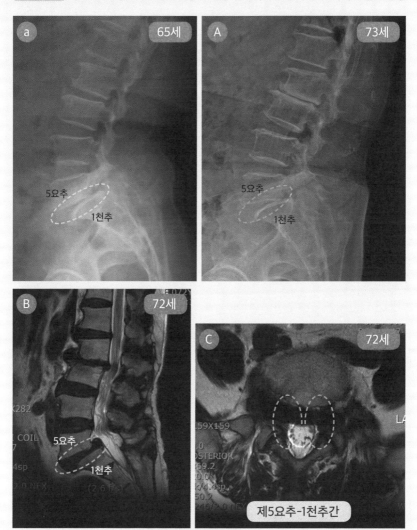

65세 여성의 단순 방사선 측면 영상(a, 65세)에서 제5요추 협부(결손)형 척추전방전위증이 관찰되며 제5요추의 전방 전위는 26%로 측정되었으나(a, 파란 점선 원), 8년 경과 후 단순 방사선 측면 영상(A, 73세)에서 제5요추의 전방 전위는 21%로 측정되어(A, 파란 점선 원) 제5요추 협부(결손)형 척추전방전위증이 호전되었다. 7년 경과 후 자기공명 영상의 시상면 영상(B, 72세)에서 제5요추의 척추전방전위증이 관찰되고(B, 파란 점선 원), 제5요추-1천추간 횡단면 자기공명영상(C, 72세)에서는 중심성 척추관협착증은 관찰되지 않으나 협부(결손)형 척추전방전위증으로 인해 양측의 함요부와 추간공 협착이 관찰된다(C, 파란 점선 원).

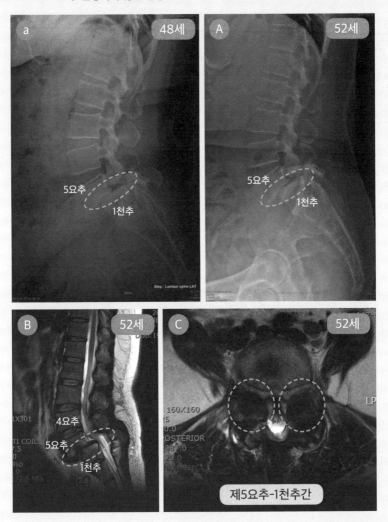

48세 여성의 단순 방사선 측면 영상(a, 48세)에서 제5요추의 협부(결손)형 척추전방전위증이 관찰되고 제5요추의
전방 전위는 44%로 측정되고(a, 파란 점선 원), 6년 경과 후 영상(A, 52세)에서 제5요추의 전방 전위는 39%로 측정
되어(A, 파란 점선 원) 척추전방전위증이 악화되지 않고 오히려 호전된 것으로 관찰된다. 자기공명영상 시상면 영상
(B, 52세)에서 제5요추-1천추간 추간판이 소실되고 척추전방전위증이 관찰되며(B, 파란 점선 원), 제5요추-1천추간
횡단면 영상(C, 52세)에서 양측의 추간공이 협착된 소견(C, 파란 점선 원)이 관찰된다. 임상 증상으로 걷기는 불편함
이 없고 서 있다 누울 때 잠시 오른쪽 대퇴부 통증이 나타나는 것뿐이다.

그림 8-11 협부(결손)형 척추전방전위증의 전방 전위가 6년 경과 후 경미하게 호전된 영상

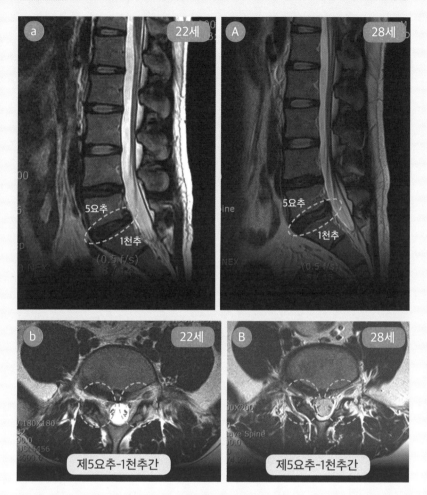

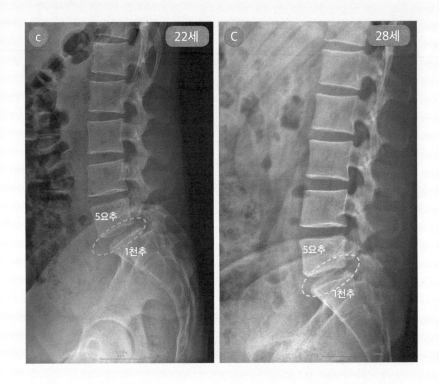

22세 여성의 자기공명영상 시상면 영상(a, 22세)에서 제5요추 척추전방전위증이 관찰되고(a, 파란 점선 원), 6년 경과 후 자기공명영상MRI 시상면 영상(A, 28세)에서 제5요추의 전방 전위가 경미하게 호전된 소견이 관찰된다(A 파란 점선 원). 제5요추-1천추간 횡단면 자기공명영상(b, 22세)에서 중심성 척추관협착증은 관찰되지 않으나, 함요부와 추간공의 경미한 협착이 관찰되고(b, 파란 점선 원), 6년 경과 후 자기공명영상(B, 28세)에서 중심성 척추관협착증은 관찰되지 않으며 함요부와 추간공의 경미한 협착이 관찰되어(B 파란 점선 원) 척추관협착증은 거의 변화되지 않은 것으로 판단된다. 단순 방사선 측면 영상(c, 22세)에서는 제5요추 협부(결손)형 척추전방전위증이 관찰되고 제5요추의 전방 전위가 14%로 측정되며(c, 파란 점선 원), 6년 경과 후 단순 방사선 측면 영상(C, 28세)에서는 전방 전위는 7%로 측정되어(C, 파란 점선 원) 제5요추의 전방 전위가 호전된 것으로 판단된다. 그러나 임상 증상(허리 통증, 오래 앉아 있거나 서 있으면 통증이 심하다. 똑바로 누워서 잘 수 없고 옆으로 잔다. 약을 복용 안해도 괜찮은 정도다)은 아직 남아 있는 상태이다.

그림 8-12 협부(결손)형 척추전방전위증의 전방 전위가 6년 경과 후 경미하게 호전된 영상

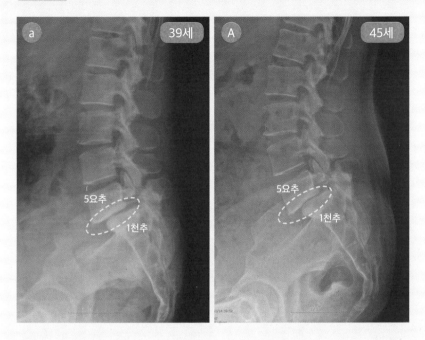

39세 여성의 단순 방사선 측면 영상(a, 39세)에서 제5요추 협부(결손)형 척추전방전위증이 관찰되고 제5요추의 전방 전위는 31%(a, 파란 점선 원)로 측정되며, 6년 경과 후 단순 방사선 측면 영상(A, 45세)에서 제5요추의 전방 전위가 26%(A, 파란 점선 원)로 측정되어 제5요추 협부(결손)형 척추전방전위증이 호전된 것으로 판단된다. 다만 임상적으로 증상(허리 통증과 좌측 발바닥 저림)은 호전되지 않고 지속되고 있으나 수술적 치료가 필요한 정도는 아니었다.

그림 8-13 협부(결손)형 척추전방전위증이 3년 8개월 경과 후 경미하게 진행된 영상

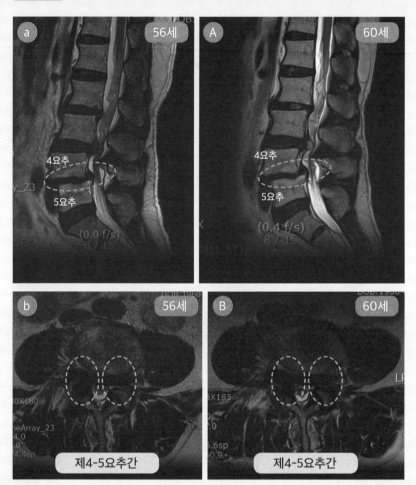

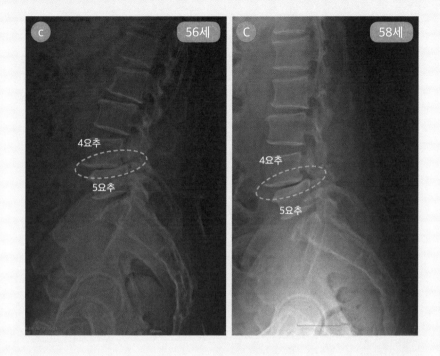

4요추

5요추

4요추

5요추

56세 남성의 자기공명영상 시상면 영상(a, 56세)에서 제4요추 척추전방전위증과 제4-5요추간 척추관협착증이 관찰되고(a, 파란 점선 원), 3년 8개월 경과 후 자기공명영상 시상면 영상(A, 60세)에서 제4-5요추간 추간격은 경미하게 좁아졌으나 제4요추의 전방 전위는 진행되지 않은 소견이 관찰된다(A, 파란 점선 원). 제4-5요추간 횡단면 자기공명영상(b, 56세)에서 양측 함요부와 추간공 협착이 관찰되고(b, 파란 점선 원), 3년 8개월 경과 후 자기공명영상(B, 60세)에서 양측 함요부와 추간공 협착의 정도는 거의 유사하여 협착증이 진행되지 않은 것으로 관찰된다. 단순 방사선 영상(c, 56세)에서는 제4요추 협부(결손)형 척추전방전위증이 관찰되고 제4요추의 전방 전위는 17%(c, 56세)로 측정되었으나, 2년 4개월 경과 후 단순 방사선 영상(c, 58세)에서도 제4요추의 전방 전위는 17%(C, 파란 점선 원)로 측정되어 제4요추의 전방 전위는 진행되지 않았다.

그림 8-14 협부(결손)형 척추전방전위증이 3년 6개월 경과 후 경미하게 진행된 영상

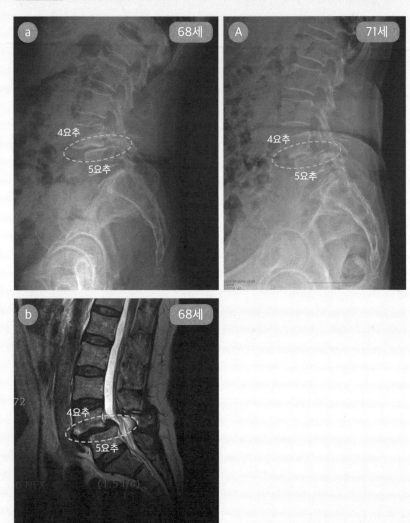

68세 여성의 단순 방사선 측면 영상(a, 68세)에서 제4요추 협부(결손)형 척추전방전위증이 관찰되며 제4요추의 전방 전위는 28%(a, 파란 점선 원)로 측정된다. 3년 6개월 경과 후 단순 방사선 측면 영상(A, 71세)에서 제4요추의 전방 전위는 34%(A, 파란 점선 원)로 관찰되어 제4요추 협부(결손)형 척추전방전위증이 경미하게 진행되었다. 자기공명영상 시상면 영상(b, 68세) 영상에서 제4-5요추간 척추전방전위증과 척추관협착증이 관찰된다.

그림 8-15 **협부(결손)형 척추전방전위증이 2년 5개월 경과 후에도 악화되지 않은 영상**

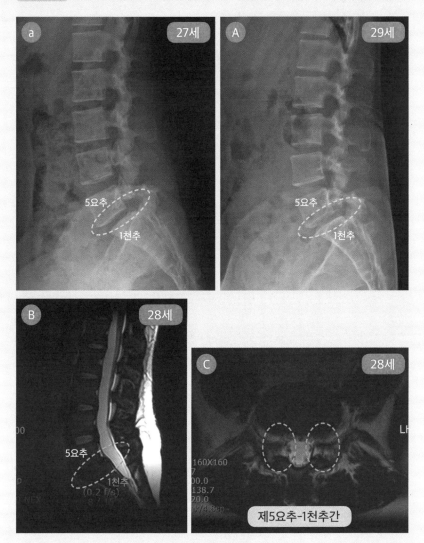

27세 여성의 단순 방사선 측면 영상(a, 27세)에서 제5요추 협부(결손)형 척추전방전위증이 관찰되고 제5요추의 전방전위가 17%(a, 파란 점선 원)로 측정된다. 2년 5개월 경과 후 단순 방사선 측면 영상(A, 29세)에서는 제5요추의 전방전위가 17%로 측정되어(A, 파란 점선 원) 제5요추 협부(결손)형 척추전방전위증은 변화되지 않은 것으로 판단된다. 자기공명영상 시상면 영상(B, 28세)에서 제5요추 척추전방전위증이 관찰되며(B, 파란 점선 원), 제5요추-1천추간 횡단면 자기공명영상(C)에서 척추전방전위증에 의해 추간공과 함요부에 경미한 척추(C, 파란 점선 원)관협착증이 관찰된다.

그림 8-16 제5요추 협부(결손)형 척추전방전위증이 1년 3개월 후 경미하게 변화된 영상

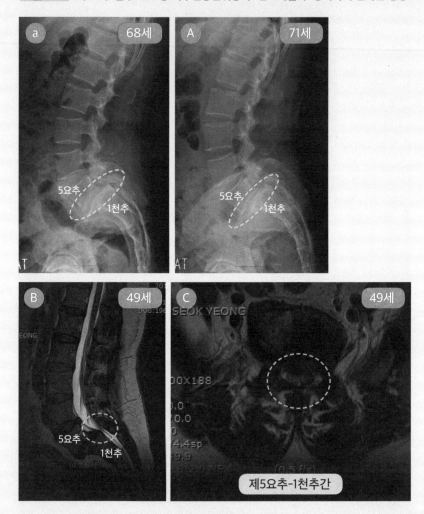

48세 여성의 단순 방사선 측면 영상(a, 48세)에서 제5요추 협부(결손)형 척추전방전위증이 관찰되고 제5요추의 전방 전위가 35%(a, 파란 점선 원)로 측정되며 1년 3개월 경과 후 단순 방사선 측면 영상(A, 49세)에서 제5요추의 전방 전위는 40%(A, 파란 점선 원)로 측정되어 제5요추 협부(결손)형 척추전방전위증이 경미하게 변화된 것으로 관찰된다. 자기공명영상 시상면 영상(B, 49세) 영상에서 제5요추 척추전방전위증과 제5요추-1천추간 척추관협착증이 관찰되며, 제5요추-1천추간 횡단면(C, 49세) 영상에서 척추관협착증 3기 소견이 관찰된다. 파란 점선 원(B, C)이 척추관협착증 부위이다.

• 퇴행성 척추전방전위증의 자연 경과 후 호전 또는 경미하게 변화된 사례들
(그림 8-17~23)

그림 8-17 퇴행성 척추전방전위증이 15년 8개월 동안 경미하게 진행된 영상

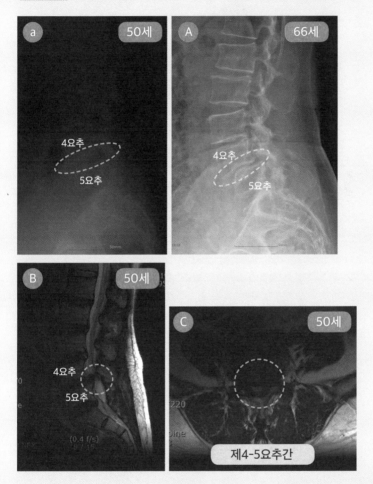

50세 여성의 단순 방사선 측면 영상(a, 50세)에서 제4요추 퇴행성 척추전방전위증이 관찰되고 제4요추의 전방 전위가 16%로 측정되었으나(a, 파란 점선 원), 15년 8개월 경과 후 단순 방사선 측면 영상(A, 66세)에서 전방 전위가 24%로 측정되어(A, 파란 점선 원) 제4요추 퇴행성 척추전방전위증이 15년 8개월 동안 경미하게 진행된 것으로 판단된다. 자기공명영상 시상면 영상(B, 50세)에서는 척추전방전위증에 의해 제4-5요추간 척추관협착증이 관찰되고(B, 파란 점선 원), 제4-5요추간 횡단면에서 중심성 척추관협착증 4기 소견이 관찰된다(C, 파란 점선 원). 상기인은 제4-5요추간 척추관협착증 4기 상태로 15년 8개월 동안 수술 없이 경과 관찰이 가능하였다.

그림 8-18 퇴행성 척추전방전위증의 전방 전위는 14년 동안 경미하게 변화되었으나, 척추관협착증은 저명하게 악화된 영상

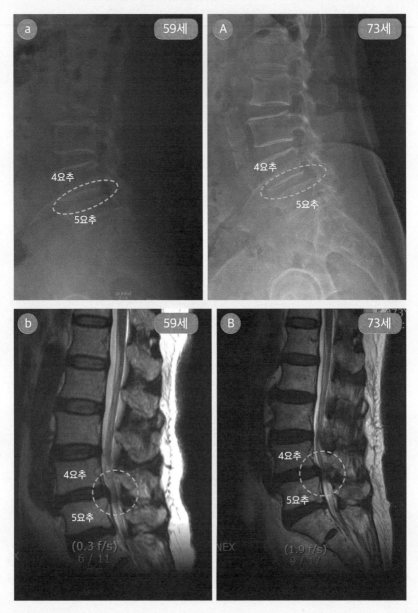

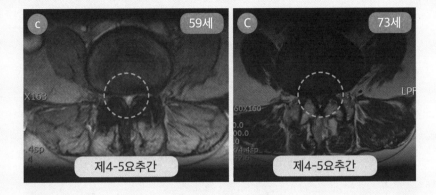

59세 여성의 단순 방사선 측면 영상(a, 59세)에서 제4요추의 퇴행성 척추전방전위증이 관찰되고 제4요추의 전방 전위는 12%로 측정되었으나(a, 파란 점선 원), 14년 경과 후 단순 방사선 측면 영상(A, 73세)에서 제4요추의 전방 전위는 14%로 측정되어(A, 파란 점선 원) 제4요추의 전방 전위는 경미하게 진행되었다. 자기공명영상 시상면 영상(b, 59세)에서 제4요추의 퇴행성 척추전방전위증과 이로 인한 제4-5요추간 척추관협착증이 관찰되며(b, 파란 점선 원), 14년 경과 후 자기공명영상(B, 73세)에서 척추관협착증이 악화된 소견이 관찰된다(B, 파란 점선 원). 제4-5요추간 횡단면 자기공명영상 영상(c, 59세)에서 척추관협착증 2기 소견이 관찰되고(c, 파란 점선 원), 14년 경과 후 자기공명영상(C, 73세)에서 척추관협착증 3기 소견으로 관찰되어C 파란 점선 원) 제4-5요추간 척추관협착증은 악화된 것으로 판단된다.

그림 8-19 퇴행성 척추전방전위증에 의한 전방 전위가 9년 6개월 경과 후 호전되었으
나 척추관협착증은 악화된 영상

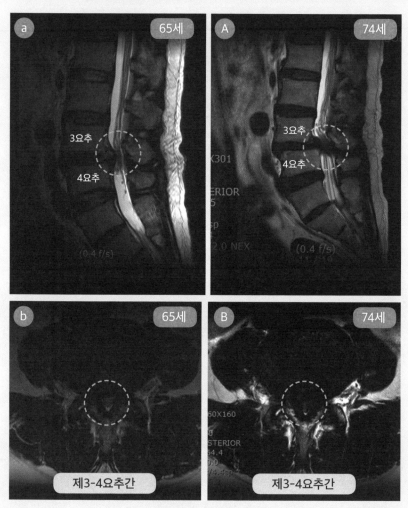

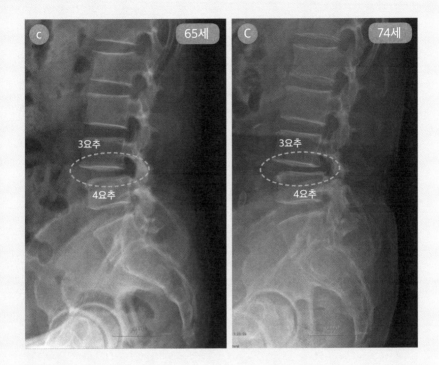

65세 남성의 자기공명영상 시상면 영상(a, 65세)에서 제3요추의 퇴행성 척추전방전위증과 이로 인한 제3-4요추간 척추관협착증이 관찰되며(a, 파란 점선 원), 9년 6개월 경과 후 자기공명영상 시상면 영상(A, 74세)에서 척추관협착증이 경미하게 악화된 소견이 관찰된다(A, 파란 점선 원). 제3-4요추간 횡단면 자기공명영상 영상(b, 65세)에서도 척추관협착증 3기 소견이 관찰되고, 9년 6개월 경과 후 자기공명영상(B, 74세)에서도 척추관협착증 3기 소견이 관찰되나 경막낭 면적은 좁아져 있는 것이 관찰된다(B, 파란 점선 원). 단순 방사선 측면 영상(c, 65세)에서 제3요추의 퇴행성 척추전방전위증이 관찰되고 제3요추의 전방 전위는 11%로 측정되었으나(c, 파란 점선 원), 9년 6개월 경과 후 단순 방사선 측면 영상(C, 74세)에서 제3요추의 전방 전위는 7%로 측정되어 전방 전위는 호전되었다(C, 파란 점선 원).

그림 8-20 **퇴행성**degenerative **척추전방전위증**spondylolisthesis**의 전방 전위가 7년 7개월 경과 후 경미하게 변화된 영상**

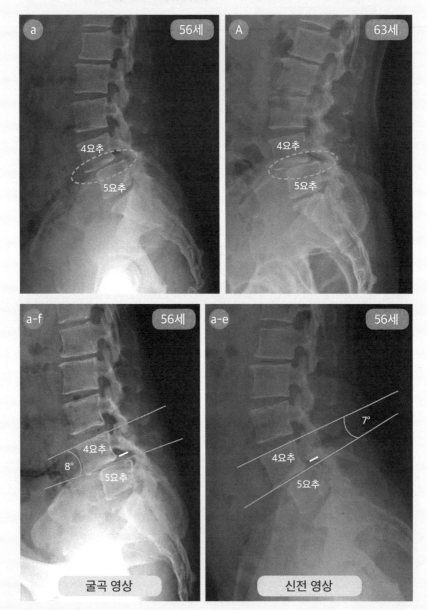

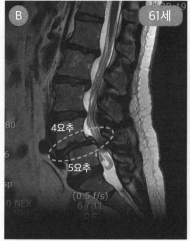

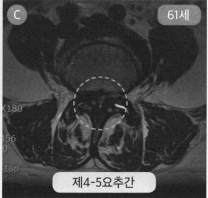

56세 여성의 단순 방사선 측면 영상(a, 56세)에서 제4요추 퇴행성 척추전방전위증이 관찰되며 제4요추의 전방 전위는 28%로 측정되고(a, 파란 점선 원), 7년 7개월 경과 후 단순 방사선 측면 영상(A, 63세)에서 제4요추의 전방 전위는 26%로 측정되어(A, 파란 점선 원) 제4요추의 전방 전위는 경미하게 호전되었다. 단순 방사선 굴곡(a-f)-신전(a-e) 영상에서 제4요추의 시상면 전위는 2.2mm(a-f 와 a-e 흰 실선의 차이. 제4-5요추간 시상면 전위가 4mm 이상이면 분절간 불안정성으로 인정), 시상면 굴곡도는 15도(8°-(-7°)=15°, 제4-5요추간 시상면 굴곡도가 20도 이상이면 분절간 불안정성으로 인정)로 측정되어 제4-5요추간 분절간 불안정성은 없다. 자기공명영상 시상면 영상(B, 61세)에서 제4-5요추간 척추전방전위증과 척추관협착증이 관찰되고(B, 파란 점선 원), 제4-5요추간 횡단면 자기공명영상(C, 61세)에서 척추관협착증 3기 소견이 관찰된다(C, 파란 점선 원).

그림 8-21　퇴행성 척추전방전위증이 7년 경과 후 경미하게 진행된 영상

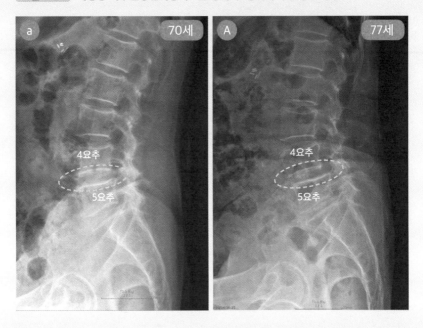

70세 여성의 단순 방사선 측면 영상(a, 70세)에서 제4요추 퇴행성 척추전방전위증이 관찰되고 제4요추의 전방 전위는 7%로 측정되었으나(a, 파란 점선 원), 7년 경과 후 단순 방사선 측면 영상(A, 77세)에서 제4요추의 전방 전위가 15% 측정되어(A 파란 점선 원) 제4요추 퇴행성 척추전방전위증이 경미하게 진행된 것으로 판단된다. 임상적으로 증상(허리 통증, 엉치 통증, 좌측 하지 저림)은 지속적으로 나타나고 있으나 심하게 악화되지 않은 상태이다.

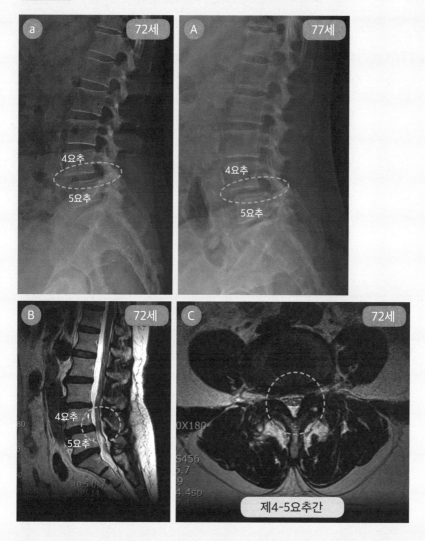

그림 8-22 퇴행성 척추전방전위증이 5년 후 경미하게 변화된 영상

72세 여성의 단순 방사선 측면 영상(a, 72세)에서 제4요추 퇴행성 척추전방전위증이 관찰되고 제4요추의 전방 전위가 12%(a, 파란 점선 원)로 측정되고 5년 경과 후 단순 방사선 측면 영상(A, 77세)에서 제4요추의 전방 전위가 24%(A, 파란 점선 원)로 측정되어 제4요추 퇴행성 척추전방전위증이 경미하게 진행되었으나 임상 증상은 악화되지 않고 거의 유사한 상태로 요통은 있으나 보행 운동이 가능한 상태이다. 자기공명영상 시상면 영상(B, 72세)에서 제4요추 척추전방전위증과 제4-5요추간 척추관협착증이 관찰되며, 제4-5요추간 횡단면 영상(C, 72세)에서 척추관협착증 2기 소견이 관찰된다. 파란 점선 원(B, C)이 척추관협착증 부위이다.

그림 8-23 제4요추 퇴행성 척추전방전위증이 5년 자연 경과 후 경미하게 진행된 영상

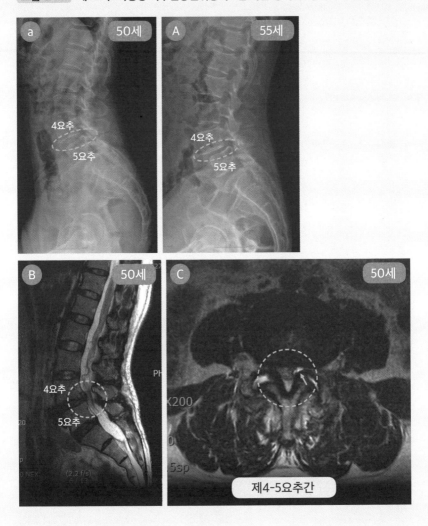

50세 여성의 단순 방사선 측면 영상(a, 50세)에서 제4요추 퇴행성 척추전방전위증이 관찰되고 제4요추의 전방 전위가 11%(a, 파란 점선 원)로 측정된다. 5년 경과 후 단순 방사선 영상에서 제4요추의 전방 전위가 20%로 측정되어(A, 파란 점선 원) 제4요추의 척추전방전위증이 경미하게 진행된 것으로 판단된다. 자기공명영상 시상면 영상(B, 50세)에서 제4요추의 척추전방전위증과 제4-5요추간 척추관협착증(B, 파란 점선 원)이 관찰되고, 제4-5요추간 횡단면 영상(C, 50세)에서 척추관협착증 3기 소견(C, 파란 점선 원)과 좌측 후관절의 활액낭종(C, 파란 화살표)이 관찰된다.

• 퇴행성 척추전방전위증의 자연 경과 후 악화된 사례(그림 8-24)

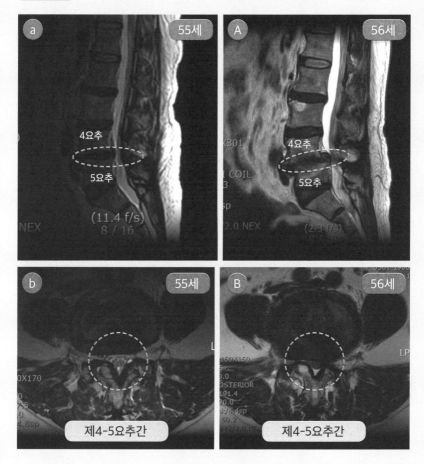

그림 8-24 퇴행성 척추전방전위증이 1년 만에 악화된 영상

55세 여성의 자기공명영상 시상면 영상(a, 55세)에서 제4요추 퇴행성 척추전방전위증과 제4-5요추간 척추관협착증
이 관찰되고 제4요추의 전방 전위는 11%(자기공명영상의 시상면에서 측정함)로 측정되었으나(a, 파란 점선 원), 1년
경과 후 자기공명영상 시상면 영상(A, 56세)에서 제4요추의 전방 전위가 26%(단순 방사선 측면 영상에서 측정함)
로 증가되고 제4-5요추간 추간격이 현저하게 좁아진 소견이 관찰된다(A, 파란 점선 원). 그리고 제4-5요추간 횡단면
의 자기공명영상(b, 55세)에서 척추관협착증 2기 소견(b, 파란 점선 원)이 관찰되었으나 1년 경과 후 자기공명영상(B,
56세)에서 척추관협착증 3기 소견(B, 파란 점선 원)으로 악화되었다. 본 사례 여성은 1년 만에 급격히 척추전방전위증
과 척추관협착증이 악화되고 증상(허리 통증, 우측 하지 방사통, 저리고 무딘 감각, 찢어지는 느낌, 밤에 잠을 못잔다)
이 악화되어 척추후궁감압술을 받았다. 단순 방사선 굴곡-신전 영상에서 시상면 굴곡도는 1도로 측정되어 분절의 불
안정성은 보이지 않아 척추고정술의 필요성은 없었다.

5. 척추후방전위증과 척추측방전위증

척추전방전위증은 척추뼈가 전방(앞)으로 전위되는 상태를 말한다. 그러나 척추뼈는 전방뿐 아니라 후방(뒤) 또는 측방(옆)으로 전위가 일어날 수 있으며, 척추가 후방(뒤)으로 전위되는 것을 척추후방전위증, 측방(옆)으로 전위되는 것을 척추측방전위증이라 한다.

척추전방전위증은 영어 어원인 "spondylolisthesis"을 우리말로 해석한 병명이다. 영어 어원 "spondylolisthesis"는 척추를 뜻하는 "spondyl"와 전위를 뜻하는 "olisthesis"의 합성어이며, "olisthesis"의 의미는 전방이나 후방 또는 측방으로 전위되는 의미가 포함되어 있지 않고 어느 방향이든 상관없이 전위만을 의미한다. 그러므로 영어 어원 "spondylolisthesis"를 정확히 번역하면 "척추전위증"이며, 척추전위증에는 척추가 전방으로 전위되는 척추전방전위증, 후방으로 전위되는 척추후방전위증, 그리고 측방(옆)으로 전위되는 척추측방전위증 형태가 있을 수 있다. 그러나 1854년 독일의 허만 킬리안Hermann Fredrich Killian이 척추전방전위증을 "spondylolisthesis"라고 처음으로 사용하였기 때문에 척추전방전위증을 "anterolisthesis"라 하지 않고 "spondylolisthesis"라고 한다. 다만 "retrolisthesis"는 "척추후방전위증" 또는 "후방전위증"을 의미하며, "laterolisthesis"는 "척추측방전위증" 또는 "측방전위증"을 의미한다.

척추후방전위증과 척추측방전위증은 척추의 시상면 불균형과 관상면 불균형에 대한 치료가 진행되면서 알려지게 되었다. 척추후방전위증 또는 척추측방전위증은 대부분 척추의 퇴행성 변화로 발생되나, 척추고정술 특히 척추를 장분절에 걸쳐 고정술을 시행한 경우 인접 부위에 드물지 않게 발생되며, 외상에 의해 발생되기도 한다.

영남대학 의과대학 신경외과학교실(전익찬, 김상우)은 2015년 발표한 연구 논문에서 척추후방전위증은 골반 입사각이 낮은 경우 척추의 시상면 불균형을 보상하기 위해 척추의 중력 축이 뒤로 이동하는 보상 기전으로 발생한다고 하였다. 한편 척추측방전위증은 퇴행성 변화에 의한 퇴행성 척추측만증에 동반되어 발생된다.

또한 척추고정술로 인해 정상적인 요추 전만이 소실되어 평편 배부 증후군이 발생되면 시상면 불균형의 보상 기전으로 유합되지 않은 고정 부위 하부의 요추 추간판이 과신전되면서 전체 요추 전만이 어느 정도 회복되나, 추간판의 퇴행성 변화가 진행되면 추간판의 과신전이 유지되지 못하고 골반이 후방으로 회전하게 되고, 이어서 고관절이 신전되며 슬관절이 굴곡되어 시상면 불균형을 회복하려고 한다. 이렇게 척추고정술로 인한 평편 배부 증후군이 발생하면 시상면 불균형을 보상하기 위해 고정 부위 상부 또는 하부 관절에서 척추후방전위증이 발생하게 된다.

척추의 퇴행성 변화에 의한 척추후방전위증 또는 척추측방전위증은 만성적 요통을 발생시키기도 하나 대부분 임상 증상을 일으키지 않고 영상 검사에서 우연히 발견된다. 그리고 척추후방전위증 또는 척추측방전위증이 심하면 추간공협착증이 발생되기도 하지만 중심성 척추관협착증은 드물게 발생된다.

치료는 요통이 주증상인 경우 약물요법 등의 보존적 치료를 시행하고 약물로 통증이 조절되지 않는 심한 척추관협착증 또는 척추 불안정 소견이 있는 경우 척추전방전위증에 준해서 수술적 치료를 할 수 있다.

그림 8-25 퇴행성 척추전방전위증과 퇴행성 척추후방전위증이 4년 6개월 경과 후 경미하게 변화된 영상

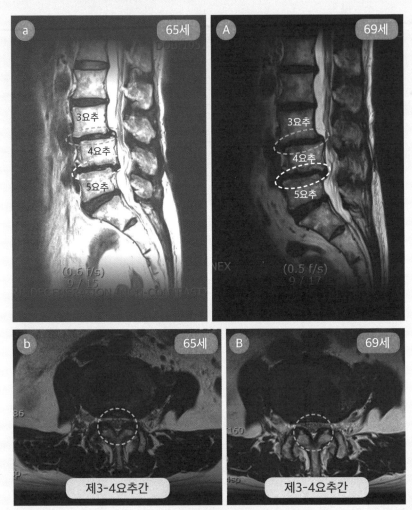

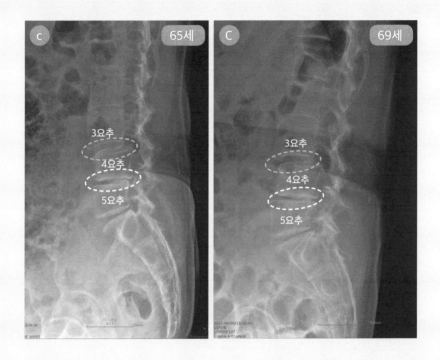

65세 여성의 자기공명영상 시상면 영상(a, 65세)에서 제3요추 퇴행성 척추전방전위증(a, 파란 점선 원)과 제4요추 척추후방전위증(a, 흰 점선 원)이 관찰되고, 4년 6개월 경과 후 자기공명영상 시상면 영상(A, 69세)에서 제3요추 퇴행성 척추전방전위증(A 파란 점선 원)과 제4요추 척추후방전위증(A 흰 점선 원)이 거의 동일하게 관찰된다. 제3-4요추간 횡단면 자기공명영상(b, 65세)에서 중심성 척추관협착증 2기 소견으로 관찰되고(b, 파란 점선 원), 4년 6개월 경과 후 자기공명영상(B, 69세)에서도 동일하게 척추관협착증 2기 소견으로 관찰되어(B, 파란 점선 원) 제3-4요추간 척추관협착증은 유의하게 악화되지 않은 것으로 판단된다. 단순 방사선 측면 영상(c, 65세)에서는 제3요추의 전방 전위가 20%(c, 파란 점선 원) 그리고 제4요추의 후방 전위가 13%(c, 흰 점선 원) 로 측정되며, 4년 6개월 경과 후 단순 방사선 측면 영상(C, 69세)에서는 제3요추의 전방 전위는 20%(C, 파란 점선 원) 로 측정되어 변화가 없고, 제4요추의 후방 전위는 10%(C, 흰 점선 원) 로 측정되어 후방 전위는 호전된 것으로 관찰된다.

그림 8-26 척추후방전위증이 4년 후에도 변화되지 않은 영상

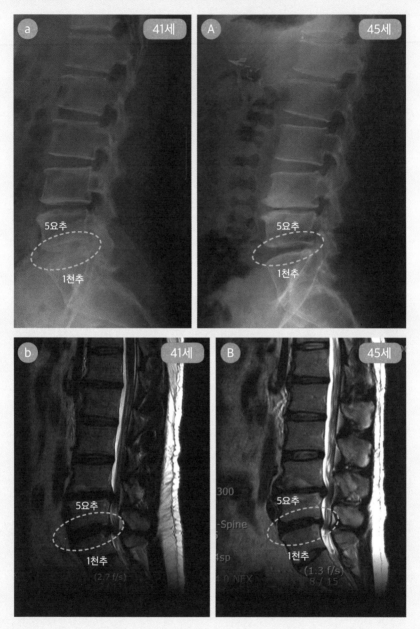

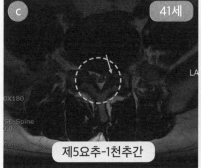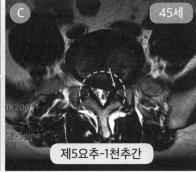

제5요추-1천추간

제5요추-1천추간

41세 남성의 단순 방사선 측면 영상(a, 41세)에서 제5요추 척추후방전위증이 관찰되며 제5요추의 후방 전위는 9%로 측정되었고(a, 파란 점선 원), 4년 경과 후 단순 방사선 측면 영상(A, 45세)에서 제5요추의 후방 전위는 9%로 측정되어(A, 파란 점선 원) 척추후방전위증은 변화 되지 않았다. 제5요추-1천추간 횡단면 자기공명영상(c, 41세)에서 제5요추-1천추간 척추후방전위증에 의한 척추관협착증 2기 소견과 좌측 함요부 협착 소견이 관찰되고(c, 파란 점선 원), 4년 경과 후 자기공명영상(C, 45세)에서도 제5요추-1천추간 척추관협착증 2기 소견과 좌측 함요부 협착 소견이 관찰된다(C, 파란 전선 원).

그림 8-27   퇴행성 척추후방전위증과 척추전방전위증에 의한 척추관협착증 영상

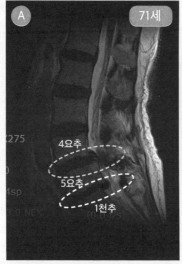

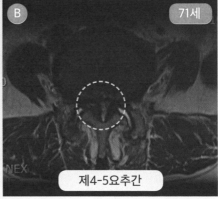

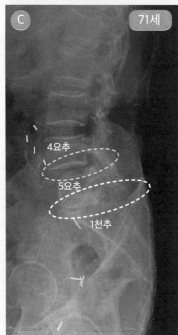

71세 여성의 자기공명영상 시상면 영상(A)에서 제4요추 척추
전방전위증(A, 파란 점선 원)과 제5요추의 척추후방전위증(A,
흰 점선 원)이 관찰되며, 제4-5요추간 횡단면 자기공명영상
(B)에서 제4요추의 퇴행성 척추전방전위증에 의한 제4-5요
추간 척추관협착증 4기 소견이 관찰된다(B, 파란 점선 원). 단
순 방사선 측면 영상(C)에서 제4요추의 전방 전위는 24%(C,
파란 점선 원), 그리고 제5요추의 후방 전위는 20%로 측정되
었다(C, 흰 점선 원).

9장

척추관협착증 치료의
국내 도입과 발전

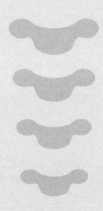

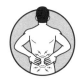

의학사를 보면 척추전방전위증이라는 질병이 척추관협착증보다 먼저 발견되어 척추전방전위증에 대한 치료도 척추관협착증에 대한 치료보다 먼저 시작되었다. 척추전방전위증이 처음 발견되었을 때는 척추전방전위증이 척추관협착증을 일으키는 원인 질환이라고 인식하지 못하고 척추관협착증과 별개의 질환으로 여겼었다.

척추전방전위증에 대한 최초의 수술 기록은 영국의 외과의사인 윌리엄 래인William Arbuthnot Lane이 하지 마비가 진행하는 척추전방전위증의 35세 여자 환자에게 척추후궁절제술을 시행하여 호전된 증례를 1893년 학술지에 보고한 사례이다. 이 환자는 척추전방전위증으로 인한 척추관협착증 때문에 하지 마비가 진행되었다.

한편 척추관협착증이라는 질병이 세상에 알려진 것은 그리 오래되지 않는다. 1954년 네덜란드 신경외과 의사인 헨크 버비스트가 7명의 척추관협착증 환자를 치료하면서 척추관협착증의 특징적인 증상, 증상이 발생하는 원인, 진단 방법 그리고 치료 방법 등을 정리하여 의학 학술지에 발표하여 척추관협착증이라는 질병이 알려지게 되었다. 환자들은 모두 남성이었고 환자들의 나이는 37세부터 67세까지 분포하였다. 환자들은 요통, 엉덩이 또는 허벅지로 뻗치는 방사통, 서 있으면 다리와 엉덩이에 저림증 또는 다리의 힘빠짐, 다리의 통증과 무감각, 그러나 앉거나 누우면 증상이 즉시 호전되는 증상들을 호소하였다.

헨크 버비스트는 척추관협착증 환자들은 서거나 걸을 때 마미 신경총이 압박되어 증상이 나타나고, 쉬면 증상이 사라지는 특징이 있다고 하였으며, 당시 유일한 진단 검사인 척수강조영술로 요추부에서 조영제가 머리쪽으로 이동하지 못하고 막히는 소견을 관찰하여 척추관협착증을 진단하였다. 수술적 치료는 척추후궁절제술뿐 아니라 척추 후관절의 내측도 제거하여 척추관을 충분히 넓히는 감압수술을 시행하였으며, 수술 시 척추관이 좁아져 있는 소견이 관찰되었다.

척추관협착증을 세계 최초로 보고한 헨크 버비스트의 치료 방법은 척추후궁을 절제하고 비후된 척추 후관절을 제거하는 감압수술이었다.

1. 1967년 : 척추전방전위증 치료 시작

우리나라에서도 척추관협착증이라는 질병이 알려지기 전에 척추전방전위증에 대한 치료가 1967년부터 시작되었다. 가톨릭의과대학 정형외과학교실(김익제, 장홍주)이 2명의 퇴행성 척추전방전위증 환자(54세 여자) 2명을 제3요추부터 천추까지 자가골 이식으로 후방척추유합술을 시행하고 3개월간 석고고정으로 치료하여 1967년 국내 최초로 대한정형외과학회지에 발표하였다.

그리고 서울대학교 정형외과학교실(강세윤, 이기린, 정우구, 이덕용)도 59세 남성 척추전방전위증 환자에게 제3요추 극돌기부터 제1천추 극돌기까지 H-형 척추유합술과 제4-5요추의 횡돌기간 유합술을 시행 후 석고고정으로 치료한 1례를 1968년 대한정형외과학회지에 발표하였다. 또 국립의료원 정형외과(안병훈)는 3명의 척추전방전위증 환자(42세 여자, 39세 여자, 63세 남자)를 환자의 골반뼈에 채취한 뼈 조각을 복강을 통하여 제5요추체와 제1천추체 사이에 삽입하는 전방척추유합술을 시행한 결과 수술 후 통증 호전이 빠르며, 유합이 잘 되고, 수술 후 빨리 거동할 수 있게 되어 좋은 결과를 보였다고 1969년 대한정형외과학회지에 발표하였다.

한양대학교 의과대학 신경외과학교실(김광명, 박동빈, 유영락, 정환영)은 1972년 5월부터 1974년 8월까지 척추전방전위증 또는 협부 결손 환자 8명 중 5명에게 전방 추골체 융합술(척추체간 유합술) 그리고 3명에게 후방 추골체 융합술(척추체간 유합술)을 시행하여 7명에서 증상 호전을 보였다고 1974년 대한신경외과학회지에 발표하였다. 연세대학교 정형외과학교실(오학윤, 박병문, 정인희)은 55명의 척추전방전위증 환자 중 33명에게 4가지 방식의 수술(후방유합술 5명, 후궁절제술과 H-형 유합술 13명, 후외측유합술 15명)을 시행하여 29명(88%)에서 양호 이상(우수와 양호)의 수술 결과를 얻어 1976년 대한정형외과학회지에 발표하였다.

2. 1974년 : 척추관협착증의 국내 소개

척추관협착증이라는 질병이 우리나라에 알려지고 수술로 치료하기 시작한 것은 1974년부터이며, 헨크 버비스트에 의해 척추관협착증이 1954년 처음으로 알려진 후 약 20년 후이다.

우리나라 한일병원 정형외과팀(최형집, 이선호)은 2명의 요추부 척추관협착증 환자를 제2, 3, 4요추의 척추후궁절제 및 비후된 황인대 제거술을 시행하여 만족할 만한 결과를 얻어 1974년 우리나라 최초로 대한정형외과학회지에 발표하였다. 한일병원 정형외과팀은 1974년 대한정형외과학회지에 발표한 「Spinal Canal Stenosis-2예 보고-」 논문에서 49세 남자와 56세 남자 환자에서 단순 방사선 사진과 척추강조영술로 척추관협착증으로 진단한 후 척추후궁절제술을 시행하여 자각 증상(신경인성 파행, 양하지근력 감퇴, 양측 좌골신경통, 요통, 배뇨곤란)의 개선으로 만족할 만한 수술 결과를 얻었다고 보고하였다.

가톨릭의대 신경외과학교실(강준기, 윤석훈, 이춘장, 송진언)은 1976년 대한신경외과학회지에 발표한 「좁은 척추관에 대한 임상적 관찰(Clinical Observation in the Narrow Spinal Canal)」 논문에서 1970년 1월부터 1976년 8월까지 입원하였던 척추관협착증 환자 25명(경추부 척추관협착증 11례, 요추부 척추관협착증 14례) 중 단순 방사선 X-ray 검사와 척수강조영술을 시행하여 진단한 10명의 요추부 척추관협착증 환자에게 척추 후방감압술(완전 척추궁 절제술과 추간공천개절개술)을 시행하여 8명에서 양호한 결과를 얻었다고 보고하였다. 저자들은 "임상증상은 대체로 요통, 하지 방사통, 신경인성 파행, 배뇨곤란 등이 나타났으며, 척추관이 좁을수록 심한 증상이 빨리 나타났고 넓을수록 간헐적으로 증상이 오랫동안 나타났다"고 보고 하였다. 저자들은 척추관협착증 치료에 있어서 척추고정술이나 척추유합 술을 병행하지 않았다.

또한 서울대학교 의과대학 정형외과학교실(이덕용, 김영민, 조현오, 최인 호)은 1978년 대한정형외과학회지에 발표한 「척추관협착증-60예의 임상 분석-」의 연구 논문에서 1973년 1월부터 1978년 8월까지 5년 8개월간 경험하였던 60례의 요추부 척추관협착증 환자를 분석하여 보고하였다. 증상으로는 요통, 방사통, 간헐적 파행(신경인성 파행), 근력약화, 소변장애 등이 있었으며, 44명에서 척수강조영술을 통해 척추관협착증을 진단하 였으며, 58명에서 척추 후방감압술을 시행하고, 11명의 척추전방전위증 환자에서 척추고정술 없이 척추유합술을 추가 시행 시행하였으며, 우수 16명(31%), 양호 27명(53%)의 양호한 결과를 얻었다고 보고하였다.

저자들은 "척추관협착증의 치료 목적은 정맥울혈을 풀기 위해 척수 총관 및 척수근을 누르는 요인을 제거하는 것으로서, 척추후궁 제거술은 좋은 수술법이다. 이런 감압술을 시행하는 데 있어서 연령은 금기가 되지 않는다. 압박요인을 제거하기 위해서 충분히 척추후궁을 절제해야 하며, 필요에 따라서는 척추 후관절도 일부 혹은 전부 제거하고 신경근이 나오 는 추간공도 확장해야 한다. 특히 함요부의 퇴행성 변화로 신경근이 압박 된 경우는 충분히 상관절돌기를 제거해야 한다"고 하였다.

이로써 우리나라에서도 척추관협착증이라는 병명이 알려지게 되었 고 수술적 치료를 시작하였던 1970년대에는 척추관협착증 환자에게 척 추유합술과 척추고정술을 시행하지 않고 척추 후방 뼈만을 제거하는 후 방 감압술로 치료하였고 수술 결과는 대체로 양호하였다. 수술 후 척추 불안정이 발생하여 결과가 좋지 않았다는 보고는 확인되지 않고 있다.

3. 1980년대 : 척추고정술의 시작

서울대학교 의과대학 정형외과학교실(석세일, 김용훈, 황규엽)은 1974년 4월부터 1983년 3월까지 척추전방전위증으로 수술받은 47명 환자에 대하여 척추후궁절제술만 시행받았던 환자는 100%에서 양호 이상의 결과를 보였고, 고정술만 시행하였던 환자 중에는 83%가 양호 이상의 결과를 보였으며, 척추고정술과 후궁절제술을 함께 시행받은 환자 중에는 86%가 양호 이상의 결과를 보였다고 1983년 학회지에 발표하였다.

전남대학교 의과대학 정형외과학교실(정재윤, 허재영, 김형순)은 1986년 4월부터 1987년 3월까지 20명의 척추전방전위증 환자에게 질케 척추경 나사못 기구로 척추고정술을 시행하여 그 결과를 1988년 대한정형외과학회지에 발표하였다. 가톨릭대학교 부속 강남성모병원 정형외과학교실(문명상, 이규성, 성진형)은 1987년부터 척추전방전위증 환자에게 질케 척추경나사못을 이용한 척추고정술을 시행하였으며, 49명의 환자에서 수술 방법에 따른 치료 결과를 1988년 대한정형외과학회지에 발표하였다. 또 가톨릭의과대학 신경외과학교실(박해관, 나형균, 이길송, 최창락, 송진언)과 한림대학 의학부 신경외과학교실(안명수)는 3년간 척추전방전위증 환자 13명(협부 결손형 척추전방전위증 2명, 퇴행성 척추전방전위증 8명)에 대하여 여러 방식으로 수술한 결과를 1989년 대한신경외과학회지에 발표하였다. 이중 8명은 척추체유합술을 시행하였고, 2명은 로이카밀 척추경 나사못 고정술을 시행하였으며, 2명은 해링턴 금속봉 고정술을 시행하였다. 수술 결과는 8명(62%, 8 / 13)이 우수 또는 양호한 결과를 보였다.

서울대학교 의과대학 정형외과학교실(석세일, 이춘기, 이춘성, 김응하, 허민강)은 1990년 「척추관협착증에 있어서 요추부 후방감압술 후 C-D 척추경 나사를 이용한 고정술」의 연구 논문을 발표하면서 척추관협착증 치료에 있어서 척추 내 고정술이 왜 필요한지 다음과 같이 설명하고 있다. "척추관협착증 치료에 있어서 신경근과 신경총의 완전한 감압이 중요하지만 수술 후 발생하는 척추의 불안정성이 큰 문제가 되어왔다. 후방 감압술 후 발생하는 척추의 불안정성에 대하여 안정화시키는 작업은 사실상 감압술 자체만큼 매우 중요한 과정이다. 감압술 후 척추의 안정을 위해 후측방유합술을 실시하지만 유합체의 완전한 경착을 위해서는 석고 고정 등으로 장기간 고정을 유지해야 했다. 그러나 장기간 고정에 따르는 여러 가지 합병증이 심각하고 그로 인한 이환율을 줄일 수가 없었다. 이에 대하여 경고한 안정성을 부여하고 조기에 보행을 가능케하는 내고정술의 사용이 시도되었다." 저자들은 1987년 3월부터 1988년 12월까지 요추부의 후방 감압술과 C-D척추경 나사를 이용한 척추고정술을 시행 받은 102명의 척추관협착증 환자의 수술 결과를 발표하였다. 102명 중 50명(49%)은 퇴행성 척추관협착증 환자였으며, 39명(38%)은 척추전방전위증 환자, 9명은 의인성 척추관협착증, 4명은 척추측만증 환자였다. 수술결과는 우수 64.7%, 양호 28.4%로 93%에서 만족스러운 결과를 나타냈다.

경상대학교 의과대학과 서울대학교 의과대학 신경외과학교실(신형진, 김동규)은 1988년 11월부터 척추관협착증 또는 척추전방전위증 환자 30명에게 척추경 나사못 고정술을 시행하여 1991년 대한신경외과학회지에 발표하였다. 저자들은 ①광범위한 후궁절제술을 시행하고 충분한 감압술을 통해 신경학적 증상 및 징후를 호전시킬 수 있었고, ②광범위한 후궁 절제술에 의한 척추의 불안정성과 척추 전방전위증의 교정에 좋은 결과를 얻었고, ③기존의 단순 후궁 절제술보다 수술 시간이 길고 수술 후 환자의 통증 호소가 많으나 충분한 시간이 지나면 환자의 통증은 감소하며, ④수술 후 의외로 합병증이 많은데 이는 기기의 개량의 필요성, 정확한 수술 수기 습득, 수술 후 철저한 환자관리가 필요하다는 결론을 발표하였다. 또 성균관대학교 의과대학 강북삼성병원 신경외과학교실(문성호, 김희대, 최정훈, 이승민, 양재영, 최천식, 배상도, 주문배)도 85명의 요추부 퇴행성 척추관협착증 환자를 무작위로 척추감압술로 치료한 그룹과 척추감압술과 척추유합술 및 척추고정술을 병행한 그룹으로 나누어 수술 결과를 비교한 결과 두 그룹 간에 차이가 없었다고 1999년 학술지에 보고하였다. 저자들은 척추감압술 이외 추가로 시행되는 척추유합술과 척추고정술의 장점은 없으며 척추고정술로 인한 신경손상, 출혈, 감염 등의 합병증의 위험성이 있어 주의를 해야 한다고 주장하였다.

4. 1990년대 : 케이지 기구 사용

뉴질랜드의 신경외과 의사인 안토니 제임스Anthony James와 정형외과 의사인 노만 니스벳Norman W. Nisbet이 척추전방전위증 환자에게 세계 최초로 후방 요추체간 유합술의 수술 방법을 개발하여 1953년 발표하였다.

한양대학교 의과대학 신경외과학교실(서면, 오성훈, 김영수, 고용, 오석전,

김남규 등)은 60명의 퇴행성 척추전방전위증 환자에게 수술을 시행하고, 이중 50례에서 후방 요추 추체간 융합술을 시행하였으며, 50예 중 5례에서 티에프시TFC; Threaded Fusion Cage를 사용하여 후방 요추 추체간 융합술을 시행한 수술 결과를 1993년 대한신경외과학회지에 발표하였다.

5. 1990년대 : 척추경 나사못 척추고정술과 후방 요추체간 유합술

전남대학교 의과대학 정형외과학교실(정재윤, 최보현)은 1990년 4월부터 1991년 4월까지 43명의 척추전방전위증 환자에 대하여 척추유합술의 한 가지 방법인 척추 후방을 통한 후방 요추체간 유합술과 척추고정술의 한 방법인 함스 추경내고정장치를 병행 실시하여 93%에서 양호 이상의 좋은 결과를 보였다고 1992년 대한정형외과학회지에 보고하였다.

저자들은 후방 요추체간 유합술과 척추경 나사못 척추고정술을 같이 실시한 이유를 "후방 요추체간 유합술은 신경근에 대한 광범위한 감압으로 인하여 신경증상의 호전이 확실하고, 추간판의 대부분을 제거하기 때문에 재발 위험이 적고 추간판 간격을 재건하여 유지함으로써 추간공에서의 신경근의 압박을 막을 수 있고 후측방유합술에 비하여 절개의 범위가 작은 장점이 있다"고 주장하고 있다. 또 저자들은 척추고정술이 필요한 이유를 "단순히 척추유합술만을 시행할 경우 불유합, 이식골의 흡수 및 이식골의 전위에 의한 신경손상의 발생율이 비교적 높은 문제"를 지적하고 척추고정술은 "국소의 안정화 및 압박고정에 의하여 유합율이 향상되고 이식골이 전위되는 것을 예방할 수 있으며 외고정의 필요성을 감소시킨다"고 주장하고 있다.

6. 1997년 : 편측후궁절개-양측감압술

육안에 의한 편측후궁절개-양측감압술은 미국의 찰스 폴레티Charles E. Poletti가 1995년 처음으로 개발하였으나, 수술현미경을 사용한 미세현미경 편측후궁절개-양측감압술은 1997년 독일의 신경외과 의사인 유베 스페저Uwe Spetzger 등에 의해 처음으로 소개되었다.

건국대학교 의과대학 신경외과학교실(임성준, 김영태, 하호균)도 「요추 협착증의 미세수술적 감압술: 진보된 수술방법 및 초기 경험 20례 보고」 논문을 통해 우리나라 최초로 미세현미경 편측후궁절제-양측감압술 microscopic-ULBD을 시행하여 1997년 학술지에 발표하였다. 저자들은 20명의 척추관협착증 환자에게 편측후궁절제-양측감압술을 시행하여 수술 후 6개월 판정에서 좋은 수술 결과(우수 30%, 양호 50%)를 얻었다고 보고하며, "20명의 환자에게 새롭게 고안된 미세현미경 감압술을 시행하였고, 광범위한 감압술에 비해 반흔이 적고, 수술 후 통증 및 합병증이 적고, 안전하며, 조기에 보행을 할 수 있고, 입원 기간이 단축되고, 경제적인 장점이 있으며, 신경근 견인을 거의 하지 않으며, 한쪽 수술 창을 통해 반대쪽 신경근과 추간판을 확인할 수 있다"고 설명했다.

인하대학교 의과대학 신경외과학교실(조진모, 윤승환, 박형천, 박현선, 김은영, 하윤)도 2004년 발표한 「고령환자의 요추부 척추관협착증의 수술적 치료-부분 척추후궁 절제술을 통한 양측 척추공의 확장술-」 논문을 통해

16명의 척추관협착증 환자를 편측 후궁절제술 후 양측 척추관 확장술로 수술하여 좋은 수술 결과(우수 63%, 양호 19%)를 얻어 보고하였다.

중앙대학교 의과대학 신경외과학교실(지용철, 김영백, 황성남, 박승원, 권정택, 민병국)은 65세 이상의 척추관협착증 환자 34명을 편측후궁절제-양측감압술로 수술하여 좋은 수술 결과(우수 8.8%, 양호 58.8%)를 얻어 2005년 학술지에 발표하였다. 우리들병원 신경외과팀(이동엽, 이상호, 장지수)은 47세 남성의 척추관협착증 환자를 편측후궁절제-양측감압술로 수술 후 경막외 혈종에 의한 하지부전 마비 발생으로 재수술하여 치료하였던 사례를 2006년 학술지에 보고하였다. 저자들은 편측후궁절제-양측감압술은 척추관협착증을 치료하는 효과적인 최소침습수술이지만 수술 후 급성으로 혈종이 발생할 수 있어 주의가 필요하다고 하였다. 서울보훈병원 신경외과팀(박영진, 박관호, 김태완, 김정철)은 24명의 척추관협착증 환자를 대상으로 관형 견인기를 이용한 편측후궁절제-양측 척추관 감압술을 시행하여 하지 동통과 요통장애지수가 호전되어 2008년 학회지에 발표하였다. 울산대학교 서울아산병원 신경외과학교실(황상원, 임승철, 노성우, 전상룡, 현승재)은 85명의 척추관협착증 환자를 편측후궁절개-양측감압술로 치료하여 65세 이상 환자군과 65세 미만 환자군의 수술 결과를 비교하여 두 군에서 모두 증상의 호전을 보였다고 2008년 학술지에 발표하였다. 또한 순천향대학병원 정형외과학 교실(이재철, 소재완, 황은천, 김연일, 신병준)은 25명의 환자에서 양측성 척추후궁절제술과 편측후궁절개-양측감압술을 시행한 결과 편측후궁절개-양측감압술이 양측 척추후궁절제술과 동등한 임상 결과를 얻었으나, 수술 실혈량이 적고 척추관 감압 정도는 크다는 장점을 2009년 학술지에 보고하였다.

7. 2003년 : 단일 방향 내시경 수술

우리들병원 신경외과팀(안용, 이상호, 박우민, 이호연)은 12명의 추간공협착증 환자에게 우리나라 최초로 내시경 감압술을 시행하여 10명에서 증상이 호전(우수와 양호)되었다고 2003년 학술지에 보고하였다. 저자들의 수술방법은 단일 방향 내시경 수술로서 직경 2.7mm 작업관과 2개의 흡인-세척관이 있는 내시경을 삽입하여 작업관으로 레이저와 뼈 절삭기 등을 이용하여 수술하였다. 저자들은 전신마취를 할 수 없는 환자에게 유용할 수 있다고 하였다.

그러나 단일 방향 내시경 수술은 한 개의 입구를 사용하기 때문에 수술 시야 확보와 수술 기구 사용 등에 제한이 있어 척추관협착증 치료에 많이 이용되지 못하였다.

8. 2016년 : 양방향 내시경 수술

단일 방향 내시경 수술의 단점을 보완하기 위해 단일 방향 내시경 수술에서 일측 양방향 내시경적 감압술로 발전하게 되었다. 양방향 내시경 수술은 2개의 삽입구, 즉 관찰 삽입구와 작업 삽입구를 만들어 관찰 삽입구로는 내시경 카메라와 지속적인 관류를 위한 통로로 사용하고, 작업 삽입구는 감압술을 위한 수술 기구를 삽입하는 통로로 사용한다.

수원 윌스기념병원 신경외과팀(엄진화, 허동화, 박춘근)과 구미 강동병원 신경외과 의사 손상규는 58명의 척추관협착증 환자에게 경피적 양방향 내시경적 감압술을 시행하여 수술 1년 후 81% 환자에서 증상이 호전(20명 우수 또는 27명 양호)되었다고 우리나라 최초로 2016년 보고하였다. 저자들은 14% 환자에서 수술 후 합병증(수술 후 두통 발생, 척수 경막 열상, 하지 저림, 혈종)이 발생하였으며, 3명에서 내시경 수술 중 미세현미경 감압술로 전환하였다. 또 안양 윌스기념병원 신경외과팀(이정현, 최경철, 심형기, 신승호, 이동찬)도 10명의 추간판탈출증 환자와 7명의 요추부 척추관협착증 환자를 양방향 내시경 수술을 시행하여 8명에서 우수, 9명에서 양호한 결과를 얻어 2017년 학술지에 발표하였다.

부산 대동병원 정형외과팀(이지민, 우영하, 유성호, 김영준, 서진혁, 배혁)은 요추부 추간공협착증 환자 20명에게 일측 양방향 내시경적 감압술UBE을 시행하여 수술 1년 후 85% 환자에서 증상이 호전(우수 또는 양호)되었다고 2020년 보고하였다. 저자들은 하나의 삽입구를 사용하는 단일 방향 내시경 감압술에 비해 양방향 내시경적 감압술의 장점은 두 개의 입구를 사용함으로써 주 시야 입구를 유지하면서도 다양한 도구를 응용할 수 있기에 척추 주변 근육 등 연부조직 손상을 최소화할 수 있는 점과 단일 방향 술기에 비하여 관류액 배출이 원활하여 생리식염수 배출 부족으로 인한 근육부종을 예방할 수 있는 점이라고 하였다.

10장

척추 활액낭종

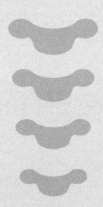

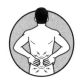

척추관협착증을 일으키는 질환으로 비교적 흔하게 볼 수 있는 질환에는 활액낭종synovial cyst이 있다. 활액낭종은 척추 후관절에 발생하여 주로 척추관의 바깥쪽에 있는 함요부를 협착시켜 신경근이 압박되어 하지 방사통과 요통이 발생된다. 일반적으로 활액낭종의 발생률은 0.65~2.3%라고 알려져 있으나, 척추전방전위증 환자에서는 약 10~50%에서 발견되는 비교적 흔한 질병이며, 퇴행성 척추전방전위증의 약 54% 환자에서 활액낭종이 관찰된다는 연구 보고도 있다.

카오Kao 등은 1974년 척추 후관절에 발생한 낭종을 활액낭종과 결절종(강그리온)의 두 종류로 구분하였다. 활액낭종은 낭종 안의 조직이 정상 활막 조직으로 형성되어 있고, 결절종은 낭종 안의 조직이 결합조직으로 구성되어 있는 것이 다르다. 그러나 임상 증상으로는 구별되지 않는다.

척추 활액낭종이 가장 흔하게 발생되는 부위는 제4-5요추간의 척추 후관절이며 약 60%에서 발생한다. 그리고 제5요추-제1천추간의 척추 후관절에는 약 15~20% 정도 발생되며 나머지가 그 이외 부위에서 발생한다. 발생 원인은 아직 명확하게 밝혀진 것이 없다. 가능성 있는 가설로는 척추 후관절 안에 있는 활막액이 관절막을 뚫고 밖으로 터져 나가 낭종을 형성하였을 가능성, 또는 척추 후관절의 움직임이 많아져 척추 후관절이 퇴행성 관절염 변화를 일으켜 활막액이 증가하게 되어 활막액이 관절막 결손 부위를 통해 터져나가 낭종을 형성하였을 가능성 등이 있다. 척추 후관절에 스트레스가 가해지면 활액낭종이 발생거나 활액낭종이 커진다. 한편 척추유합술 등으로 척추 후관절의 움직이 없어지면 활액낭종은 없어진다.

척추 활액낭종이 발생하여도 특별한 임상 증상이 없는 경우도 있으며, 가장 흔한 증상으로는 신경근 압박 등으로 하지 방사통, 신경인성 파행, 감각 저하, 하지 근력 저하 등이 나타날 수 있다. 진단은 단순 방사선 검사로는 활액낭종을 확인할 수 없고, 전산화단층촬영으로 낭종을 확인할 수 있으나 명확하지 않으며, 자기공명단층영상 검사로 활액낭종을 명확하게 확인할 수 있어 확진이 가능하다.

치료는 안정과 허리 보호대 착용 등으로 자연 흡수되어 치료되는 수도 있다. 일반적으로 진통제로 통증을 조절하나, 진통제 등으로 통증 조절이 안되는 경우, 심한 신경학적 결손 증상이 나타나는 경우, 또는 마미증후군이 발생되는 경우에는 수술이 필요하다. 주사 바늘로 활액낭종 내의 활막액을 흡인하여 증상이 호전될 수 있으나 재발 가능성이 높다. 수술은 활액낭종 제거술과 척추후궁절제술의 감압술만으로 충분하며 척추유합술은 필요하지 않다.

• 척추 혈액낭종 사례들(그림 10-1~6)

그림 10-1   제4-5요추간 척추 활액낭종 수술 전후 자기공명영상

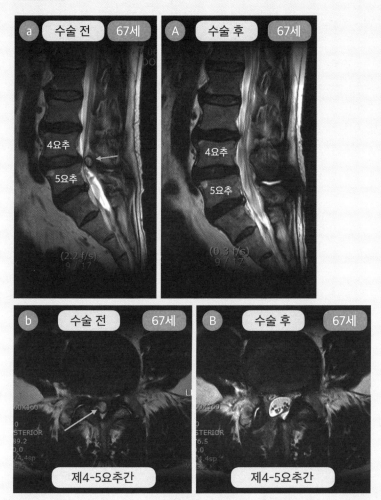

67세 남성의 제4-5요추간 척추관에 발생한 활액낭종(a, 파란 화살표)과 활액낭종으로 인한 척추관협착증이 수술 전 자기공명영상 시상면에서 관찰된다. 수술 후 자기공명영상 시상면 영상에서 활액낭종이 제거되어 관찰되지 않으며 척추관협착증도 호전되어 있다(A). 제4-5요추간 횡단면에서 척추관 우측에 활액낭종(b, 파란 화살표)과 황색인대 비후가 관찰되며 이로 인한 척추관협착증이 관찰되며 수술 후 횡단면 영상에서 활액낭종은 제거되어 관찰되지 않으며 활액낭종이 있었던 부위와 부분적으로 척추후궁이 제거된 공간으로 척수 경막이 튀어나와 관찰되며 척추관협착증은 호전되었다.

그림 10-2 제4-5요추간에 발생한 척추 활액낭종에 의한 척추관협착증의 자기공명영상

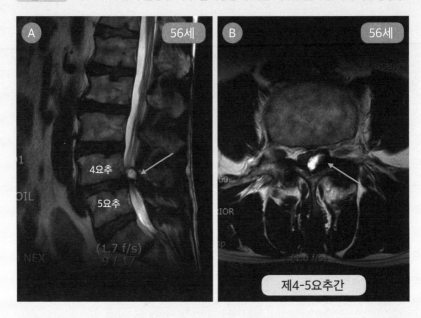

56세 남성의 제4-5요추간 척추관에 발생한 활액낭종(A, 파란 화살표)과 활액낭종으로 인해 척추관협착증이 자기공명영상 시상면에서 관찰된다. 제4-5요추간 횡단면 자기공명영상에서 척추관의 좌측에 활액낭종(B, 파란 화살표)과 황색인대 비후가 관찰되며 이로 인한 척추관협착증이 관찰된다.

그림 10-3 다발성 척추 활액낭종의 자기공명영상

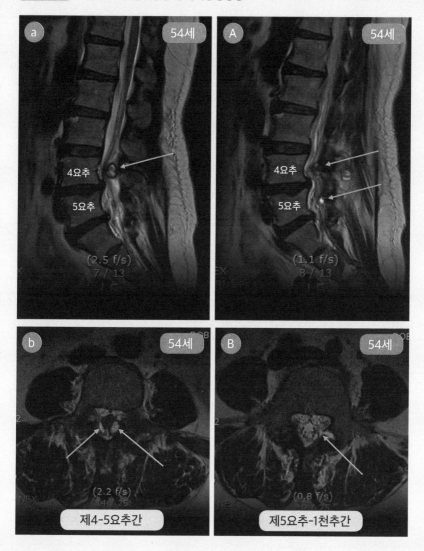

54세 여성의 제4-5요추간 척추관에 발생한 활액낭종(A, 파란 화살표)과 활액낭종으로 인해 척추관협착증이 자기공명영상 시상면에서 관찰되며, 좌측 시상옆면 영상에서는 제4-5요추간 활액낭종과 제5요추-1천추간 활액낭종이 관찰된다(A,파란 화살표). 제4-5요추간 횡단면 자기공명영상에서 척추관의 좌측과 우측에 활액낭종(b, 파란 화살표)과 이로 인한 척추관협착증이 관찰되며, 제5요추-1천추간 횡단면 영상에서는 척추관 좌측으로 활액낭종이 관찰된다.

그림 10-4 척추 활액낭종이 1년 6개월 동안 크기가 증가한 자기공명영상

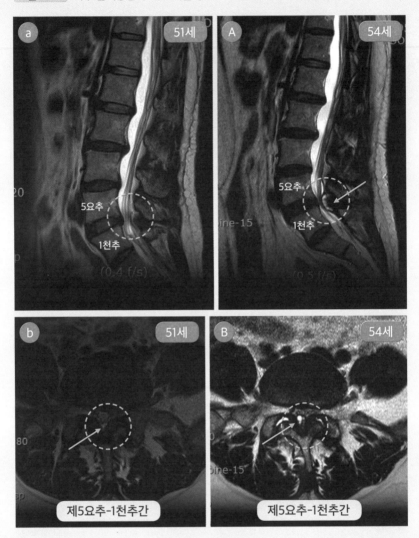

51세 여성의 자기공명영상 시상면에서 제5요추-1천추간 척추관 후방에 작은 활액낭종(a, 파란 화살표)과 척추관협착증 2기 소견(a, 파란 점선 원)이 관찰되며, 1년 6개월 경과 후 자기공명영상 시상면에서 척추관협착증이 심해지고(A, 파란 점선 원) 척추관 후방의 활액낭종의 크기가 증간 된 것이 관찰된다(A, 파란 화살표). 제5요추-1천추간 횡단면 영상에서 황색인대 비후와 척추관협착증 2기 소견(b, 파란 전선 원) 및 척추관 후방에 작은 활액낭종이 관찰되며(b, 파란 화살표), 1년 6개월 후 영상에서 황색인대 비후와 척추관협착증 2기 소견 이외 척추관 우측 후방으로 활액낭종의 크기가 증가된 소견이 관찰된다(B, 파란 화살표).

그림 10-5 제4-5요추간에 발생한 척추 활액낭종의 자기공명영상과 수술 후 영상

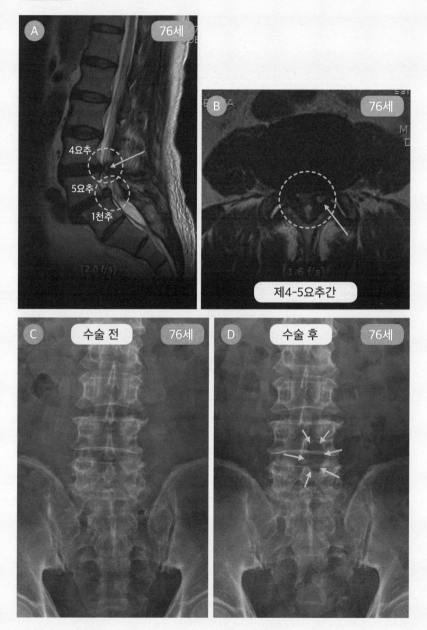

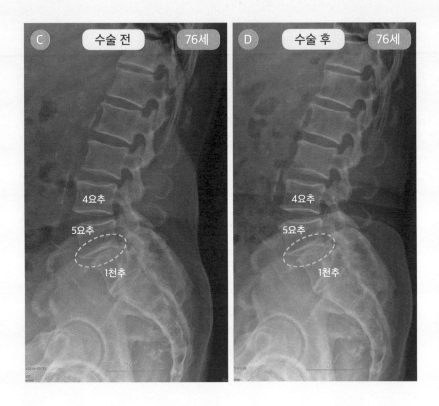

| C | 수술 전 | 76세 | D | 수술 후 | 76세 |

4요추

5요추

1천추

요통과 양측 엉치 통증 및 하지 통증을 주소로 내원한 76세 남성의 자기공명영상 시상면에서 제4-5요추간 활액낭종(A, 파란 화살표)과 추간판 팽윤 및 척추관협착이 관찰(A, 파란 점선 원)되고 제5요추의 척추전방전위증(A, 파란 점선 원)이 관찰된다. 제4-5요추간 횡단면에서 척추관 좌측 후방에 활액낭종(B, 파란 화살표)이 관찰되고 척추관협착증 3기(B, 파란 점선 원) 소견이 관찰된다. 수술은 제4-5요추간 활액낭종 제거와 척추관협착증에 대한 미세현미경 감압술을 시행하였으며, 척추전방전위증에 대하여 수술은 시행하지 않았다. 단순 방사선 전후방 영상의 수술 후 영상을 수술 전 영상과 비교하면 제4-5요추간 좌측에 후궁절제술(D, 파란 화살표)이 부분적으로 시행된 것이 관찰된다. 단순 방사선 측면 영상의 수술 전 과 수술 후 영상에서 제5요추의 전방 전위는 동일하게 19%로 측정되어(E, F, 파란 점선 원) 척추전방전위증의 악화는 없었다. 수술전 오스웨스트리 요통장애지수ODI: Oswestry Disability Index는 21/45 였으나, 수술 1개월 후 오스웨스트리 요통장애지수는 3/45으로 호전 되었고, 환자만족도지수PSI Patient satisfaction Index는 1점(만족스럽게 회복되었다. 수술 전 기대한 것과 같이 호전되었다)으로 만족스러운 수술 결과를 보였다.

그림 10-6   제4-5요추간 우측 척추 활액낭종

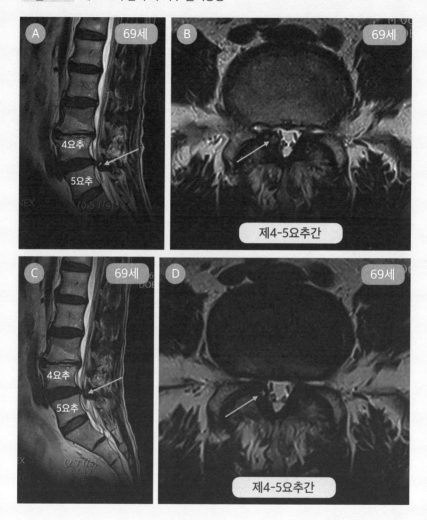

서거나 걸을 때 우측 하지에 심한 동통이 발생하는 증상을 주소로 내원한 69세 남성의 자기공명영상 시상면에서 제 4-5요추간 활액낭종(A, 파란 화살표)이 관찰되고, 제4-5요추간 횡단면에서 척추관 우측 후방에 활액낭종(B, 파란 화살표)이 관찰된다. 약 4개월 간 경막외 차단술 등의 보존적 치료를 시행하였으나 증상의 일시적 개선 이외 뚜렷한 호전이 없어 다시 검사한 자기공명영상 시상면에서 제4-5요추간 활액낭종(C, 파란 화살표)의 크기는 경미하게 줄어들었으나 여전히 관찰되고, 제4-5요추간 횡단면 영상에서도 활액낭종의 크기는 약간 줄었으나 지속적으로 관찰되고 있다(D, 파란 화살표). 활액낭종 제거술 후 증상은 호전되었다.

11장

고정술 금속 기구에 대한 과민반응

(알레르기, 알러지)

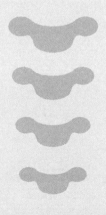

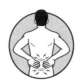

　우리 몸에 세균이나 이물질이 침입하면 우리 몸을 보호하기 위해 면역반응이 작동하여 세균이나 이물질을 제거하려고 한다. 따라서 면역 체계는 우리 몸을 보호하는 군대와 같다. 만약 인체면역결핍바이러스HIV; human Immunodeficiency virus에 감염되어 후천성면역결핍증AIDS; Acquired Immune Deficiency Syndrome에 걸리면 면역 체계가 없어져 외부 세균이나 이물질에 침입되기 쉬운 상태가 된다.

　과민반응hypersensitivity은 정상적인 면역 계통에서 발생되는 바람직하지 않은 반응으로 정의되고 있으며, 알레르기와 자가면역이 포함된다. 알레르기는 특별히 인체에 해가 되지 않는 외부 물질에 대한 면역 반응이다. 흔한 예로 봄철에 많은 사람들이 겪는 꽃가루 알레르기, 겨울철의 한랭 알레르기, 알레르기 비염 등이 있다. 과민반응은 면역 계통의 과도한 반응으로 인체에 불편한 증상과 해를 발생시킨다. 과민반응에는 4가지 형태가 있으며 제1형태는 즉각적으로 나타나는 과민반응으로 알레르기가 제1형태이며, 제4형태는 지연성으로 발생되는 과민반응이다.

척추 수술에는 여러 가지 수술이 있으며, 협착되어 있는 부위를 제거하는(감압하는) 수술은 체내에 금속 기구를 삽입하지 않지만, 척추고정술인 경우 금속을 우리 몸안에 삽입한다. 우리나라에서 시행되고 있는 척추수술 중에는 추간판절제술이 가장 많고, 그다음으로 척추후궁절제술(감압술)과 경피적척추성형술 / 경피적척추후굴풍선복원술이 많이 시행되고 있으며, 그다음으로 많은 수술이 척추고정술이다. 척추고정술은 주로 척추뼈에 금속 나사못을 삽입하고 금속 강봉rod 또는 금속 판을 결합시켜 변형된 척추뼈를 바르게 하거나, 약한 척추뼈를 지탱하게 하는 역할을 한다. 우리 몸에 삽입된 금속 고정기구는 대부분 평생 우리 몸안에 있게 된다.

인체에 삽입된 금속물이 인체에 어떠한 영향을 미치는지에 대한 연구는 고관절 또는 무릎 관절 전치환술이 증가하면서 시작되었다. 일반적으로 체내에 삽입된 모든 금속은 시간이 경과함에 따라 부식되어 금속이온을 배출하고 또한 금속-금속 관절면에서 마모 입자가 배출되게 된다. 마모 입자는 나노미터의 매우 작은 크기로 쉽게 용해되어 혈액이나 림프계를 통해 인체 전체로 이동할 수 있다. 따라서 이러한 인체 내 금속으로부터 유리된 금속 이온이나 마모 입자들은 암 발생, 장기 독성, 태반을 통과하여 태아에 미치는 영향, 금속에 대한 과민반응 등을 일으킬 가능성이 제기되고 있다.

뉴질랜드 길레스피Gillespie WJ 등은 1966년부터 1973년까지 인공고관절전치환술을 받은 1,358명의 의무기록을 10.5년 동안 추적 조사하여 164명의 암 발생을 확인하였다. 저자들은 임파계 및 조혈계 악성 종양 발생 위험성이 증가하였다(2명 / 1,000명 10년 → 6명 / 1,000명 10년)고 보고하며 면역계통에 지속적인 자극으로 인한 것이라고 주장하였다. 그리고 신장

기능이 떨어진 환자에서는 금속-금속 관절면의 기구를 인체에 삽입하면 체내에 금속 이온이 과도하게 축적되기 때문에 금속-금속 관절면 기구를 신중히 사용해야 된다는 보고가 있고, 또 금속 이온이 태반을 통과해서 태아의 혈액에서도 검출되어 가임기 여성 환자에서 금속 관절면 기구 삽입은 신중해야 할 필요가 있다고 알려져 있다.

금속 과민반응은 척추고정술 후 드물게 발생하는 합병증으로 알려져 있다. 그러나 금속 과민반응의 진단이 어려워 실제 발생보다 적게 보고되는 경향이 있다. 척추고정기구는 인공고관절 또는 인공슬관절과 다르게 움직임이 없는 척추고정기구이지만 척추경 나사못과 강봉 사이 또는 나사못 자체 또는 강봉 자체에 미세 움직임이 발생하고 부식 또는 마모가 발생하여 금속 과민반응이 발생하여 나사못 또는 강봉이 파절되기도 한다.

금속 과민반응은 주로 금속-금속의 인공 관절면에서 발생되는 마모입자 또는 금속이 시간이 경과함에 따라 부식되어 배출되는 금속 이온에 의해 발생한다. 인체에 사용되는 고정기구들은 대부분 부식을 방지하기 위해 표면을 산화막으로 씌운다. 그러나 스트레스, 미세 움직임, 미동마모, 또는 고정기구 삽입과정 등에서 산화막의 보호막이 파괴되어 부식이 일어나게 되며, 한번 일어나기 시작하면 부식은 가속화된다. 금속이 부식되어 금속 이온이 사람 몸으로 방출되게 되면 금속 과민반응이 발생한다. 그리고 뼈가 유합된 이후에도 고정기구와 유합골 사이에 스트레스가 지속적으로 전달되어 금속의 마모부식이 발생되어 금속 고정기구가 파절되기도 하며 금속 이온은 지속적으로 방출된다.

현재까지 알려져 있는 금속 과민반응의 주증상은 통증이 일정 기간 호전된 후 지연성으로 다시 발생되는 요통, 그리고 자세에 따라 호전되지 않는 요통(침상에 누워 있어도 발생되는 요통)이 특징적이며, 마미증후군을 발생시킬 수 있는 병변이 확인되지 않는 상태에서 소변 장애 등이다. 금속 고정기구 과민반응은 증상이 비특이적으로 초기에 통증이 없는 시기 이후 원인을 알 수 없는 통증이 지연성으로 발생하고 피로감이 발생하며, 피부에 발진 또는 홍진이 발생하기도 한다. 다만 수술 부위 감염, 고정된 분절의 이웃 분절 병변, 또는 고정기구의 파절 등을 금속 과민반응과 감별해야 한다. 또 금속과 금속이 맞닿는 부위에 금속 부스러기에 의한 가성종양, 괴사, 무균성 혈관염 등의 국소적 과민반응이 발생하기도 한다. 대부분의 금속 과민반응은 지연형 제4형 과민반응(항원에 노출되어 48시간 이후 발생하는 과민반응)이다.

근래 니켈 또는 코발트 크롬대신에 티타늄이 인체에 불활성 성질과 과민반응이 낮아 고정기구로 많이 사용되고 있으며 티타늄에 대한 과민반응은 드물고 증상이 비특이적이기 때문에 진단하기가 쉽지 않은 것으로 알려져 있다. 일반적으로 금속 과민반응은 인공 고관절 전치환술과 같이 금속과 금속이 맞닿는 기구에서 흔하게 발생하지만 티타늄 척추고정기구를 사용한 척추고정기구 삽입 후에 발생한 금속 과민반응 사례는 적게 보고되어 있다.

2014년 발표된 사례 보고에 의하면 척추고정술 후 지연성으로 통증과 보행장애가 발생하는 경우 수술 후 감염 또는 불충분한 수술을 먼저 고려해야 하지만 금속 과민반응도 고려해야 한다고 하였다. 즉 증상 발생 원인으로 수술 후 감염 또는 불충분한 수술 가능성을 배제한다면 금속 과민반응을 고려해야 한다. 인체에 삽입된 모든 금속은 부식이 일어나며 면역 반응이 일어나게 되며, 금속-단백질 복합체가 항원으로 작용하여 과민반응을 일으킨다고 하였다.

발표된 사례는 52세 여자 환자가 요추부 후방 감압술과 유합술을 시행받았고 수술 후 3개월에 요통이 다시 발생하였다. 통증은 5개월 동안 점점 심해져 보행장애가 발생하고 경미한 대소변 장애도 발생하였다. 담당 의료진은 지연성으로 발생한 수술 후 감염으로 생각하였으나, 발열은 없었고, 수술 부위의 압통 이외 특이한 이학적 이상 소견은 없었다. 세균 감염이나 염증이 발생한 경우 증가하는 적혈구침강속도, C반응-단백, 그리고 백혈구 수치는 정상 소견이었다. 담당 의료진은 척추 수술 후 증후군으로 판단하여 6개의 척추경 나사못 제거 수술을 시행하였다. 나사못은 이완되어 있어 제거가 용이하였으며, 나사못 제거 후 요통이 호전되었다. 환자는 과거 수술 이전에 금속에 대한 알레르기가 있어 반지와 시계 착용을 하지 못하였다고 하였다. 이 사례는 처음부터 척추경 나사못 과 강봉에 대한 금속 과민반응으로 진단하지 못하였으나, 결과적으로 척추 고정기구를 제거한 후 증상이 호전된 것으로 보아 금속 과민반응으로 진단한 사례이다.

그리고 2020년 티타늄 척추고정기구 삽입 후 티타늄에 대한 전신 과민반응을 보인 사례가 보고되었다. 이 사례는 67세 여성이 제11흉추 골절로 인해 최소침습 흉추고정술을 시행받았다. 환자는 수술 후 1개월 뒤부터 심한 식욕 부진과 피로감이 발생하여 2년 동안 체중이 25kg 감량하였고 티타늄 전신 과민반응이 아니고 우울증으로 진단받았었다. 체중 감량으로 근육량이 줄어들어 척추경 나사못과 강봉이 삽입된 부위의 피부 괴사를 예방하기 위해 척추경 나사못과 강봉을 제거한 후 환자는 급격히 체중이 증가하기 시작하였고 전신 건강을 되찾았다. 이 사례 또한 금속 과민반응으로 진단하여 금속 기구를 제거한 것이 아니고 금속 제거 후 전신증상이 호전되어 금속 과민반응으로 진단한 사례이다.

12장

척추 질환에서
인공지능,
인공 디스크,
로봇 척추 수술

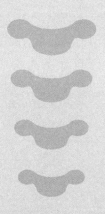

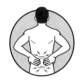

1. 척추 질환에서 인공지능

우리는 지금 4차 산업혁명 시대에 살고 있다. 인공지능이 인간의 삶을 풍요롭게 해주고 로봇은 인간이 하기 힘든 일을 대신 해결해 줄 것으로 기대하고 있다. 운전자 없이 운행할 수 있는 자율 주행 자동차, 음악에 맞춰 춤추고 상대방과 대화하며 전쟁터에서 사람을 대신하여 전쟁도 하는 로봇이 현실화되고 있다. 따라서 일반인들은 의료 분야에도 인공지능과 로봇이 도입되어 피 한 방울로 간단하고 정확하게 질병을 진단할 수 있고 로봇이 통증 없이 수술하거나 사람의 장기를 교환하여 인간 수명이 연장되고 삶의 질도 향상될 것으로 기대하고 있다. 실제로 사람의 수명은 근래 빠르게 증가하고 있고, 여러 장기들도 인공장기로 대체하여 삶의 질이 나아지고 있다.

위키백과에 의하면 인공지능人工智能, AI;Artificial Intelligence은 "인간의 학습 능력, 추론능력, 지각능력을 인공적으로 구현하려는 컴퓨터 과학의 세부 분야"이다. 즉 지능을 갖고 있는 기능을 갖춘 컴퓨터 시스템이며, 인간의 지능을 기계에서 인공적으로 구현한 것이다. 이에 반하여 자연지능自然智能, NI; Natural Intelligence은 생명체가 가지고 있는 지능이며, 생존을 위한 능력이다.

인공지능은 1940년대 후반과 1950년대 초반에 인공적인 두뇌의 가능성이 논의되었고, 1956년 다트머스 컨퍼런스에서 인공지능이라는 이름이 탄생하게 되었으며 인공지능이 하나의 학문 분야가 되었다.

우리나라에서 인공지능에 대해 큰 관심을 갖게 된 것은 구글 딥마인드가 개발한 알파고가 2016년 3월 프로 바둑의 세계 최고 기사 중 한 사람인 우리나라 이세돌(당시 세계 랭킹 4위) 9단을 4승 1패로 이긴 사건부터이다. 구글은 인공지능 알파고의 성능을 시험하고 약점을 보완하기 위해 이세돌 9단과 대국을 계획하였다. 알파고의 아버지로 불리는 데미스 하사비스 구글 딥마인드 최고경영자는 "알파고는 프로토타입 단계(시제품보다 더 원초적인 단계)에 있는 프로그램으로, 아직 베타단계(본격적인 상용화 서비스 전 단계)도 아니고 심지어 알파단계(첫 번째 테스트)도 아니다. 알파고의 문제점과 단점을 파악하기 위해 이세돌 9단과 경기를 치르는 것"이라고 말했다고 알려져 있다.

또한 구글은 2017년부터 인공지능을 구글 렌즈에 결합시켜 스마트폰으로 식물을 스캔하면 백과 사전에서 검색하듯이 식물의 종을 알려준다. 또 네이버의 스마트 렌즈 서비스와 다음 꽃검색 서비스는 스마트폰 카메라로 이름 모를 꽃을 찍으면 이름과 특징을 알려주는 꽃 검색 서비스를 하고 있다. 이러한 꽃 검색 서비스는 이미 수백만 장의 꽃 사진과 정보를 인공지능에 입력한 뒤 심층학습 방식으로 학습시킨 결과이다. 인공지능은 수십만 장의 꽃 사진을 보고 생김새와 특징을 학습한 뒤 카메라에 찍힌 사진과 대조해 찾아낸다. 네이버는 "스마트렌즈" 이외에도 "쇼핑렌즈" 및 "와인라벨" 같은 서비스도 하고 있다.

인공지능은 체스나 바둑, 구글렌즈, 또는 네이버의 스마트렌즈, 쇼핑렌즈, 와인라벨뿐 아니라 의료 분야에서도 연구 발전되고 있다. 의료 분야에 인공지능이 활발히 적용되고 있는 곳은 이미지 분석 분야이다. 전산화단층촬영 영상과 자기공명영상을 포함한 영상, 암조직 검사 등의 병리학 조직검사, 소화기의 내시경 영상, 심장영상, 안과의 당뇨병성 망막증의 안저 사진 등의 이미지 분석 연구에 인공지능이 적용되고 있다.

미국 스탠포드대학 안드레 에스테바Andre Esteva 등은 심층 콘볼루션 신경망Deep Convolutional Neural Networks을 이용하여 피부과 전문의사 수준의 피부암 진단이 가능한 인공지능을 개발하여 2017년 네이처 학술지에 발표하였다. 사진 촬영으로 피부암 진단이 가능한 인공지능이 개발됨에 따라 피부의 흑색종 여부를 진단할 수 있는 스킨비전SkinVision이라는 상업적으로 판매하고 있는 앱이 개발되었다. 피부에 있는 점을 스마트폰 카메라로 촬영하면 흑색종 여부를 판별해준다. 한 번 사용 요금은 6.99유로로, 3개월 사용 요금은 29.99유로로, 1년 사용 요금은 49.99유로이다.

서울대학교병원 영상의학과학 교실과 우리나라 심층학습 의료 인공지능 기업인 루닛Lunit은 상업적으로 이용할 수 있는 루닛 인사이트(Lunit INSIGHT for Chest Radiography, version 4.7.2) 소프트웨어를 이용하여 응급실을 내원하여 검사한 흉부 단순 방사선 사진에 대한 당직의사가 판독하는 민감도가 증가되었다(65.6%→73.4%)고 2019년 학술지에 발표하였다.

부산대학교 의과대학 정진섭 교수가 2020년 발표한 논문에 의하면 "최근 일부 경우에서 의료전문가보다 우수한 감별능력을 가진 심층학습

모델이 보고되고 있으며, 구글의 저선량 폐 CT 영상 분석모델의 이전 비교 영상이 없는 경우의 폐암 진단과 구글 딥마인드 모델의 유방암 진단은 영상의학 전문의보다 낮은 위양성률과 위음성률을 보였고, 일차진료에서 접하는 피부질환의 80%를 차지하는 26가지 피부 병변에 대하여 심층 학습모델이 피부과 전문의와 유사하며 일차진료 의사보다 우수한 진단 정확도를 보인다"고 하였다. 우리나라 연구팀(대구경북과학기술원DIGIST 원동규, 박상현, 경북대학병원 정형외과학교실 이현주, 계명대동산병원 정형외과학교실 이석중)은 542명의 척추관협착증 환자의 자기공명영상을 이용하여 두 명의 정형외과 의사의 판독 일치율과 인공지능 기술을 이용하여 학습시킨 인공지능과 일치율을 비교하여 2020년 학술지에 보고하였다.

연구자들은 심층학습deep learning 비법의 하나인 심층 콘볼루션 신경망DCNN; Deep Convolutional Neural Networks을 이용하여 자기공명영상에서 척추관협착증을 4단계(척추관협착증의 경증부터 심한 상태까지 4단계로 분류됨)로 분류하여 판독할 수 있는 인공지능 판독기를 학습시켰다. 저자들은 두 명의 의사의 판독 일치율은 77.5%, F1 점수(정밀도와 재현율의 조화평균)는 75%, 한 명의 전문가 의사의 판독과 인공지능 판독기의 판독 일치율은 83%, F1 점수는 75.4%, 그리고 다른 한 명의 전문가 의사의 판독과 인공지능 판독기의 판독 일치율은 77.9%, F1점수는 74.9%였다. 저자들은 심층 콘볼루션 신경망을 이용한 척추관협착증의 4단계 판독은 전문가의 판독 수준에 도달하여, 심층학습 기반 척추관협착증 4단계 구분은 전문가 판독을 대신할 수 있다고 보고하였다.

우리나라 인공지능 기업인 딥노이드DEEPNOID (2018)는 빅데이터 및 인공지능 기술을 이용하여 요추 방사선 촬영 영상에서 요추 압박골절로 의심되는 이상 부위를 검출하여 의료인의 진단 결정을 보조하는 데 사용하는 소프트웨어인 Dee Spine-CF-01을 개발하였다. 그 이외 뇌동맥류를 진단하는 Deep:Neuro-CA-01, 폐 결절을 검출하는 Deep:Lung-LN-01 소프트웨어를 개발하였다.

인공지능은 치료 분야에도 적용되고 있다. 치료 분야에서 인공지능 적용의 대표적인 것은 아이비엠IBM의 왓슨 포 온콜로지WFO; Watson For Oncology이다. 미국 아이비엠의 암 환자 치료법 권고 솔루션인 인공지능 왓슨 포 온콜로지는 메모리얼 슬론 캐터링 암 센터MSKCC;Memorial Sloan Katering Cancer Center와 협업하여 개발되어 2013년 2월에 상용화되었다.

우리나라 가천대학교 길병원은 국내 최초로 암환자 치료를 위해 왓슨 포 온콜로지를 2016년 12월에 도입하였고, 이후 부산대학교병원(2017년1월), 건양대학교병원, 대구가톨릭대학교병원, 계명대학교동산병원, 조선대학교병원, 화순전남대학교병원, 중앙보훈병원, 국민건강보험일산병원(2018.3.)에서 왓슨 포 온콜로지를 도입하게 되었다.

왓슨 포 온콜로지는 2가지 방법이 있다. 병원 내 전자의무기록에 연동시켜 사용하는 방법과 전자의무기록과 연동하지 않고 왓슨 포 온콜로지 패키지를 별도로 사용하는 방법이 있다. 우리나라에 도입된 왓슨 포 온콜로지는 비용 등의 문제로 병원의 전자의무기록과 연동되지 않고 패키지 형태의 왓슨 포 온콜로지로서 IBM 클라우드 기반의 서비스형 소프트웨어(SaaS)로 제공되는 제품이다. 따라서 의사들이 필요시에 컴퓨터나 태블릿PC 등으로 클라우드에 접속하여 사용하는 방식이다. 다만 전자의무기록에 연동되어 있지 않아 환자의 데이터를 일일이 의사가 입력해야 하는 불편함이 있다.

왓슨 포 온콜로지는 13개 암(대장암, 폐암, 위암, 갑상선암, 유방암, 자궁내막암, 자궁경부암, 전립선암, 직장암, 식도암, 간암, 난소암, 방광암)에서 서비스를 제공하고 있으며, 치료법으로 추천하는, 고려할 수 있는, 권고하지 않는 세 가지 선택을 제시하여 준다. 왓슨 포 온콜로지의 치료 권고안(추천하는 치료법/가장 권고되는 치료옵션, 고려할 수 있는 치료법/고려 가능한 치료 옵션, 권고하지 않는 치료법/추천되지 않는 치료옵션)은 의사의 치료안과 다를 수 있으며 왓슨 포 온콜로지의 치료 권고안과 의사의 치료안 사이의 일치율은 암에 따라 차이가 많은 것으로 알려지고 있다.

국민건강보험 일산병원이 2020년에 발표한 연구에 의하면, 자궁내막암이 100%로 가장 일치율이 높았고, 자궁경부암(90%), 전립선암(80%), 직장암(75%), 폐암(69%) 순이었으며, 식도암은 일치율이 0%로 가장 낮았다. 저자들은 "왓슨 포 온콜로지는 암 종류에 따라 다양한 일치율을 보여, 아직까지 임상의를 보조하는 역할을 하고 있으나, 알고리즘 개선을 통하여 일치율이 개선되고 진료에 도움을 줄 것으로 기대한다"고 하였다. 태국의 방콕 범룽랏병원에서 유방암, 위암, 폐암 환자 211명에 대한 일치율은 83%였고, 인도의 방갈로르 마니팔종합암센터 유방암 환자 638명에 대한 일치율은 73%로 보고 되었다.

그러나 부산대학교병원과 계명대학교동산병원은 2019년 재계약을 하지 않았고, 가천대학교 길병원은 왓슨 포 온콜로지 도입 5년만에 계약을 해지하였다. 그 이유로서 환자 정보를 의사가 일일이 수동으로 입력해야 하는 불편함이 단점으로 지적되고 있다. 왓슨 포 온콜로지를 이용하고 있는 의사들은 전자의무기록과 연결돼 여러 영상, 의무기록 등을 스스로 읽고 종합해주는 것이 이상적인데 그렇지 않아 실망스럽다고 한다. 또한 정보 입력에 많은 노력이 들어가는 반면 정작 의사들이 도움을 필요로 하는 어려운 결정에 대해 왓슨 포 온콜로지는 아무런 답을 제시해주지 못한다는 지적도 있다. 실제로 어려운 결정은 흔치 않은 병이거나, 합병증이 많은 환자의 경우 어떻게 치료를 해야 하느냐 결정하는 것인데 단순히 최적의 치료옵션을 제공하기 때문에 실제 수요와는 괴리가 있다는 지적이다. 왓슨 포 온콜로지의 주요 기능은 진단명과 질병 상태에 적합한 항암화학요법의 최적 치료 옵션을 제공해주는 것으로 치료 가이드라인을 보는 것과 다르지 않다는 지적이다. 논문을 통한 의학적 근거와 임상에서 얻어지는 경험을 조화시켜 환자를 치료하는 것이 최적의 치료일 수 있으나, 왓슨 포 온콜로지는 임상을 통한 경험을 조화시키는 데 한계가 있다.

진료 경험이 늘어나면서 왓슨 포 온콜로지는 서양보다 동양에서 발생빈도가 높은 암에서는 진단의 정확도가 떨어져 실효성이 없고, 보험적용도 불확실하며, 왓슨 데이터가 국내 환자들에게 특화돼 있지 않아 우리나라 데이터와 맞지 않고 의사와 의견도 불일치가 많다는 평가를 받게 되었다. 특히 의사와 의견 일치율이 떨어지는 것이 시장에서 외면 받는 가장 큰 요인이 되었으며, 왓슨 포 온콜로지의 진단 정확도가 떨어져 의사는 물론 병원 경영진에서도 관심이 덜하게 되었다. 왓슨 포 온콜로지가 초기 모델이라 앞으로 완성된 모델이 나오기까지 시간이 더 필요하겠지만, 왓슨 포 온콜로지를 활용하여 진료를 한다고 하더라도 환자들에게 별도 비용을 받을 수 없는 점과 정확도마저 떨어지는 점은 쉽게 해결되기 어려운 문제점으로 남게 되었다. 아이비엠은 의료AI 사업 부문으로 왓슨 헬스를 2015년 설립하여 야심차게 추진해왔으나 여러 문제점들에 봉착하면서 이를 극복하지 못하고 왓슨 헬스를 실패한 사업으로 규정하여 2018년 5월 사업팀을 구조 조정하였고, 결국 2021년 1월 21일 왓슨 헬스 사업부를 투자사인 프란시스코 파트너스에 매각하게 되었다.

우리나라 과학기술정보통신부와 정보통신산업진흥원(NIPA)는 2018년부터 2020년까지 488억 원을 투자하여 서울아산병원을 중심으로 진료데이터, 의료영상 등 다양한 의료데이터를 연계 분석해 인공지능 의료소프트웨어 닥터앤서(ANSER; AI+Network+ Software+ER1.0)을 개발하였다. 닥터앤서 1.0은 8대 질환(소아희귀난치성유전질환, 치매, 대장암, 심뇌혈관질환, 심장질환, 전립선암,유방암, 뇌전증)의 예측과 진단을 지원하는 인공지능 소프트웨어이다. 소아희귀질환의 경우 평균 5년 걸리는 진단성공 시간을 15분으로 줄였고, 치매는 6시간의 진단 소요 시간이 1분으로 단축됐다. 심뇌혈관질환은 수십분 걸리던 심장 CT 판독 시간을 1~2분으로 단축했고, 대장암의 대장용종 판독 정확도를 74~81%에서 92%로 향상시켰다. 전립선암은 수술 후 재발 예측 진단의 정확도를 81%에서 95%로 향상시켰고, 뇌전증의 뇌파 판독 시간을 30분에서 5분으로 단축시켰다.

그 후속으로 과학기술정보통신부와 정보통신산업진흥원은 2021년부터 2024년까지 폐렴과 간질환, 우울증 등 12개 질환에 대한 인공지능 의료소프트웨어 "닥터앤서 2.0"개발에 착수하였다. 의료 빅데이터를 통해 의사의 진단과 진료를 지원해주는 인공지능 의사이다. 닥터앤서 2.0은 질병의 예측분석, 진단보조, 치료지원, 예후관리 등의 관점에서 의료진의 진료를 지원하는 인공지능 정밀의료 소프트웨어이며, 닥터앤서 2.0은 12개 질환(폐렴, 간질환, 피부질환, 우울증, 전립선증식증, 당뇨, 고혈압, 뇌경색, 폐암, 간암, 위암, 갑상선암)에 대한 인공지능 의료소프트웨어이다. 그러나 닥터앤서 2.0 개발 사업에 요통 또는 추간판탈출증 또는 척추관협착증과 같은 척추질환이 포함되어 있지 않다.

현재 척추질환에서 인공지능 사용은 실제 임상에 도입되어 사용되고 있는 수준은 아니고 실험적인 수준이며, 척추 질환의 진단과 수술에 따른 합병증 또는 예후를 예측하고 치료를 보조하는 분야에서 발전하고 있는 단계이다. 암 환자에 대한 치료법을 3단계로 제시하는 왓슨 포 온콜로지와 같이 척추 질환 치료 분야에서 인공지능은 아직 개발되고 있지 않다. 아마도 왓슨 포 온콜로지보다 개발이 더 어려울 것으로 예측된다. 척추질환 치료는 임상 증상과 신경학적 소견뿐 아니라 영상학적 소견(MRI 또는 CT)도 고려되어야 하기 때문이다. 현재의 근거 중심의학에서도 치료법들에 대한 통일된 의견이 없고 동일한 치료법이라도 치료자(수술자)에 따라 조금씩 치료 방법 또는 수술 방법이 다르기 때문에 동일한 수술법이라도 일반화하기는 더욱 어렵다.

인공지능의 발달로 앞으로 척추 자기공명영상을 판독할 줄 모르는 일반인들도 스마트폰으로 자기공명영상 사진을 찍기만 하면 병명을 알 수 있고 치료법과 병의 예후도 알 수 있는 시대가 멀지 않아 올 것으로 전망되나 현재는 의료 분야에서 인공지능 발전은 초기의 걸음마 수준의 실험적 단계라 할 수 있다.

2. 인공 디스크

척추질환에 인공 디스크artificial disc는 손상되었거나 닳아 없어진 디스크(추간판)를 제거하고 새로운 디스크를 넣어주는 인공장기로 개발되었다. 요추부에 인공 디스크는 1950년대 스웨덴 울프 페른스트롬Ulf Fernstrom에 의해 세계 최초로 시행되었다. 수술은 수핵을 제거하고 작은 공모양의 쇠를 수핵 부위에 삽입하였으나 과도한 압축 하중으로 공 모양의 인공 디스크가 연골하뼈로 침하되어 관절 운동 기능이 지속되지 못하였다.

그후 무릎과 고관절 전치환술의 발전을 계기로 독일 샤리테 병원의 쉘낵Kurt Schellnack과 버트너-얀즈Karin Büttner-Janz는 1982년 척추 디스크(추간판)의 기능을 대신할 수 있는 에스비 샤리테SB Charité 인공 디스크를 개발하였고, 1990년 마네이Marnay는 프로디스크ProDisc(Aesculap)를 개발하였다. 미국 식품의약국FDA은 2004년 10월에 1세대 인공 디스크인 샤리테(DePuy spine) 인공디스크 사용을 승인하고, 2006년 8월에 2세대 인공디스크인 프로디스크(SYNTHES Spine) 사용을 승인하였다. 또한 2015년 6월에는 3세대 인공디스크인 액티브엘activL 인공디스크(Aesculap Implant Systems)가 미국 식품의약국으로부터 사용 승인을 받았다. 그 이외 아크로프렉스Acroflex(Acromed), 마브릭Marverick(Medtronic), 카인프렉스Kineflex(Spinal Motion), 프렉시코아FlexiCore(Stryker) 등의 인공 디스크가 개발되었다.

그러나 미국 식품의약국의 사용 승인에도 불구하고 인공디스크 전치환술의 엄격한 적응증, 장단기 후유증과 높은 재수술률과 재수술의 어려움 및 의료보험 적용 여부 등의 문제로 인공디스크 전치환술은 활성화되지 못하고 있는 상태이다. 샤리테(DePuy spine, Johnson & Johnson) 인공

디스크는 2012년 의료 시장에서 자진 철수하였고, 미국의 의료보험회사 에트나Aetna는 2013년 추간판전치환술이 실험적인 그리고 연구중인 치료법으로 판단하여 보험료 지불 보증을 철회하였다. 그 이후 요추부 추간판 전치환술의 수술은 급감하였다. 2005년 3,059건에서 2013년 420건으로 86% 감소하였으며, 비용은 17,747달러에서 23,804달러로 33% 증가하였고, 재수술률은 6%에서 24%로 증가하였다. 한편 미국 건강보험회사 (UnitedHealthcare: 메디케이드 및 메디케어 건강보험회사, TRICARE: 미군 건강보험회사)는 2018년 요추 인공디스크에 대하여 지불 보증을 결정하였다.

우리나라에서는 인공디스크 삽입을 위한 요추부 추간판전치환술은 2007년 8월 30일 건강보험심사평가원에서 수술 수기료가 비급여(비보험)로 고시되었고, 2008년 313례 그리고 2009년 315례 시행되어 점차 수술이 증가되었으나, 2013년부터 수술이 줄어들어 현재 요추부의 인공디스크 추간판전치환술은 전국적으로 거의 시행되고 있지 않다. 다만 경추부에 인공디스크를 삽입하는 경추부 추간판전치환술은 전국적으로 아직 많이 시행되고 있으나 향후 전망은 요추부 인공디스크 추간판전치환술의 전철을 밟을 것으로 예측된다.

척추 질환에 사용되는 인공 디스크는 알파고와 같이 인공지능을 갖춰 사람을 능가하는 인공지능 디스크가 아니다. 인공 디스크는 오직 척추유합술 대신에 척추관절의 운동을 보존하는 것으로 인공지능이 있는 제품이 아니고 사람이 만들었다는 의미로서 인공 디스크이다. 현재의 인공디스크는 인공지능과는 관계가 없으며, 앞으로도 인공지능의 기능을 갖고 있는 인공디스크가 개발될 가능성은 높지 않을 것으로 보인다.

3. 로봇 척추 수술 Robotic Spine Surgery

우리나라에서 로봇수술은 연세대 세브란스병원이 로봇 수술 기구인 다 빈치 da Vinci 시스템을 2005년에 국내 최초로 도입하여 2005년 7월 13일 우리나라 식약청으로부터 사용 승인을 받은 후 2005년 7월 15일 담낭절 제술을 시행한 사례부터 시작된다.

다빈치 수술 시스템은 미국의 로봇 수술 기계 제조 회사인 인튜이티 브 Intuitive Surgical 에서 1995년 개발하여 미국 식품의약국에서 2000년 사용 승인을 받았다. 다빈치 수술 시스템은 전립선암 치료를 위한 전립선절제 술, 신장절제술, 방광절제술, 자궁절제술, 갑상선절제술, 담낭절제술 등에 주로 이용되고 있으나, 아직까지 척추 수술에 이용되고 있지는 않다.

로봇 수술기구가 다빈치 시스템이라고 불리는 이유는 레오나르도 다 빈치가 1495년 처음으로 기계 기사인 로봇을 설계하고 제작하였을 가 능성 있는 로봇의 디자인 노트가 1957년 칼로 페드레티 Carlo Pedretti 에 의 해 발견되어 레오나르도 다 빈치가 인류 역사상 최초로 로봇을 고안하였 기 때문이다. 현재 여러 진료과에서 다빈치 시스템을 이용한 수술이 증가 하고 있으나 아직까지 고가의 비용으로 인해 비용효과성에 대한 논란이 지속되고 있다.

척추 수술에서 로봇을 이용한 수술은 2004년 마죠 척추 수술 보조 로봇 Mazor Spine Assist robot 이 미국 식품의약국으로부터 사용 승인을 처음으 로 받았다. 마죠 수술 보조 로봇은 척추경 나사못 삽입에 이용되고 있다. 마죠 수술 보조 로봇은 마죠 엑스(Medtronic and Mazor Robotics)로 발전되 었고, 그 이외 엑셀시우스 지피에스 Excelsius GPS(Globus Medical) 시스템, 그리고 로자 원 스파인Rosa ONE Spine(Zimmer)이 개발되어 미국 식품의약국으로부터 척추 수술에서 사용을 승인 받아 시판되고 있다. 그러나 이러한 시스템 들은 주로 척추경 나사못 삽입에 이용되고 있다.

척추 수술에서 로봇 수술은 다빈치 수술 시스템을 사용하는 수술과 차이가 많다. 다빈치 수술은 갑상선, 전립선, 자궁 등을 적출하는 수술인 반면에 척추 수술 로봇 시스템은 척추관협착증 또는 추간판탈출증 등에서 병소를 직접 제거하거나 협착 부위를 넓히는 수술이 아니고 척추경 나사못 삽입에 사용될 뿐이다. 그러므로 척추 수술에서 로봇 수술은 아직까지 발전하고 있는 단계이며 척추관협착증 치료에 크게 도움을 주지 못하고 있는 실정이다.

13장

척추관협착증 예방법과
허리건강 운동법

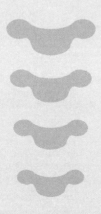

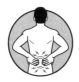

척추관협착증은 척추가 노화되면서 자연히 발생되는 현상이다. 척추관협착증에는 무증상 척추관협착증이 있고 유증상 척추관협착증이 있으며, 영상학적 검사(자기공명영상, 또는 전산화단층촬영)에서 심한 척추관협착증이 관찰되어도 증상이 없거나 미약한 사람이 있고, 경미한 척추관협착증 소견을 보이나 심한 통증을 호소하는 사람이 있다. 한번 유증상 척추관협착증이 발생되었다고 치료받지 않으면 끝까지 유증상 척추관협착증으로 있는 것은 아니고 대부분 일정 기간이 경과하면 저절로 무증상 척추관협착증 상태로 호전되고 또다시 유증상 척추관협착증 상태로 악화되기도 한다.

의학과 과학의 발달 및 공중 위생과 영양 공급의 향상으로 사람의 수명이 점점 증가함에 따라 노년까지 튼튼한 척추를 유지하기 위해서는 척추뼈와 추간판 그리고 척추뼈의 후방에 있는 척추 기립근의 건강 상태가 중요하다. 척추뼈와 추간판을 건강한 상태로 유지하기 위해서는 적당한 운동은 필요하지만 척추뼈와 추간판에 무리한 힘이 가해지는 생활 습관을 피해야 한다. 그리고 여러 신체 운동들은 척추뼈와 추간판을 강화시키는 것보다 주로 근육을 튼튼하게 만든다. 그러므로 운동을 통해 척추를 건강하게 유지하기 위한 가장 효과적인 방법은 규칙적이고 꾸준한 운동을 통해 척추근육을 건강한 상태로 유지하는 것이다.

건강한 척추 상태를 유지하기 위해 척추근육 운동이 중요하며 특히 척추를 앞으로 숙이는 근육보다 척추를 뒤로 젖히는(신전시키는) 근육이 건강해야 한다. 척추를 뒤로 젖히는 근육을 척추 기립근이라 하며, 척추 기립근에는 표재성 신전근과 심부 신전근이 있고, 표재성 신전근에는 장늑근, 최장근, 극근이 있으며, 심부 신전근에는 다열근, 반극근, 회전근이 있다.

코어 근육은 우리 몸통을 싸고 있는 근육 중 주로 복부를 둘러싸고 있는 근육을 지칭하며, 코어 근육은 일반적인 운동으로 잘 발달되지 않으나, 우리 몸통을 이상적인 상태로 유지하기 위해 중요한 근육이다. 코어 근육에는 복부의 바닥을 형성하는 골반기저근과 복부의 앞에 있는 복횡근, 복직근, 내복사근, 외복사근이 있으며, 복부의 뒤에 있는 척추 기립근과 요방형근, 그리고 복부의 천장에 해당하는 횡경막이 있다.

골반기저근은 복근 수축에 관련되어 있으며, 척추기립근이 힘을 조절할 수 있게 하고, 복횡근, 횡돌기극근, 다열근 등과도 밀접한 관계가 있다. 요방형근(허리네모근)은 허리의 네모난 근육으로 허리 통증과 연관있는 근육으로 알려져 있으며, 골반의 장골(엉덩뼈)과 요추뼈의 횡돌기 그리고 12번째 늑골 하단에 붙어 있어 요추를 신전하여 안정되게 유지하는 기능과 측면으로 굴곡하는 기능 및 호흡 보조근의 기능이 있다. 척추 흉곽, 골반과 연결되어 있다. 척추 기립근과 가까이 있어 요추의 신전근, 안정근이자 호흡보조근의 기능이 있다.

운동의 일반적인 순서는 준비운동(워밍업)을 한 다음 스트레칭을 하고 근력 강화 운동을 한 다음 유산소 운동을 하고 마무리 운동을 하는 것이 일반적인 운동 순서이나, 척추관협착증 환자 또는 시간적 여유가 많지 않은 일반인들은 스트레칭, 근력강화 운동, 유산소 운동 순서로 운동하거나 또는 오전에는 스트레칭, 오후에는 근력강화 운동 또는 유산소 운동 등으로 나누어 운동을 하는 것도 좋다. 너무 형식이나 순서에 얽매여 운동하기보다 즐거움 마음으로 하고 싶은 운동을 부상 없이 꾸준히 하는 편이 좋다.

1. 걷기

걷기 운동은 대표적인 유산소 운동으로 대부분의 의료인 또는 비의료인이 모두 건강을 위해 추천하는 최고의 운동이다. 걷기 운동의 장점은 너무 많이 있지만 가장 큰 이유는 사람이 직립 인간으로서 존재하기 때문이다. 인류는 다른 동물과 달리 직립 보행을 하며, 손을 자유롭게 사용하게 되었고 이로 인해 두뇌가 발달하게 되었다. 사람은 태어나서 네발로 기다 두발로 걷다 다시 네발로 걷다 사망하게 된다는 이야기가 있듯이, 사람은 건강이 나빠지거나 고령이 되면 직립 보행이 힘들어지게 되어 팔을 이용한 보행을 하게 된다. 그러므로 걷기는 건강 상태를 나타내기도 하지만 걷기 운동으로 건강을 유지할 수 있다. 우리나라 사람 만 18세부터 64세까지 성인에 적합한 "한국인을 위한 걷기 지침(가이드라인)"이 보건복지부와 한국건강증진개발원이 공동 개발하여 2020년 발표되었다. 여기에는 65세 이상 성인에 적합한 걷기 요령은 포함되어 있지 않아 65세 성인 또는 척추관협착증 환자에 적합한 걷기를 추천한다.

(1) 워밍업 준비운동 후 걷기

걷기 운동을 시작하기 전에 운동으로부터 부상을 방지하기 위해 약 5분 정도의 워밍업하는 준비 운동이 필요하나 준비 운동이 없었다면 처음에는 천천히 걷다 차츰 걷는 속도를 높힘으로써 워밍업을 대신할 수 있다.

(2) 팔 흔들며 걷기

걷기에는 파워 워킹, 미드 풋 워킹, 노르딕 워킹, 모델 워킹 등 여러 형태의 걷기 요령들이 있으나, 건강을 증진시키기 위한 걷기 운동에는 특별한 방법이 있는 것은 아니다. 대부분 65세 이상 성인에서 걷기 운동을 하는 경우 팔을 움직이지 않고 또는 호주머니에 손을 넣고 걷는 경우가 흔하게 있다. 팔과 손을 힘차게 움직여 파워 워킹할 필요는 없으나 전방으로 30도, 후방으로 15도 정도는 흔들면서 걸어야 운동 효과가 높다. 걷기 운동은 완전히 하체만 운동하는 것이 아니고 전신 운동이다. 팔을 흔들어야 척추를 곧게 세우고 걸을 수 있다. 일반적으로 50대 이후 성인에는 오십견과 같이 어깨에 문제가 동반되어 있는 경우도 많다. 팔을 흔들고 걸으면 오십견 예방과 치료에도 도움이 되며, 허리와 척추를 곧게 세우며 걷게되는 장점이 있다. 척추를 특히 허리를 앞으로 구부정한 상태로 걸으면 운동 효과는 많이 줄어든다. 허리를 반드시 꼿꼿하게 세우고 걷되 팔을 앞뒤로 흔들면서 걸어야 한다.

(3) 허리와 등을 세우고 걷기

척추관협착증 환자는 허리를 앞으로 숙이고 걸어야 편하고 걷기가 쉽다. 허리를 앞으로 숙이면 척추관이 넓어지고 추간공이 넓어져 다리 통증이 없어진다. 그러나 편하다고 상체를 앞으로 숙이고 걸으면 척추 기립근의 피로가 증가되어 나중에는 허리 통증이 더 심해질 수 있다. 반듯한 자세로 걷다 몸이 자꾸 앞으로 숙여지면 차라리 주변에 앉던지 허리를 펴고 잠시 쉬었다 걷는 편이 좋다. 허리를 펴고 걷다 허리가 무의식적으로 앞으로 굽어지면 제자리에 멈춰 허리를 펴고 잠시 쉰 다음 다시 걷기 운동을 하는 것을 권한다. 허리를 펴고 등을 꼿꼿이 세우고 걸어야 우리 몸의 코어 근육 중 복근육(복횡근, 복직근, 내복사근, 외복사근)을 늘려 탄력성을 회복시키는 데 도움이 된다. 허리와 등을 세우고 걷기를 통해 척추의 기립근과 코어 근육의 탄력성과 유연성을 향상시켜야 한다.

(4) 머리를 앞으로 숙이지 말고 목을 곧게 세우고 걷기

척추관협착증 또는 척추의 노화 또는 척추 기립근이 약화되면 자연히 머리가 앞으로 숙여지고 땅을 바라보고 걷게 된다. 시선은 10~15m 전방을 향해야 한다. 시선이 중요하지만 시선보다는 목을 앞으로 굽어지지 않고 곧게 세우고 걷는 것이 더욱 중요하다.

(5) 저강도 걷기: 힘들지 않는 정도의 빠르게 걷기

한국인을 위한 걷기 가이드라인에는 빠르게 걷기(걸으면서 대화 가능, 노래 불가능) 1주일에 최소 150분 또는 매우 빠르게 걷기(걸으면서 대화 불가능) 1주일에 최소 75분을 권장하고 있다. 그러나 척추관협착증 환자 또는 65세 이상 고령의 성인 또는 심장의 관상동맥협착으로 스텐트를 삽입한 병력이 있거나, 뇌졸중 병력, 말초혈관 순환장애 병력, 고관절 슬관절 발목 관절 질환의 병력, 만성 폐쇄성 폐질환, 폐질환 병력 등의 기저 질환이 있는 사람에게는 이 가이드라인의 권장 속도가 무리가 될 수 있다. 이러한 사람들은 자신의 신체 능력에 맞게 걸어야 하고 한 번에 오래 걷지 말고 나누어 걸어야 한다. 걷는 운동 중 다리에 통증이 발생하면 참을 수 있는 정도는 참고 걸어도 무방하지만 통증이 점점 심해지면 절대 무리해서 걷지 말고 쉬었다 걸어야 한다. 만약 걷다 어지럽고 숨이 차거나 현기증을 느끼고, 헛구역질이 나오고 호흡이 가빠지면 즉시 걷기를 멈추고 앉아 휴식을 취하고 주변 사람에게 도움을 요청해야 한다.

걷다 쉬었다 하면서 걷기를 하루 1시간 정도, 일주일에 5일 정도(2일 운동, 하루 휴식, 3일 운동, 하루 휴식) 운동하면서 걷는 속도를 자신의 신체 능력에 맞게 늘려가는 것이 좋다. 무리하게 하루 3~4시간씩 다른 사람보다 빨리 회복하기 위해 운동에 욕심을 내시는 분들이 있으나 자칫 무리한 운동으로 척추관협착증이나 기저 질환이 악화될 수 있기 때문에 주의해야 한다.

2. 수영

수영은 선진국에서 이미 보편화되어 있는 유산소 운동이다. 우리나라도 국민소득이 증가하고 선진국 대열에 합류하게 되면서 지역마다 수영을 할 수 있는 시설이 많이 설립되어 이제는 수영이 많은 국민이 비교적 어렵지 않게 할 수 있는 대중적인 운동이 되었다. 수영은 걷기 운동이 어렵거나 불편한 사람들이 척추 기립근 강화와 관절 유연성 향상을 위해 할 수 있는 좋은 운동이다. 척추관협착증 환자들 중에는 고관절, 무릎 관절, 발목 관절의 통증으로 걷는 운동을 할 수 없는 분들이 종종 있다. 걷기 운동은 건강 향상을 위해 많은 장점이 있지만 하체 관절의 통증으로 걷기 자체가 힘든 분들은 수영 운동을 통해 허리 근력을 강화시키는 것이 좋다.

수영은 누워서 하는 운동이므로 척추뿐 아니라 고관절, 무릎 관절, 발목 관절에 중력이 가해지지 않아 관절이 약한 사람들도 할 수 있는 운동으로 허리 주변 근육을 강화시키고 몸의 유연성을 향상시킨다. 수영을 하지 못한다면 물속에서 걷기 운동이 도움이 된다.

수영 운동을 처음 시작할 때는 짧은 시간부터 시작하여 익숙해지는 정도에 따라 운동 시간을 늘려야 한다. 고령인 사람이 처음부터 무리하게 수영 운동을 하는 경우 오히려 심폐 기능을 악화시켜 건강을 해칠 수 있다.

수영은 부분적인 근육만을 운동하는 것이 아니라 전신 근육 운동이고, 유산소 운동이다. 수평 자세 운동으로 골다공증 치료나 예방에 도움이 되지 않지만 고강도 운동이다. 자유형 운동을 통해 척추 기립근 강화 운동을 하는 것이 좋으나, 배영이나 평영도 도움이 된다. 다만 접영은 운동강도가 높고 허리에 무리를 줄 수 있어 권하지 않는다.

수영은 목, 허리, 어깨, 고관절 등 관절 운동을 원활하게 하고 유연성을 길러 자세 교정에 도움이 된다. 수영을 통한 근력 운동은 전신 근력 운동으로 상체의 광배근과 어깨 관절을 강화시키며, 발차기와 같이 하체를 움직임으로 코어 근육이 강화되어 요통 환자에게 강력하게 추천되는 좋은 운동이다. 수영 중 자유형(크롤 영법)에서는 발차기가 가장 기본적인 운동이다. 일반적으로 물속에서 발차기는 무릎과 발목을 곧게 펴서 일자 형태를 유지하고 양 무릎과 엄지발가락이 스치는 느낌으로 허벅지를 이용하여 다리 전체로 발차기를 해야 한다. 무릎을 굽히면 저항이 커지고 앞으로 나아가는 추진력이 떨어지는 것으로 알려져 있다. 그러므로 무릎과 발목을 굽히지 않고 고관절에서 굴곡과 신전을 반복하는 운동이 수영에서 발차기 운동이다.

수영의 발차기 운동은 고관절의 굴곡 운동과 신전 운동으로 이루어진다. 고관절을 굴곡시키는 5개의 대표적 근육은 대퇴직근(우리 몸에서 가장 큰 근육인 대퇴사두근의 한 근육), 요근(요추와 다리를 연결하는 근육), 장골근, 치골근, 봉공근(넙다리빗근, 우리 몸에서 가장 긴 근육, 양복, 재봉사가 앉아서 작업할 때 많이 쓰이는 근육)이 있으며 그 이외 중둔근, 대퇴근막장근, 단내전근, 장내전근, 박근이 고관절 굴곡 기능이 있다. 그리고 고관절을 신전하는 근육으로는 대둔근, 넙다리뒤근육(햄스트링 근육은 4개의 근육으로 이루어짐; 반막상근, 반건상근, 대퇴이두근), 대내전근이 있다. 수영의 발차기 운동은 고관절의 굴곡과 신전 근육을 발달시킨다.

즉 수영은 수평 운동으로서 중력으로 인한 관절에 부담을 주지 않으면서 척추의 기립근과 코어 근육을 발달시켜 척추를 바로 세우고 좁아진 척추관을 넓혀 요통을 호전시키기 위해 추천되는 좋은 운동이라 할 수 있다.

3. 스트레칭

스트레칭은 우리 몸의 특정 근육과 인대, 건 등의 힘줄을 늘려주어 근육의 회복 탄력성을 향상시키고, 골격의 관절을 의도적으로 구부려 관절을 유연하게 하여 관절의 가동 범위를 증가시켜 운동에 의한 부상을 예방하는 신체 운동의 한 형태이다. 일반적으로 준비 운동으로서 본 운동의 사전 운동 또는 운동 후 마무리 운동으로 이용된다. 스트레칭은 근육의 유연성을 높이고 관절의 가동 범위를 넓히는 것 이외에도 다양한 효과가 있다. 부위별 스트레칭 시간은 일반적으로 작은 관절 부위는 15초 전후, 팔 다리의 큰 관절과 아킬레스건 또는 척추 관절은 30초~1분이 적정하나 자신의 신체 유연성에 따라 스트레칭하여 유지하는 시간을 1분 이상 늘릴 수 있으며, 일상생활 중 틈틈이 스트레칭하는 경우 10~15초 정도 스트레칭을 유지하는 것이 좋다. 하루 중 여러 차례 반복하면 몸이 더 유연해진다.

요통의 가장 대표적인 원인은 근육에서 발생하는 통증으로 오래 앉아서 사무를 보는 사무직 또는 학생에서 근육의 단축이 발생하여 주로 근육 통증이 발생된다. 근육 단축이란 뼈의 길이에 비해 근육의 길이가 짧아지는 상태이며 오래 앉아 있으면 근육이 짧아지게 되어 요통이 발생한다. 그러므로 짧아지는 근육을 이완시키기 위해 근육의 스트레칭 운동이 필요하다.

일반적으로 학교수업은 보통 40~50분이다. 그 이유는 정신적으로 집중력을 지속할 수 있는 시간 때문이기도 하나 근육의 지속적인 긴장을 완화하여 신체적 부담을 줄이기 위해서다. 앉아 있을 때 체중의 부하로 인해 허리 부분에 강한 압력과 스트레스를 받게 되므로 대략 1시간에 한 번씩 허리 긴장을 풀어주어야 한다. 그리고 스트레칭이나 운동 등으로 근육 통증을 완화시키지 않고 방치하면 허리와 둔부의 지속적 쑤시는 통증과 보행 시 통증이 발생한다. 심한 경우 척추의 변형을 유발하기 때문에 허리 근육이 단축되지 않도록 스트레칭을 수시로 해 주는 것이 매우 중요하다.

전신 스트레칭은 심장에서 먼 곳부터 진행한다. 목→어깨→가슴→손목→발목→다리→허리 순서로 스트레칭을 한다. 스트레칭은 근육과 힘줄을 늘리는 운동이므로 자신의 신체 능력에 맞게 천천히 해야 한다. 그리고 신체에 큰 이상이 없다면 순서에 구애 없이 자신의 습관에 따라 스트레칭하여도 무방하며 국민 체조로 대체하여도 좋다. 다만 국민 체조를 동영상 음악에 따라 하는 것은 연장자에게 다소 빠른 속도일 수 있으므로 익숙해지기 전까지는 천천히 해야 한다.

(1) 국민체조

우리나라 정부에서 제정하여 1977년 국민에게 보급한 체조 운동으로 동일 동작을 2회 반복하고 팔다리 운동 및 숨고르기 후 마무리한다. 순서는 다음과 같다.

① (준비운동) 제자리 걸음

② 숨쉬기: 팔을 앞, 위로 들며 숨을 들이마시고 팔을 옆으로 내리며 숨을 내쉰다.

③ 다리운동(무릎 굽히기): 손을 무릎에 대고 각각 두 번씩 굽혔다 펴기를 반복한다.

④ 팔운동(팔 돌리기): 팔을 어깨 높이, 머리 위, 앞으로 휘돌리기, 뒤로 휘돌리기 순으로 2회 반복한다.

⑤ 목운동(목 돌리기): 손을 허리에 올리고 양발은 어깨 넓이로 벌린 채 양방향으로 천천히 고개를 돌려준다.

⑥ 가슴운동: 양손을 가볍게 쥐고 등까지 스쳐올렸다 내리며 가슴을

젖혔다 오므린다.

⑦ 옆구리운동: 양팔을 귀에 닿도록 위로 들며 몸을 양옆으로 번갈아 가며 굽혀준다.

⑧ 등배운동: 손바닥을 땅에 댔다가 바로 선 뒤 양손으로 허리를 받쳐 몸을 뒤로 젖힌다.

⑨ 몸통운동(몸통 돌리기): 양팔을 비껴 45도 정도 들어 몸을 양쪽으로 3회 흔들고 허벅지를 치며 이를 반복한다.

⑩ 온몸운동(노젓기 운동): 온몸으로 힘차게 노를 젓듯 양방향으로 4회씩 동작한다.

⑪ 뜀뛰기: 제자리에서 4회 뛴 후 양 발을 한 번씩 뒤로 굽혔다가 다시 앞으로 차준다.

⑫ 팔다리운동: 팔을 어깨 높이로 들었다가 내리며 무릎을 굽힌다. 팔을 다시 올리며 양 허벅다리를 번갈아 들어올린다.

⑬ 숨고르기(마무리운동): 팔을 앞, 위로 들며 숨을 들이마시고 팔을 옆으로 내리며 숨을 내쉰다.

(2) 목 스트레칭

목을 최대한 뒤로 젖힌 후 10~15초간 유지한 후 원위치한다. 그리고 목을 앞으로 최대한 숙여 10~15초간 유지 후 원위치하고, 같은 방법으로 좌측과 우측으로 목을 굴곡시킨 후 원위치한다. 주의할 점은 어깨를 올리지 말고 목을 좌우로 굽혀야 한다. 끝으로 목을 5~10초 동안 서서히 좌로 회전하고 우로 회전한다.

(3) 체간근(몸통) 스트레칭

일반적으로 곧게 선 자세에서 체간근 스트레칭 운동을 하지만 균형 감각이 떨어진 사람은 누워서 체간근을 스트레칭하여도 좋다. 등과 허리를 천천히 앞으로 굽혀 척추 기립근을 스트레칭하고 반대로 등뒤로 천천히 굽혀 배 근육을 스트레칭한다. 또한 양옆으로 몸통을 굽혀 몸통 옆구리 근육을 스트레칭시키고 몸통 회전으로 회전근을 스트레칭시킨다.

(4) 하체 스트레칭

하체 스트레칭은 고관절, 무릎 관절, 발목 관절을 굴곡과 신전 및 회전하여 스트레칭 한다.

① 무릎 가슴 스트레칭

누운 자세에서 한쪽 무릎을 양손으로 가슴 앞으로 당겨 20~30초 동안 유지한다. 다시 원위치로 쉰 다음 3회 반복하고 다른 쪽 무릎을 동일한 방법으로 스트레칭한다.

② 대퇴사두근 스트레칭

선 자세에서 한쪽 다리의 무릎을 굽힌 상태에서 한 손 또는 양 손으로 발목이나 발끝을 잡고 20~30초 당긴다. 다시 원위치로 쉰 다음 3회 반복하고 다른 쪽 다리의 대퇴사두근을 스트레칭한다. 균형 감각이 떨어진 사람은 벽에 기대거나 의자 등에 의지하여 넘어지지 않도록 주의해야 한다.

③ 아기자세 스트레칭

무릎 꿇고 앉은 자세에서 양팔을 앞으로 쭉 뻗어 20~30초가 유지하여 척추 기립근을 스트레칭한다. 다시 원위치로 쉰 다음 3회 반복한다.

④ 상체 또는 하체 비틀기

누운 자세에서 상체 또는 하체를 비틀어 20~30초간 유지한다. 다시 원위치로 쉰 다음 반대 방향으로 스트레칭한다. 좌우 3회씩 스트레칭한다. 의자에 앉은 자세 또는 서 있는 자세에서 상체를 비틀어 스트레칭할 수 있다.

(5) 상체 스트레칭

어깨 관절, 팔꿈치 관절, 손목 관절, 손가락 관절을 천천히 굴곡과 신전 및 회전한다.

① 가슴 앞에서 팔꿈치 당기기

어깨 관절은 우리 몸에 있는 관절 중에서 관절 운동 범위가 가장 크고 넓다. 어깨 관절은 ① 굴곡(150~180도) 운동, ② 신전(50도) 운동, ③ 외전(150도) 운동, ④ 내전(30도) 운동, ⑤ 내회전(90도) 운동, ⑥ 외회전(90도) 운동, ⑦ 수평굴곡(내전) 운동, ⑧ 수평신전(외전) 운동, ⑨ 원회전(회선) 운동을 하며 특정한 자세, 예컨대 90도 외전자세에서 내회전 운동과 외회전 운동 등의 복합적인 운동을 한다.

그러므로 어깨 관절의 안정된 움직임을 위해 어깨 관절을 둘러싸고 있는 회전근개가 건강해야 한다. 회전근개는 극상근, 극하근, 소원근, 견갑하근의 4개 근육으로 이루어졌다. 회전근개 근육 중 극상근의 힘줄이 일반적으로 마모가 가장 잘 생기며, 회전근개 근육의 끝부분의 힘줄이 찢어지면 팔에 통증이 발생하고 팔을 움직이지 못하게 된다.

회전근개 근육 손상을 방지하기 위해 어깨 관절을 수시로 스트레칭하면 좋다. 회전근개 스트레칭 방법으로 팔을 굽혀 손을 다른 쪽 어깨 위에 올린 상태에서 팔꿈치를 다른 손으로 10~15초 동안 당긴다. 잠시 쉰 다음 다시 팔꿈치 당기기를 3회 실시하고 팔을 바꿔서 동일한 방법으로 스트레칭한다. 팔꿈치 당기기 스트레칭 대신에 양손을 가슴 앞에서 교차하여 자기 자신을 꽉 껴안듯 안아주는 자세를 10~15초 유지하고 쉬기를 3회 실시하여도 좋다.

② 머리 뒤에서 팔꿈치 당기기

어깨 관절과 상체에서 큰 근육인 삼각근과 광배근을 스트레칭하기 위해 팔을 머리 뒤로 올린 다음 팔꿈치를 다른 손으로 10~15초 동안 당긴다. 잠시 쉰 다음 다시 팔꿈치 당기기를 3회 실시하고 팔을 바꿔서 동일한 방법으로 스트레칭한다.

③ 대흉근 스트레칭

어깨 관절과 대흉근을 스트레칭하기 위해 벽의 코너 또는 문틀에 양손을 잡고 상체를 전방으로 10~15초 동안 민다. 잠시 쉰 다음 다시 상체를 앞으로 밀기를 3회 실시한다.

④ 전완근 스트레칭

손목 관절과 손가락 관절 및 전완근을 스트레칭하기 위해 팔을 앞으로 쭉 뻗은 상태로 손목이 위로 오게 한 다음 손가락 끝을 다른 손으로 아래로 지긋이 꺾어 10~15초 유지한다. 잠시 쉰 다음 다시 손가락 끝을 아래로 꺾기를 3회 실시하고 팔을 바꿔서 동일한 방법으로 스트레칭한다.

4. 근력 강화 운동

근력 운동은 척추 건강뿐 아니라 전신 건강을 위해 필수적인 운동이다. 근력을 강화하기 위해서는 근육량이 증가되어야 하나, 연령이 증가하면 근육량이 쉽게 증가하지 않는다. 그러므로 나이들수록 근육량 감소를 예방하고 꾸준히 근력을 강화시키도록 노력하여야 한다.

근래 의학계에서 근감소증을 질병의 하나로 인정하고 있다. 미국은 2016년 10월 1일 국제질병분류에서 근감소증을 M62.84 질병으로 분류하였고, 우리나라도 제8차 한국표준질병사인분류표 개정판(2020년 발행)에서 근감소증을 "M62.5 달리 분류되지 않은 근육 소모 및 위축"과 함께 질병으로 분류하였다.

즉 근감소증은 우리 몸의 근육량과 근력이 정상보다 떨어지는 질병이다. 나이가 들면서 자연적으로 근육량이 줄어들기도 하지만, 영양 불균형 등으로 젊은 사람에도 발생할 수 있다. 근육이 부족하면 ①자주 넘어지게 되고 골절 위험이 높아지고, ②에너지 비축 능력이 떨어져 쉽게 피로해 지는 경향이 있으며, ③기초대사량 감소로 비만해질 수 있고, ④혈당 조절이 어려워지며, ⑤소화 기능과 호흡 기능이 떨어지고, ⑥사망 또는 입원율이 정상인보다 높아 진다.

유럽노인근감소증진단그룹은 2010년 근감소증을 근육량과 더불어 근력이나 신체수행능력이 점진적이고 전반적으로 감소한 상태로 정의하였다. 즉 근감소증은 근육량도 중요하지만 악력 같은 근력이 떨어지거나 보행속도, 의자에서 일어나기, 계단 오르기 등과 같이 신체수행능력이 감소한 상태를 말한다.

근감소증은 악력이 남성에서 26kg 미만, 여성에서 18kg 미만, 보행속도가 1분에 60m 미만, 종아리 근육 둘레가 남성에서 34cm 미만, 여성에서 33cm 미만, 의자에서 5번 일어나기 12초 이상, 설문지에서 4점 이상으로 진단한다.

우리 몸에 있는 많은 근육 중에서 일반적으로 가장 큰 근육은 ① 대퇴사두근(무릎신전, 고관절 굴곡), ② 대둔근(고관절 신전), ③ 삼각근(어깨관절 신전 과 굴곡), ④ 상완삼두근(주관절 신전), ⑤ 장요근(고관절 굴곡), ⑥ 대흉근(상지 내회전), ⑦ 대퇴이두근(무릎 굴곡), ⑧ 광배근(활배근, 팔 회전), ⑨ 상완이두근(주관절 굴곡), ⑩ 봉공근(고관절 회전, 무릎 굴곡)이 있다. 따라서 근육량을 늘리기 위해서는 큰 근육의 근육량을 운동을 통해 증가시키는 것이 좋다.

젊은 사람에서는 근육량을 늘리는 운동이 가능하나 나이가 들수록 근육량이 잘 늘지 않기 때문에 근력을 늘리는 근력 운동에 중점을 두어야 한다. 근력을 강화시키는 운동에는 여러 가지 운동 방법이 있다. 그러나 척추관협착증 환자 또는 고령의 근력이 약한 분들은 운동 중 부상을 방지하기 위해 무게를 사용하는 운동보다 맨몸으로 하는 근력 운동이 추천된다. 대표적으로 무게를 사용하지 않는 근력 강화 운동으로 ① 팔굽혀펴기(푸쉬업), ② 플랭크 운동, ③ 런지 운동, ④ 스쿼트, ⑤ 계단오르기가 있다. 무게를 사용한 근력 강화 운동으로 벤치 프레스와 데드리프트 운동이 있으나 이러한 운동은 상체와 하체 근력을 강화하는 운동으로 요통 환자 또는 고령인 사람에게 추천되지 않고 있으며 낮은 단계부터 시작해야 한다.

그리고 윗몸일으키기 운동은 복근과 장요근의 근력을 강화시키는 운동이지만, 추간판의 압력을 가중시켜 요추 건강을 악화시킬 수 있어 추천되고 있지 않다. 또한 계단오르기 운동은 무릎 관절과 발목 관절에 부담을 줄 수 있고 심폐기능이 떨어진 사람은 사고의 위험성도 높아 추천되지 않으나 굳이 계단오르기 운동을 선호하는 분은 한 번에 많은 운동을 하기보다 낮은 강도로 나누어서 운동을 해야 한다.

가장 추천되는 근력운동으로 ①팔굽혀펴기, ②플랭크 운동, ③런지 운동, ④스쿼트가 추천되며, 팔굽혀펴기, 런지운동, 스쿼트 운동은 일반적으로 10~12회 시행 후 1분간 휴식하고 3세트 운동이 적정하며, 플랭크 운동은 1분을 목표로 시작하여 차츰 늘려가는 것이 좋다. 처음 시작하는 경우 운동 횟수를 줄여 시행하고 차츰 익숙해지면 운동 횟수를 늘려야 한다.

5. 맥켄지 신전 운동

맥켄지 신전 운동McKenzie Extension Exercises은 뉴질랜드 물리치료사인 로빈 맥켄지Robin Anthony McKenzie가 1950년대 말 제안한 운동으로 허리의 신전 근육을 강화시키는 운동이다. 맥켄지 신전 운동은 급성 요통에는 통증 경감 효과가 있으나, 만성 요통에는 효과가 적은 것으로 알려져 있다. 맥켄지 신전 운동의 이론적 근거는 "지속적으로 요추가 굴곡되어 있는 생활 습관으로 추간판의 수핵이 후방으로 이동하게 되어 요통이 발생되므로 요추의 신전 근육을 강화시키면 요통을 줄일 수 있다"는 것이다. 현대 사회에 들어 장기간 앉아서 일하는 생활 습관이 늘어나므로 요통 환자가 늘어나고 있다. 맥켄지 신전 운동은 다음과 같은 방법이 있다.

① 팔꿈치 상체 세우기
② 손바닥 상체 세우기
③ 서서 상체 뒤로 펴기

6. 윌리엄스 굴곡 운동

윌리엄스 굴곡 운동WFE;Williams Flexion Exercises은 미국 정형외과 의사 폴 윌리엄스Dr. Paul C. Williams가 요통 환자를 위해 1937년 고안한 운동 방법이다. 윌리엄스 굴곡 운동은 맥켄지 신전 운동의 반대되는 운동으로 요추를 굴곡시키는 운동이다. 윌리엄스 운동의 이론적 근거는 요추의 전만을 줄이도록 운동하여 요추 후방 부위에 압력을 감소시켜 추간판탈출을 예방하고 신경근 자극을 줄여 통증을 완화시키고, 요추부를 안정화시키는 것이다. 윌리엄스 운동은 추간공을 넓히고 요추부의 후방인대와 요추부 후관절을 이완시켜 통증을 감소시킨다.

윌리엄스 굴곡 운동은 요추의 굴곡근을 강화시키는 운동으로 여러 형태의 변형 운동이 있지만 근본이 되는 운동은 "바닥에 누워 무릎을 가볍게 굽힌 상태에서, 다리를 양손으로 붙잡고, 무릎이 가슴까지 닿도록 당겨 5~10초 동안 유지한 다음, 다리를 원위치 시켜 요추 굴곡근의 수축을 이완시키는 운동을 10회~20회 반복하는 운동"이다.

일부 의사들은 척추관협착증 환자에서 윌리엄스 굴곡 운동이 증상을 악화시킬 수 있어 권장하지 않는 경우가 있다. 그러나 자신의 신체 능력을 잘 판단하여 무리하게 시작하지 않는다면 척추관협착증은 악화되지 않으며, 맥켄지 신전 운동만 하는 것은 척주의 불균형을 초래할 수 있으므로 오히려 윌리엄스 굴곡 운동을 병행하는 것이 좋다. 척추의 신전근과 굴곡근의 균형있는 운동이 필요하다. 윌리엄스 굴곡 운동의 변형된 운동은 다음과 같다.

① 골반 경사 운동
② 한쪽 무릎 구부려 가슴 대기
③ 양쪽 무릎 구부려 가슴 대기
④ 30도 윗몸 일으키기

7. 거꾸리 기구 운동

거꾸리 운동 기구는 많은 사람들이 이용하고 있으나, 척추관협착증 환자에게는 치료 효과가 입증되지 않아 권장되지 못한다.

일반인들은 발목을 고정하고 거꾸리 기계에 매달려 있으면 좁아진 척추관이 넓어질 것으로 상상하는 것 같다. 그러나 척추관협착증은 황색인대가 두꺼워져 있고 척추뼈의 변성 또는 전위가 동반되어 협착된 척추관이 넓어지지 않는다. 혹시 경미한 정도 척추관이 넓어지더라도 넓어진 척추관이 지속적으로 유지되지 않는다.

거꾸리 운동 기구는 엄밀히 운동하는 운동 기구가 아니다. 오히려 피동적인 치료 기구이다. 일부 문헌에 의하면 일반적으로 치료 효과는 제한적이지만 요통과 허리 신경근뿌리병증에 의한 방사통을 단기간 호전시키는 효과가 있는 것으로 알려져 있다.

북미척추학회에서 2011년 발간한『척추관협착증의 근거 중심 임상 가이드라인(Evidence-Based Clinical Guidelines for Multidisciplinary Spine Care, Diagnosis and Treatment of Degenerative Lumbar Spinal Stenosis)』에 의하면 척추관협착증 환자에서 견인치료군과 자연 경과의 대조군을 비교 연구한 논문이 부족하여 견인치료의 효과를 판단할 수 없다고 하였다.

거꾸리 운동 기구는 능동적인 운동을 하는 기구가 아니고 피동적으로 요추부를 이완시키는 기구이다. 요추부 근육을 스트레칭하고 근력을 강화시키기 위해서는 능동적이 운동이 필요하다. 그러므로 거꾸리 운동 기구에 매달리는 것보다 스스로 땀을 흘리면서 능동적으로 운동하고 스트레칭을 해야 한다.

참고로 거꾸리 운동은 최대 60도까지 기울이고 3분 이내 시행하고 5분 쉬어 3회 시행하는 것이 효과적인 것으로 알려져 있으나, 거꾸리 운동 중 신체의 이상 증상이 있을 경우에는 즉시 중지해야 한다.

8. 실내 자전거 운동

실내 자전거 운동은 당뇨병 환자 또는 체중 감량을 위한 유산소 운동으로 흔하게 하는 운동이다. 그러나 척추관협착증 환자에서 무릎 관절 또는 발 등에 통증이 있어 걷기가 어려운 경우 실내 자전거 운동을 할 수 있으나, 걷기가 가능하다면 걷는 운동이 더욱 효과적이다.

실내 자전거 운동은 하체 근력을 강화시킬 수 있으나, 허리 기립근 운동과 두 다리의 균형 감각 운동에는 효과가 제한적이다. 특히 척추관협착증의 수술의 필요성을 결정하는 가장 중요한 요인은 보행 능력이듯이 걷는 능력이 매우 중요하다. 실내 자전거 운동은 보행 능력을 향상시키는 데 제한적 효과가 있으므로 자전거 운동으로 걷기 운동을 대체할 수 없다. 실내 자전거 운동은 안 해도 되지만 걷기 운동은 반드시 해야 한다.

참고문헌

Abumi K, Panjabi MM, Kramer KM, Duranceau J, Oxland T, Crisco JJ: Biomechanical evaluation of lumbar spinal stability after graded facetectomies. Spine 1990;11:114-1147

Ahn Y. Percutaneous endoscopic decompression for lumbar spinal stenosis. Expert Rev Med Devices. 2014;11:605-16.

Aizawa T, Tanaka Y, Yokoyama T, Shimada Y, Yamzaki K, Takei H, et al. New diagnostic support tool for patients with leg symptoms caused by lumbar spinal stenosis and lumbar intervertebral disc herniation: A self-administered, self-reprted history questionnaire. J Orthop Sci 21(5):579-585, 2016

Ardila D, Kiraly AP, Bharadwaj S, Choi B, Reicher JJ, Peng L, et al. End-to-end lung cancer screening with three-dimensional deep learning on low-dose chest computed tomography. Nat Med. 2019;25(6):954-61.

Arnoldi CC, Brodsky AE, Cauchoix J, Crock HV, Dommisse GF, Edgar MA, et al: Lumbar spinal stenosis and nerve root entrapment syndromes. Definition and classification. Clin Orthop 115:4~5, March-April 1976

Arts M, Pondaag W, Peul W, Thomeer. Nerve root decompression without fusion in spondylolytic spondylolisthesis: long-term results of Gill's procedure. Eur Spine J 15(10):1455-1463, 2006

Bailey P, Casamajor L: Osteo-arthritis of the spine as a cause of compression of the spinal cord and its roots. J Nerv Ment Dis 38:588-609, 1911

Barr JS : Low-Back and Sciatic Pain. Journal of Bone and Joint Surgery,1951, 33-A:633-

Beurskens AJ et al. Efficacy of traction for nonspecific low back pain, 12-week and 6-month result of a randomized clinical trial. Spine. 1997 Dec1; 22(23): 2756-2762. (LEVEL 1B)

Blau JN, Logue V : The natural history f intermittent claudication of the cauda equine. A long term follow-up study. Brain 1978;101:211-222

Bosworth DM: Clothespin graft of spine for spondylolisthesis and laminal defects. Am J Surg 67:61-67, 1945

Boucher, H.H. (1959) A method of spinal fusion. J Bone Joint Surg Br. 41-B(2), 248-259

Buck JE (1970) Direct repair of the defect in spondylolisthesis. J Bone Joint Surg [Br] 52:432-437

Cho JM, Yoon SH, Park HC, Park HS, Kim EY, Ha Y : Surgery of spinal stenosis in elderly patients-Bilateral canal widening through unilateral approach. J Korean Neurosurg Soc 35 : 492-497, 2004

Cavuşoğlu H, Kaya RA, Türkmenoglu ON, Tuncer C, Colak I, Aydin Y : Midterm outcome after unilateral approach for bilateral decompression of lumbar spinal stenosis : 5-year prospective study. Eur Spine J 16 : 2133-2142, 2007

Ciric I, Mikhael MA, Tarkington JA, Vick NA: The lateral recess syndrome. A variant of spinal stenosis. J Neurosurg 1980, 53(4):433-443

Clark K : Significance of the small lumbar spinal canal: Cauda equine compression syndrome due to spondylosis, part 2: Clinical and surgical significance. J Neurosurg 31:495~, 1969

Clemens M Schirmer, Jay L Shils, Jeffrey E Arle, G Rees Cosgrove, Peter K Dempsey, Edward Tarlov,k et al: Heuristic map of myotomal innervation in humans using direct intraoperative nerve root stimulation. J Neurosurg Spine. 2011 Jul;15(1):64-70

Cloward RB : The treatment of ruptured lumbar intervertebral disc by vertebral body fusion:

Indication, perative technique, after care. Clin Orthop 193:5-15, 1985

Cloward RB : Posterior lumbar interbody fusion updated. Clin Orthop 193:16-19, 1985

Cloward RB: The treatment of ruptured lumbar intervertebral discs. Criteria for spinal fusion. Am J Surg. 1953 Aug;86(2):145-51

Cloward RB: Vertebral body fusion for ruptured lumbar discs. A roentgenographic study. Am J Surg. 1955 Dec;90(6):969-76

Costa F, Sassi M, Cardia A, Ortolina A, De Santis A, Luccarell G, et al. :

Degenerative lumbar spinal stenosis : analysis of results in a series of 374 patients treated with unilateral laminotomy for bilateral microdecompression. J Neurosurg Spine 7 : 579-586, 2007

Crock, H.V., A reappraisal of intervertebral disc lesions. Med J Aust, 1970. 1(20): p. 983-9.

Davis S, Bailey RW : Spondylolisthesis : Long term follow-up study of treatment with total laminectomy. Clin Orthop 88 : 46-49, 1972

Dick W: The "fixateur interne" as a versatile implant for spine surgery. Spine 1987 Nov;12(9):882-900.

Dincer F, Erzen C, Basgöze O, Özker R, Celiker R: Lateral recess syndrome and computed tomography. Turkish Neurosurgery 1991, 2:30-35

Epstein JA, Epstein BS, Lavine L: Nerve root compression associated with narrowing of the lumbar spinal canal. Journal of Neurology, Neurosurgery and Psyachiatry, 25: 165~ ,1962

Epstein JA, Epstein BS, Lavine LS, Carras R, Rosenthal. AD, Sumner P: Lumbar nerve root compression at the intervertebral foramina caused by arthritis of the posterior facets. J Neurosurg 39:362~369, 1973

Epstein JA, Epstein BS, Lavine LS, Carras R, Rosenthal. AD: Degenerative lumbar spondylolisthesis with and intack neural arch(pseudospondylolisthesis) J Neurosurg 44:139~, 1976

Epstein JA, Epstein BS, Rosenthal. AD, Carras R, Lavine LS : Sciatica caused by nerve root entrapment in the lateral recess: the superior facet syndrome. J Neurosurg 36:584~589, 1972

Evans, M.J.; Sullivan, M.F.; and Kirwan, E.O'G.: Screw arthrodesis of the lumbar spin. J. Bone and Joint Surg. 59-B:498, 1977.

Fanuele J, Birkmeyer N, Abdu W, Tosteson R, Weinstein J: The impact of spinal problems on the health status of patients. Have we underestimated the effect? Spine: June 15, 2000, Vol25(12): 1509-1514

Fitzgerald JAW, Newman PH: Degenerative spondylolisthesis. J Bone Joint Surg 58B:184-192, 1976

Genevay S, Atlas SJ. Lumbar spinal stenosis. Best Pract Res Clin Rheumatol 24(2):253-265, 2010.

Getty CJ, Johnson JR, Kirwan EO, Sullivan MF : Partial undercutting facetectomy for bony entrapment of the lumbar nerve root. J Bone Joint Surg Br 63-B : 330-335, 1981Gibson JNA, Waddell G: Surgery for degenerative lumbar spondylosis: updated Cochrane review. Spine, vol. 30, no. 20, pp. 2312 - 2320, 2005.

Gill GG, Manning JG, White HL : Surgical treatment of spondylolithesis without fusion. J Bone Joint Surg(Am) 37 : 493-520, 1955

Grabias S: The treatment of spinal stenosis. J Bone Joint Surg 62A:308-313, 1980

Grob D, Humke T, Dvorak J. Degenerative lumbar spinal stenosis. J Bone Joint Surg Am 1995;77-A: 1036-41.

Hallgrimson S: A case of pseudospondylolisthesis with affection of spinal roots. Acta Orthop Scand 12:309~, 1941

Hanley EN, Levy JA : Surgical treatment of isthmic lumbosacral spondylolisthesis. Spine 13 : 93-97, 1988

Herkowitz HN, Kurz LT. Degenerative lumbar spondylolisthesis with spinal stenosis. J Bone Joint Surg Am 1991 ;73-A:802-8.

Herron LL, Trippi AC. L4-5 degenerative spondylolesthesis. The results of treatment by decompressive laminectomy without fusion. Spine 1989;14:534-8.

Hoveidaei AH, Farpour HR, Azarfar H, Raeisi Shahraki H, Owji SH. Evaluation of restless leg syndrome symptoms in patients with lumbosacral canal stenosis comparison with normal population. British Journal of Neurosurgery 34(1):59-61, 2019

Jackson RK, Boston DA, Edge AJ : Lateral mass fusion : A prospective study of a consecutive series with long term followup. Spine 10 : 828-832, 1985

James A, Nisbet NW:Posterior Intervertebral Fusion of the lumbar spine. Preliminary report of a new operation. JBJS 35-B(2):181~187, 1953

Ji YC, Kim YB, Hwang SN, Park SW, Kwon JT, Min BK: Efficacy of unilateral laminectomy for bilateral decompression in elderly lumbar spinal stenosis. Korean Neurosurg Soc 37:410-415, 2005

Johnson LP, Nasca RJ, Dunham WK : Surgical management of isthmic spondylolisthesis. Spine 13 : 93-97, 1988

Johnsson KE, Willner S, Pettersson H: Analysis of operated cases with lumbar spinal stenosis. Acta Orthop Scand 52:427-433, 1981

Katz JN, Lipson SJ, Lew RA, Grobler LJ, Weinstein JN, Brick GW, Fossel AH, Liang MH: Lumbar laminectomy alone or with instrumeted or noninstrumented arthrodesis in degenerative lumbar spinal stenosis patient selection, costsa, and surgical outcomes. Spine 1997:22:1123-1131

Kawaguchi, Yoshiharu.; Kanamori, Masahiko.; Ishihara, Hirokazu.; Kikkawa, Tasuku.; Matsui, Hisao.; Tsuji, Haruo.; Kimura, Tomoatsu. : Clinical and radiographic results of expansive lumbar laminoplasty in patients with spinal stenosis. Journal of Bone and Joint Surgery. American Volume 87 Suppl. 1(Pt 2): 292-299, 2005

Khoo LT, Fessler RG : Microendoscopic decompressive laminotomy for the treatment of lumbar stenosis. Neurosurgery vol. 51, supplement 5, pp. 146 - 154, 2002

Kim SS, Denis F, Lonstein JE, et al : Factors affecting fusion rate in adult spondylolisthesis. Spine 15 : 979-984, 1990

Kimura M (1968) My method of filling the defect with spongy bone in spondylolysis and spondylolisthesis. Orthop Surg 19:285 - 295

King D: Internal Fixation for Lumbosacral Fusion. Journal of Bone and Joint Surgery,1948, 30-A:560-

Kirkkaldy-Willis WH, Farfan HF: Instability of the lumbar spine. Clin Orthop Relat Res 1982:110-123

Kirkkaldy-Willis WH, McIvor: Editorial: Lumbar stenosis. Clin Orthop Relat Res 1976:2-3

Kirkkaldy-Willis WH, Wedge JH, Yong-Hing K, Reilly J: Pathology and pathogenesis of lumbar
spondylosis and stenosis. Spine 1978;3:319-328

Komp M, Hahn P, Merk H, et al. Bilateral operation of lumbar degenerative central spinal stenosis in full-edoscopic interlaminar technique with unilateral approach: prospective 2-year results of 74 patients. J Spinal Disord Tech 2011:24(5):281-7

Konno S, Kikuchi S, Tanaka Y, Yamazaki K, Shimada Y, Takei H, et al. A diagnostic support tool for lumbar spinal stenosis: a self-administered, self-reported history questionnaire. BMC Musculoskelet Disord 2007, 8:102

Lancourt JE, Glenn WV Jr, Wiltse LL: Multiplanar computerized tomography in the normal spine and in the diagnosis of spinal stenosis. Spine 4:379-390, 1979

Lee BC, Kazam E, Newman AD. Computed tomography of the spine and spinal cord. Radiology. 1978; 128:95 - 102

Lee CK, Hansen HT, Weis AB: Developmental lumbar spinal stenosis. Spine 3:246-255, 1978

Lee CK: Lumbar spinal instability(olisthesis) after extensive posterior decompression. Spine 8:429-433, 1983

Lee JH, Choi KC, Shim HK, Shin SH, Lee DC. Percutaneous biportal endoscopic surgery for lumbar degenerative diseases. J Minim Invasive Spine Surg Tech. 2017;2:15-9.

Lin PM : Radiographic evidence of posterior interbody fusion with an emphasis on computed tomographic scanning. Clin Orthop 242:158-163, 1989

Lin PM, Cautilli RA, Joyce MF : Posterior lumbar interbody fusion. Clin Orthop 180:154-168, 1983

Liu Y, Jain A, Eng C, Way DH, Lee K, Bui P, et al. A deep learning system for differential diagnosis of skin diseases. Nat Med. 2020 May 18 [Epub]. https://doi.org/10.1038/s41591-020-0842-3.

Macnab I: Spondylolisthesis with and intact neural arch. The so called pseudospondylolisthesis. J Bone Joint Surg 32B:325~ , 1950

Matsui H, Tsuji H, Sekido H, et al: Results of expansive laminoplasty for lumbar spinal stenosis in active manual workers. Spine 17 (Suppl 3):S37-S40, 1992

Matthews JA, Hicklings J. Lumbar traction: a double blind controlled study for sciatica. Rheumatol Rehabil 1975; 14:222-5.

McCulloch JA : Microdecompression and uninstrumented single-level fusion for spinal canal stenosis with degenerative spondylolisthesis. Spine (Phila Pa 1976) 23 : 2243-2252, 1998

McKinney SM, Sieniek M, Godbole V, Godwin J, Antropova N, Ashrafian H, et al. International evaluation of an AI system for breast cancer screening. Nature. 2020;577(7788):89-94

Mikhael M, Ciric I, Tarkington J, Vick N: Neuroradiological evaluation of lateral recess syndrome. Radiology 1981, 140(1):97-107

Oertel MF, Ryang YM, Korinth MC, Gilsbach JM, Rohde V : Long-term results of microsurgical treatment of lumbar spinal stenosis by unilateral laminotomy for bilateral decompression. Neurosurgery 59 : 1264-1269; discussion 1269-1270, 2006

Pal P, Mangion P, Hossian MA, Diffey LA. Controlled trial of continuous lumbar traction in the treatment of back pain and sciatica. Br J Rheumatol 1986; 25:181-3.

Panjabi MM: Lumbar spine instability: a biochemicalchallenge. Current Orthopaedics 1994 8(2):100-105

Pavel Hamet, Johanne Tremblay. Artificial intelligence in medicine. Metabolism Clinical and Experimental 69(2017):S36-s40

Peek RD, Wiltse LL, Reynolds JB, et al : In situ arthrodesis without decompression for grade Ⅲ or Ⅳ isthmic spondylolistheis in adults who have severe sciatica. J Bone Joint Surg (Am) 71 : 62-68, 1989

Pezowicz CA, Schechtman H, Robertson PA, Broom ND. Mechanisms of anular failure resulting from excessive intradiscal pressure: a microstructural-micromechanical investigation. Spine. 2006 Dec 1;31(25):2891-903.

Poletti CE: Central lumbar stenosis caused by ligamentum flavum: Unilateral laminotomy for bilateral ligamentectomy: preliminary report of two cases. Neurosurgery 37:343-347, 1995

Putti V. New conception in the pathogenesis of sciatic pain. Lancet 2:53-60, 1927

Ray CD (1982) New techniques for de- compression of lumbar spinal stenosis. Neurosurgery 10:587-592

Reynolds JB, Wiltse LL: Surgical treatment of degenerative spondylolisthesis. Spine 4:148- 149, 1979

Rosenberg NJ: Degnerative spondylolisthesis. Clin Orthop 117:112-120, 1976

Sachs B, Fraenkel J : Progressive ankylotic rigidity of the spine (spondylose rhizomelique). The Journla of Nervous and Mental Disease: January 1900, 27(1):1-15

Salibi B (1976) Neurogenic intermit- tent claudication and stenosis of the lumbar spinal canal. Surg Neurol 5: 269-272

Schatzker J, Pennal GF: Spinal stenosis, a cause of the cauda equina compression. J Bone Joint Surg (Br) 50:606-618, 1968

Scott JHS (1987) The Edinburgh repair of isthmic (group II) spondylolysis (abstract). J Bone Joint Surg [Br] 69:491

Shenkin HA, Hash CJ: Spondylolisthesis after multiple bilateral laminectomies and facectectomies for lumbar spondylosis. J Neurosurg 50:45-47, 1979

Schlesinger PT: Incarceration of the first sacral nerve in a lateral bony recess of the spinal canal as a cause of sciatica. J Bone Joint Surg (Am) 37:115-124, 1955

Schroeder, Gregory D., Kurd, Mark F. , Vaccaro, Alexander R. : Lumbar Spinal Stenosis: How Is It Classified? Journal of the American Academy of Orthopaedic Surgeons: December 2016 - Volume 24 - Issue 12 - p 843-852

Scott JC: Spinal Fusion. Journal of Bone and Joint Surgery,1953, 35-B:169-

Shenkin HA, Hash CJ: Spondylolisthesis after multiple bilateral laminectomies and facectectomies for lumbar spondylosis. J Neurosurg 50:45-47, 1979

Simon J, McAuliffe M, Shamim F, Vuong N, Tahaei A. Discogenic low back pain. Physical Medicine and Rehabilitation Clinics. 2014 May 1:25(2):305-17.

Spanu G, Messina A, Assietti R, Sangiovanni G, Rodriguez Y, Barnea R (1988) Lumbar canal stenosis: results in 40 patients surgically treated. Acta Neurochir 94:144-149

Spurling RG, Mayfield FH, Rogers JB: Hypertrophy of the ligamneta flava as a cause of low back pain. J. Am. Med. Assn. 109:928~ , 1937

Stucki G, Liang MH, Fossel AH, et al. Relative responsiveness of condition-specifi c and generic health status measures in degenerative lumbar spinal stenosis. J Clin Epidemiol 1995; 48 :1 369 -78.

Surin V, Hedelin E, Smith L: Degenerative lumbar spinal stenosis. Acta Orthop Scand 53:79-85, 982

Thomas NW, Rea GL, Pikul BK, Mervis LJ, Irsik R, McGregor JM : Quantitative outcome and radiographic comparisons between laminectomy and laminotomy in the treatment of acquired lumbar stenosis. Neurosurgery 41 : 567-574; discussion 574-575, 1997

Thompson WA, Gristina AG, Healy WA Jr. Lumbosacral spine fusion: a method of bilateral posterolateral fusion combined with a Hibbs fusion. J Bone Joint Surg Am. 1974;56:1643 - 1647.

Thompson WAL, Ralston EL : Pseudosrthrosis following Spine Fusion. Journal of Bone and Joint Surgery,1949, 31-A:400-

Tile M, McNeil SR, Zarins R, Pennal GF, Garside SH: Spinal stenosis. Clin Orthop 115:104-108, 1976

Tsou PM: Progressive symptomatic lumbar spondylolisthesis after decompressive laminectomy for acquired degenerative stenosis. Presented at the annual meeting of American Academy of Orthopaedic Surgeons. Las Vegas, January 1985

Tsuji H, Ihto T, Sekido H, et al: Expansive laminoplasty for lumbar spinal stenosis. Int Orthop 14:309-314, 1990

Turner JA, Ersek M, Herron L, Deyo R: Surgery for lumbar spinal stenosis: attempted meta-analysis of the literature. Spine, vol. 17, no. 1, pp. 1-8, 1992.

Turner J, Ersek M, Herron L, Hasel- korn J, Kent D, Marcia C, Deyo R (1992) Patient outcomes after lumbar spinal fusions. JAMA 268:907-911

Ulrich CG, Binet EF, Sanecki MG, Kieffer SA: Quantitative assessment of the lumbar spinal canal by computed tomography. Radiology 134(1): 137-43.

Verbiest H. A radicular syndrome from developmental narrowing of the lumbar vertebral canal. J Bone Joint Surg Br. 1954 May;36-B(2):230-7

Verbiest H: Further experiences on the pathological influence of a developmental Narrowness of the bony lumbar vertebral canal. J Bone and Joint Surg 37-B:576~, 1955

Verbiest H. The significance and principles of computerized axial tomography in idiopathic developmental stenosis of the bony lumbar vertebral canal. Spine. 1979; 4:369-378.

Verbeist H. Results of surgical treatment of idiopathic developmental stenosis of the lumbar vertebral column. A review of twenty-seven years experience. J Bone Joint Surg Br 1977;59-B: 181-8.

Virk S, Qureshi S, Sandhu H: History of spinal fusion: Where we came from and where we are going. HSS J. 2020 Jul;16(2):137-142

Watkins MB. Posterolateral fusion of the lumbar and lumbosacral spine. J Bone Joint Surg Am. 1953;35-a:1014-1018.

Weber H. Traction therapy in sciatica due to disc prolapse (does traction treatment have any positive effect on patients suffering from sciatica caused by disc prolapse?). J Oslo City Hosp 1973; 23:161-76.

Weber H, Ljunggren AE, Walker L. Traction therapy in patients with herniated lumbar intervertebral discs. J Oslo City Hosp 1984;34:61-70.

White AH,Wiltse LL: Spondylolisthesis after extensive lumbar laminectomy.

Presented at the annual meeting of American Academy of Orthopaedic Surgeons, New Orleans, February 1976

Wiltberger BR: The prefit dowel intervertebral body fusion as used in lumbar disc therapy. A preliminary report. Am J Surg. 1953 Dec;86(6): 723-7

Wiltse LL: The etiology of spondylolisthesis. J Bone Joint Surg 44:539- , 1962

Wiltse LL: Transverse process fusion in the lumbar spine. . J Bone Joint Surg 44:1013-- , 1962

Wiltxe LL: The paraspinal sacrospinalis splitting approach to the lumbar spine. . J Bone Joint Surg 50:919- , 1968

Wiltse LL, Kirkaldy-Willis WH, McIvor GWD: The treatment of spinal stenosis. Clin. Orthol. 115:83~91, 1976

Won D, Lee H-J, Lee S-J, et al. Spinal stenosis grading in magnetic resonance imaging using deep convolutional neural networks. Spine. 2020;45:804 -812.

Yone K, Sakou T, Kawauchi Y, Yamaguchi M, Yanase M. Indication of fusion for lumbar spinal stenosis in elderly patients and its significance. Spine 1996;21:242-8.

Young S, Veerapen R, O'Laoire SA : Relief of lumbar canal stenosis using multilevel subarticular fenestrations as an alternative to wide laminectomy : preliminary report. Neurosurgery 23 : 628-633, 1988

Yukawa Y, Kato F, Kajino G, Nakamura S, Nitta H. Groin pain associated with lower lumbar disc herniation. Spine 22(15):1736-1739, 1997

강세윤, 이기린, 정우구, 이덕용: 횡돌기간유합술에 의한 Spondylolisthesis의 치험 1례. 대한정형외과학회지 2(4);11-15, 1968

강준기, 윤석훈, 이춘장, 송진언. Narrow Spinal Canal에 대한 임상적 관찰. 대한신경외과학회지 5(2):143-159, 1976

김광명, 박동빈, 유영락, 정환영. 요추 불안정증에 대한 전측방 및 후방경유 추골체 융합술의 비교 검토. 대한신경외과학회지 3(2):81-87, 1974

김남현, 강군순, 권순원, 강호정: 요추 척추관협착증에 대한 임상적 고찰. 대한정형외과학회지 20(4);573-583, 1985

김영민, 김도영:척추분리증의 수술치험 7례. 대한정형외과학회지 5(3);127-132, 1970

김윤모, 도성신, 박승규, 신호: 후방 경유 요추체간 유합술. 대한신경외과학회지 15(3);445-451, 1986

김익제, 장홍주:소위 가성 척추골 전위증 2례. 대한정형외과학회지 2(2);7-12, 1967

나영신, 김영수: 퇴행성 척추전전위증의 임상적 연구. 대한신경외과학회지 16(2);425-437, 1987

노순성, 주정화, 이기찬, 이훈갑: 요부추간판탈출증을 동반한 Narrow Spinal Canal 수술 치험례. 대한신경외과학회지 7(1);105-109, 1978

문창택, 최순관, 변박장, 이인수: 경추와 요추에 동반한 척추관협착증 1례. 대한신경외과학회지 14(4);761-766, 1985

박병문, 김남현, 강응식, 박찬수: 척추전방전위증의 수술적 치료에 관한 임상적 연구. 대한정형외과학회지 19(1);49-54, 1984

박춘근: 성인에서 요추전방전위증에 대한 후방 요추체간 유합술과 척추경 나사고정술의 병용요법. 대한신경외과학회지 24(5):565-573, 1995

석세일, 라종득, 차승익, 한진수: 척추강협착증에 대한 수술적 치료. 대한정형외과학회지 22(3):696-706,1987

석세일, 이춘기, 이춘성, 김웅하, 허민강: 척추관협착증에 있어서 요추부 후방감압술 후 C-D 척추경 나사를 이용한 고정술. 대한정형외과학회지 25(1);161-168, 1990

석세일, 이춘기, 김기택, 김원중, 김한수: 척추전방전위증의 수술적 치료. 대한정형외과학회지 26(1);6-11, 1991

석세일, 이춘기, 김원중, 김형국: 협부형 척추전방전위증에 의한 척추관협착증 감압후의 추가적 후방 요추체간 유합술. 대한정형외과학회지 30(6);1638-1646, 1995

신병준, 김경제, 김성태, 김연일: 척추경 나사못 기기의 생존분석. 대한척추외과학회지 6(3);355-361, 1999

신해철, 최종현, 도종웅:후방 요추체간 융합술. 대한신경외과학회지 13(3);459-464, 1984

신형진, 김동규: 척추간 협착증 및 척추전방전위증의 Transpedicular Screw를 이용한 수술적 치료 및 추적결과. 대한신경외과학회지 20(7);552-557, 1991

안병훈:Anterior Spinal Fusion in the treatment of spondylokisthesis-A ʳReport of Three Cases-. 대한정형외과학회지 4(1);7-11,1969

오학윤, 박병문, 정인희: 척추전방전위증에 관한 임상적 연구. 대한정형외과학회지 11(1);1-10, 1976

이덕용, 김영민, 조형오, 최인호: 척추관협착증 -60례의 임상분석-.대한정형외과학회지 13(4):629-645,1978

임성준, 김영태, 하호균: 요추 협착증의 미세수술적 감압술:진보된 수술방법 및 초기경험 20례 보고. J Korean Neurosurg Soc 26;780-786, 1977

정남수, 전창훈: 퇴행성 및 협부형 척추전방전위증의 치료. 대한척추외과학회지 16(3); 228-234, 2009

정용구, 정흥섭, 이훈갑, 이기찬, 주정화:Lumbar Spinal Stenosis 수술 후 합병된 Paraplegia-증례보고-.대한신경외과학회지 18(4);649-653, 1989

정재윤, 허재영, 김형순: 척추전방전위증의 수술적 정복후 Zielke 장치에 의한 척추경 통과 내고정술. 대한정형외과학회지 23(4): 1059-1068, 1988

정재윤, 정용호, 김형순: 척추전방전위증의 정복 및 Zielke 장치 척추경 고정술-73례의 결과-. 대한정형외과학회지 25(3):933-940, 1990

정재윤, 최보현: 후방 추체간 유합술에 의한 척추전방전위증의 치료결과. 대한정형외과학회지 27(5);1358-1366, 1992

정종훈, 오석전, 조해동, 유영락, 김남규, 정환영: 가성척추전위증(22례 분석보고). 대한신경외과학회지 12(4);731-737, 1983

정진명, 한종우: 요추부의 Transpedicular Screw를 이용한 수술의 합병증. 대한신경외과학회지 20(12);991-996,1991

최창욱, 김연일, 신병준, 김도권: 척추견 나사못을 이용한 척추관협착증의 치료. 대한정형외과학회지 24(6);1696-1709, 1989

최형집, 이선호:Spinal Canal Stenosis -2례 보고- 대한정형외과학회지 9(4);509-513, 1974

황성남, 안영환, 김영백, 민병국, 박관, 석종식, 최덕영: 요추간 협착증 환자 65례에 대한 임상분석. 대한신경외과학회지 17(6);1389-1396, 1988

지은이 **어환**

성균관대학교 명예교수. 대한민국 최고의 척추 명의.

1994년부터 2018년까지 삼성서울병원 재직 동안 총 2,375명의 척추 환자를 수술했다. 2018년부터 현재까지는 삼성창원병원에서 230명의 척추 환자를 수술했으나 지금까지 의료과오나 의료분쟁이 단 한 건도 발생하지 않았다. EBS 프로그램《명의》에 두 차례 출연해 척추 지식을 전파했으며 다수 언론을 통해 척추질환에 대한 과잉 검사와 과잉 수술의 폐해를 경고했다. 환자 증상에 따라 허리 통증의 원인을 정확하게 진단하여 최적의 진단법과 치료법을 선택할 수 있도록 힘쓰고 있다. 저서『허리디스크 수술 없이 낫기』(2020)가 있다.

서울고를 졸업하고 서울대학교 의과대학에서 의학사를 취득하였으며 동 대학교 대학원에서 의학 석사와 박사 학위를 받았다. 국군덕정병원과 국군서울지구병원 신경외과 과장, 한림대학교 신경외과학 조교수와 부교수를 거쳐 1994년 삼성서울병원 개원부터 24년간 신경외과에서 근무했다. 일본 도쿄대학교 뇌신경외과와 미국 애리조나 BNI(Barrow Neurological Institute)에서 연수했으며, 성균관대학교 의과대학 신경외과학 주임교수, 삼성서울병원 척추센터장, 교육수련부장, 성균관대학교 의과대학 학장, 대한척추신경외과학회 회장, 성균관대학교 의무부총장을 역임하였다. 2018년부터 성균관대학교 부속 삼성창원병원 신경외과 교수로 재직 중이며, 건강보험심사평가원 비상근 심사위원, 산업재해보상보험재심사위원회 위원, 서울중앙지방법원 조정위원, 대한척추신경외과학회 고문으로도 활발하게 활동하고 있다.

대한민국 최고의 척추 명의가 알려주는
척추관협착증 최적 치료법

편한 허리, 편한 인생

1판 1쇄 발행 2022년 10월 18일
1판 2쇄 발행 2023년 5월 11일

지은이	어환
펴낸이	유지범
책임편집	구남희
편집	신철호·현상철
외주디자인	심심거리프레스
마케팅	박정수·김지현

펴낸곳	성균관대학교 출판부
등록	1975년 5월 21일 제1975-9호
주소	03063 서울특별시 종로구 성균관로 25-2
전화	02)760-1253~4
팩스	02)760-7452
홈페이지	http://press.skku.edu/

ISBN 979-11-5550-558-8 03510